Jörg Maurer

Wer kocht, hat keine Zeit zu morden

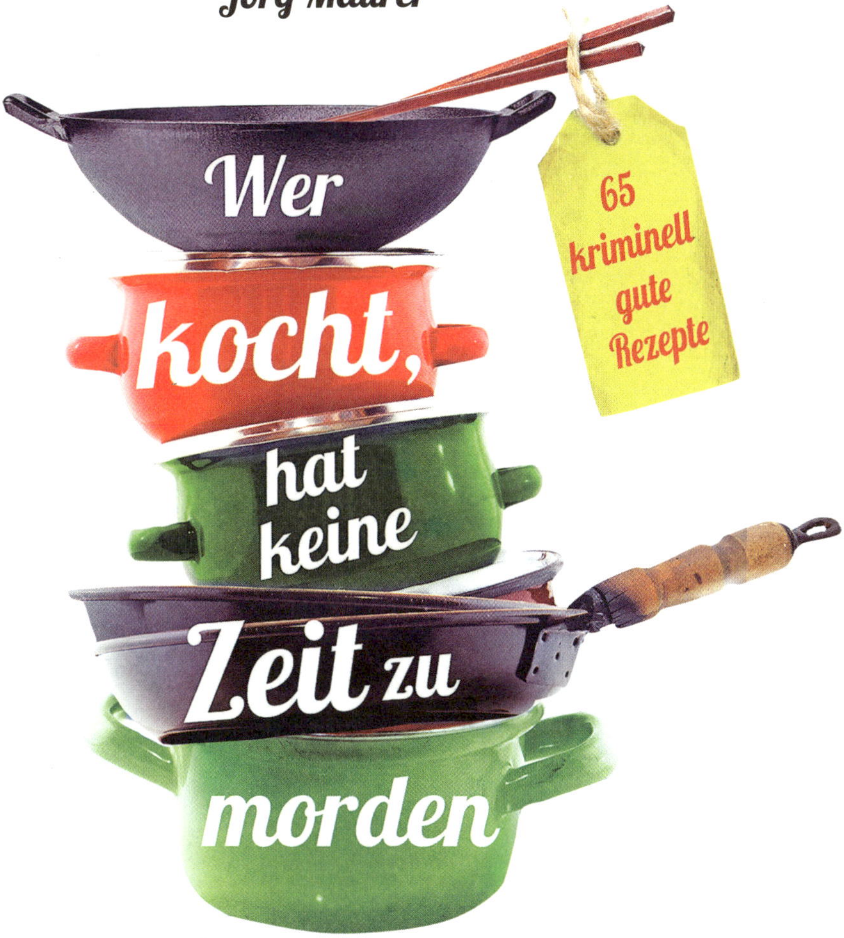

Fotografie:
Ingolf Hatz & Julia Hildebrand

CHRISTIAN

Inhalt

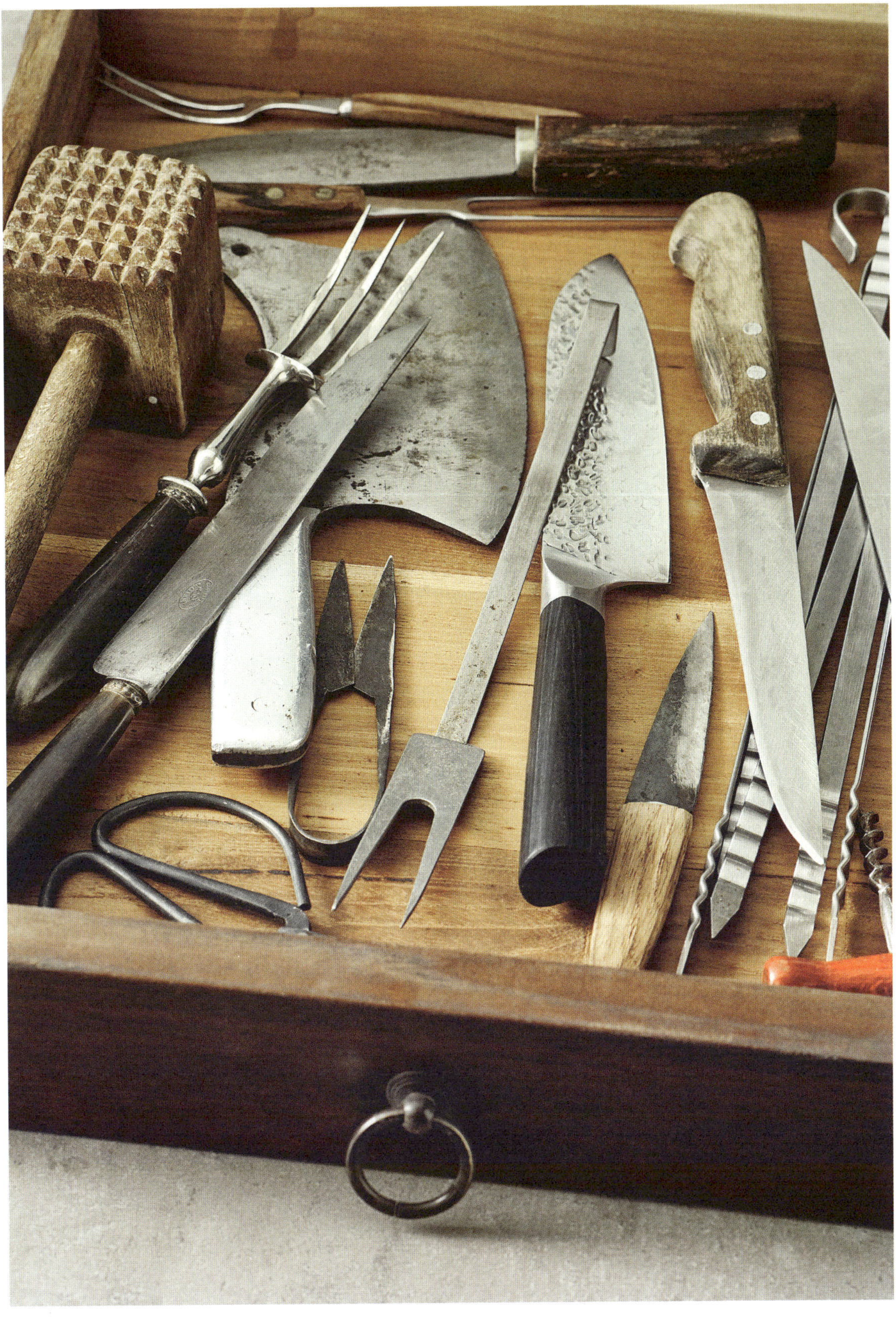

Vorwort

Ein Gruß aus der Textküche

Geschätzte Liebhaber der nervenzerfetzenden Hochspannung und bleihaltigen Atmosphäre, des blitzschnellen Zustechens mit dem Filetiermesser und des langsamen Hineingezogenwerdens in den Familienfleischwolf!

Eine feuchte, große, kalte Hand legt sich gerade auf Ihre Schulter! Spüren Sie's? Sind Sie starr vor Schreck? Doch drehen Sie sich nicht um, sondern lesen Sie weiter. Denn ich möchte Ihnen den Grund nennen, warum ich dieses Kochbuch geschrieben habe. Nachdem alle meine dreizehn Kriminalromane dank Ihnen, dem geschätzten Lesepublikum, immer noch in den Buchhandlungsregalen köcheln und reifen, gären und gedeihen, habe ich mich, auf vielfachen Wunsch, aber auch aus eigenem Antrieb, entschlossen, ein kriminelles Kochbuch herauszubringen. Denn in meinen Romanen spielen das Essen und Kochen eine durchaus geheimnisvolle und spannungssteigernde Rolle – man denke nur an das verfressene Bestattungsunternehmerehepaar Ursel und Ignaz Grasegger. Das Rezept ihrer geliebten Ochsenbackerl ist auf Seite 100 zu finden. In meinem dreizehnten Kriminalroman »Den letzten Gang serviert der Tod« spielt die Küche sogar eine zentrale Rolle – alle Morde haben sich zwischen Herd und Kühltruhe abgespielt, auf engstem Raum, zwischen koreanischem Kimchi, Mango-Tarte und Gläsern mit sorgfältig gemischten Giften. Kommissar Jennerwein ermittelt sozusagen à la carte. Vielleicht ist ja das eine oder andere neue Rezept für Sie dabei, womöglich gibt es auch eine Variation, die Sie noch nicht kennen, wie etwa Kommissar Jennerweins lange versprochenes Hüttensüppchen (O-Ton Jennerwein: »In der Zeit, in der ich das gekocht habe, löse ich zwei, drei Kriminalfälle.«) In jedem Fall wünsche ich Ihnen viel Spaß beim Schnipseln und Rühren und natürlich fünfundsechzig Mal guten Appetit!

Mit morbiden und gut gewürzten Grüßen
Ihr – Schmackofatzetti Niedergarijewitsch Brutzelinskij –

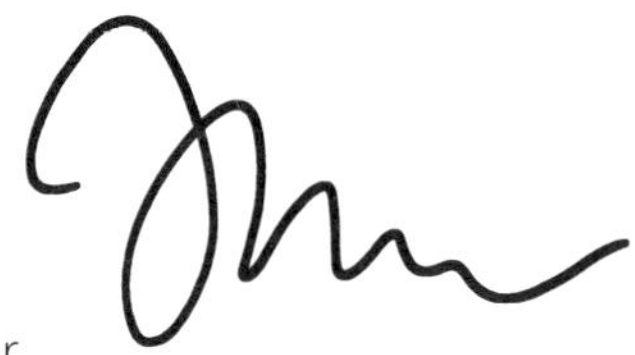

Jörg Maurer

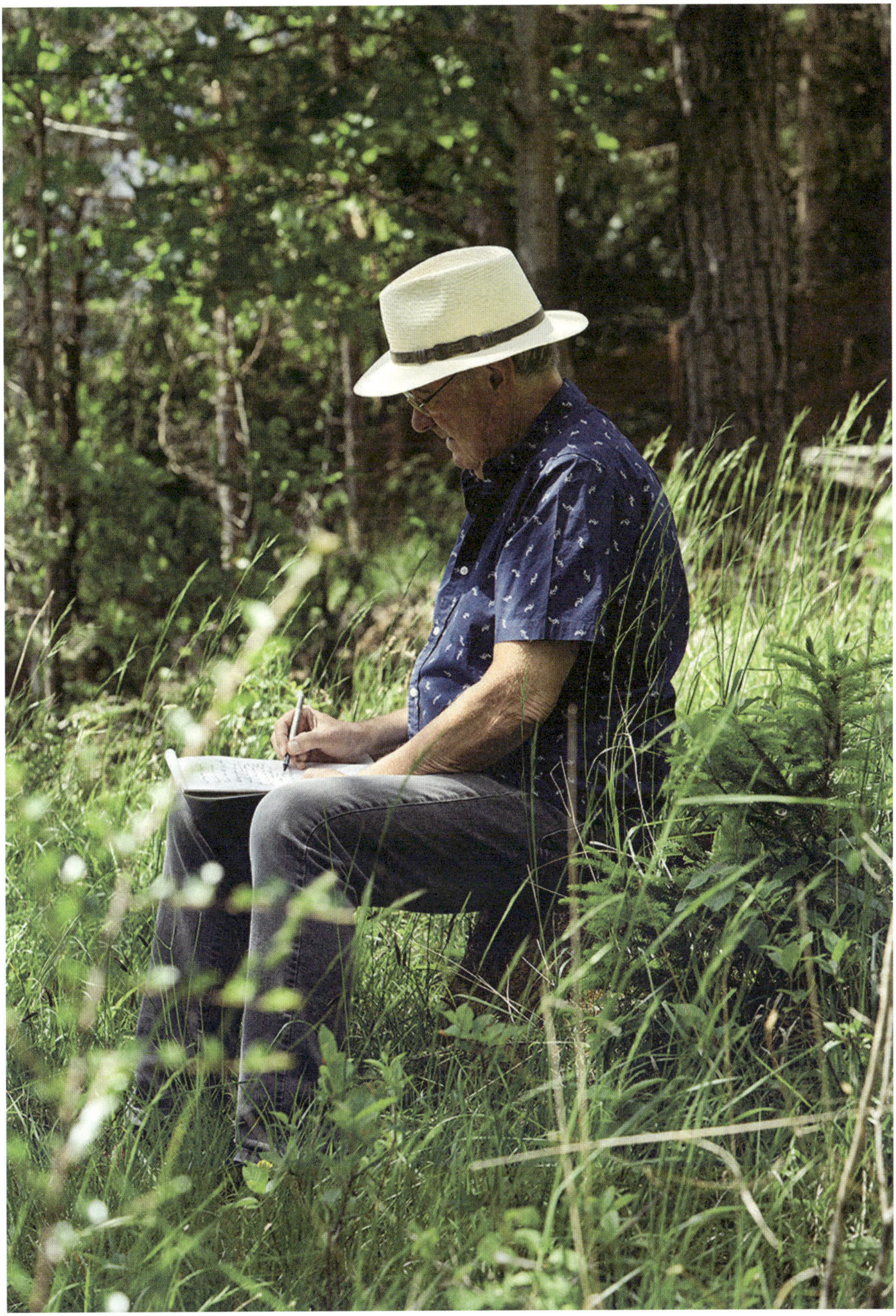

Vorspeisen und kleine Gerichte

Die Bösen schlemmen – die Guten schlingen

In den letzten Jahren ist es in Mode gekommen, dass die Rezepte in einem Kochbuch nicht mit »250 g Weizenmehl, 2 Eier, 100 ml trockener Weißwein usw.« anfangen, sondern mit einer knorzigen Schilderung, wie der Kochbuchautor zu dem Rezept gekommen ist. Also so etwas wie: »Flirrende Hitze, die Luft dampfte, wir stiegen mit den Kindern Phoebe und Aglaia aus dem unerträglich heißen Wohnwagen und liefen hinunter zum Flussufer, hungrig wie die Wölfe, durstig wie die Wasserbüffel. Plötzlich trieb ein verwittertes Holzboot vorbei, und nachdem der Fischer sein Netz ausgeworfen hatte, zog er einen herrlich glänzenden, goldgelb schimmernden Zwiebelkuchen aus einem Korb und biss herzhaft hinein …«

Der Vorteil ist der, dass man diese Geschichte, wenn die Gäste am Tisch sitzen, als die eigene ausgeben kann: Wo wir das Rezept herhaben? Ach, Tante Gusti, das war reiner Zufall. Du musst dir vorstellen: kurz nach Straßburg, flirrende Hitze, die Luft dampfte, wir waren hungrig wie die Wölfe … Der Nachteil ist der, dass man, wenn man schnell mal einen Zwiebelkuchen zubereiten will, den man zum sonntäglichen »Tatort« essen will, sich erst durch die halbe Schöpfungsgeschichte lesen muss.

Zu den Rezepten in diesem Buch gibt es natürlich auch solche Histörchen, oft auch persönliche. Wenn ich zum Beispiel einen neuen Roman fertig geschrieben habe, wenn der letzte Satz endlich auf dem Papier steht, dann ist es Tradition im Hause Maurer, dass es selbst gewildertes Wildschweinragout gibt. Erst dann ist der Roman so richtig fertig. Wenn das Buch schließlich gedruckt und das neue Jennerwein-Abenteuer auf dem Markt erschienen ist, dann muss es zur Feier des Tages unbedingt »Risotto nero

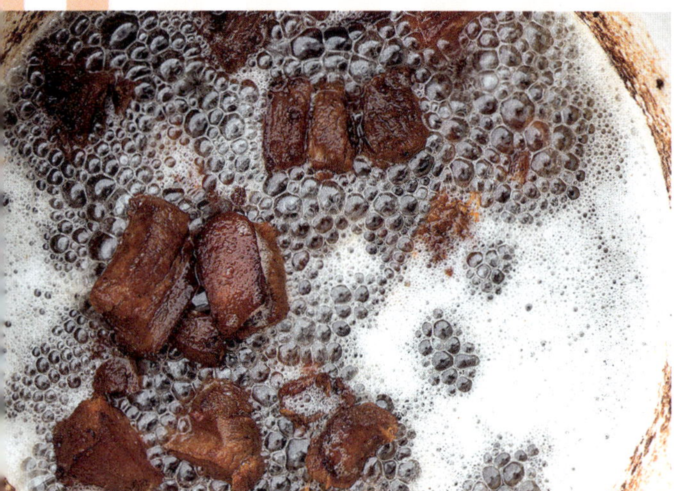

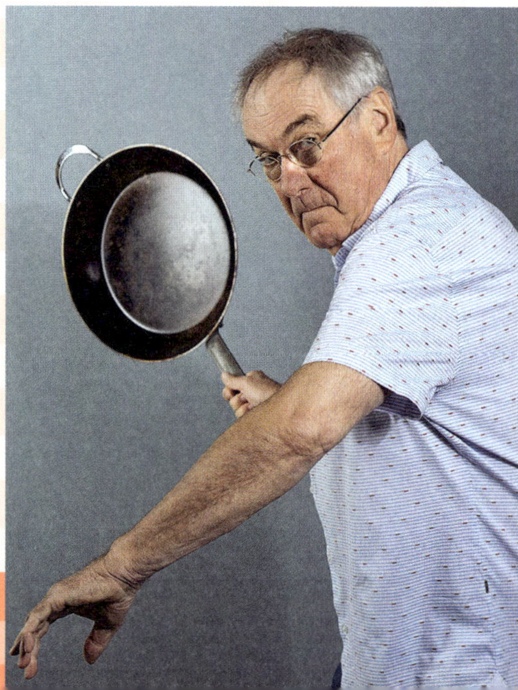

nach Art der Schweizer Mafia« geben, anders geht es gar nicht.

Wobei hier auffällt, dass gerade die Bösewichter zur Feinschmeckerei und ausführlichen Gourmetküche neigen, während die unermüdlichen Kommissare und Privatdetektive bei ihren mühseligen Observationen meist Bagels und Whoppchickenburger verdrücken und dazu hochzuckerhaltige Gebräue schlabbern. Draußen gibt es Fastfood, drinnen in der warmen Stube löffeln die Schurken beim Planen von Entführungen und Banküberfällen Kaviar, Trüffelbutter und Hummer-Soufflé. Alles selbst zubereitet natürlich. Denn beim Kochen kann man schon mal auf kriminelle Ideen kommen, sind doch die meisten Küchen wahre Waffenkammern: gefährlich brodelnde Töpfe mit kochend heißen Flüssigkeiten, blitzende Messer und Hackebeile, schwere gusseiserne Pfannen, heiser röchelnde Fritteusen, aus denen jederzeit explosives Fett spritzen kann – es ist ein Wunder, dass immer noch mehr gegessen als gemordet wird. Auch im Hause Maurer.

Also, das Kochbuch beginnt jetzt mit einem leckeren Zwiebelkuchen, und das Rezept hat eine witzige Hintergrundgeschichte: Ich saß im Zug nach Straßburg, ich fuhr zu einer Lesung, draußen flog das Elsass vorbei. Es brodelte vor Hitze, ich hatte Hunger wie ein Wolf, im Gang hatte mich ein Mann angerempelt. Später stellte ich fest, dass meine Geldbörse fehlte. Das war nicht schön, aber er hatte stattdessen einen Zettel in meiner Tasche hinterlassen, mit dem Rezept eines Gerichts, das er »Zwiebelkuchen nach Art der Elsässer Taschendiebe« nannte …

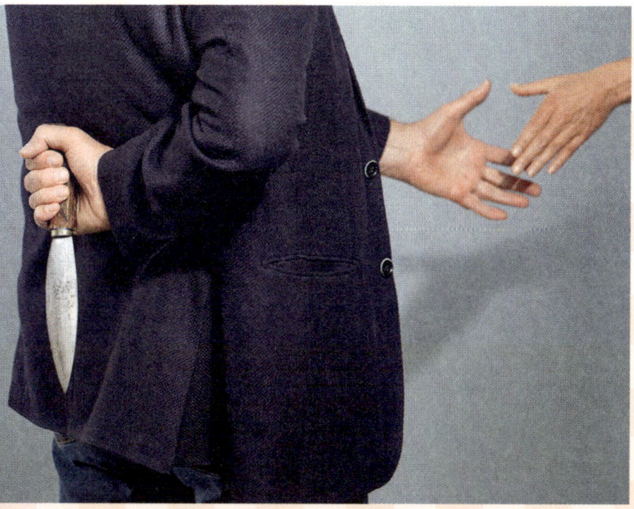

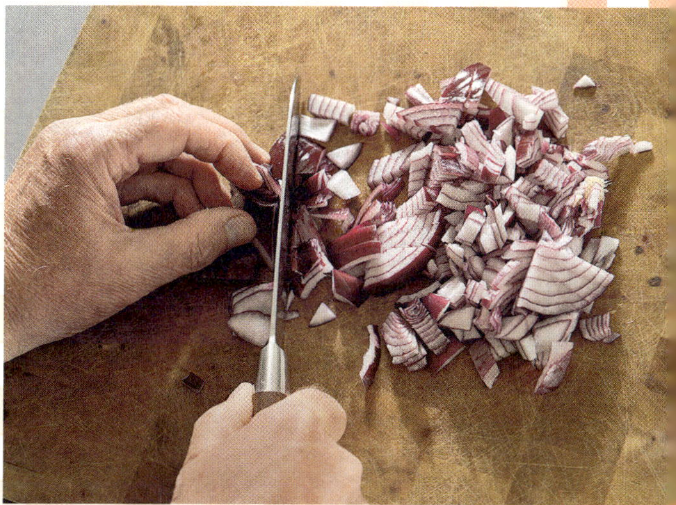

Zwiebelkuchen nach Art der Elsässer Taschendiebe

Für 4 Personen | Zubereitungszeit: ca. 45 Minuten plus 60 Minuten Ruhe- bzw. Backzeit

Für den Zwiebelkuchen

250 g Weizenmehl Type 405
20 g frische Hefe
Salz
250 g magerer Bauchspeck
1 kg Zwiebeln
2 EL Butterschmalz
100 ml trockener Weißwein
frisch gemahlener schwarzer Pfeffer
frisch geriebene Muskatnuss
2 TL Speisestärke
1 EL gemahlener Kümmel (alternativ Kreuzkümmel)
150 g Crème fraîche
2 Eier

Zum Anrichten

4 Cocktailtomaten
4 Salatblätter

Zwiebelkuchen

Das Mehl, die zerbröselte Hefe, 1 Prise Salz und 100 ml lauwarmes Wasser in der Rührschüssel einer Küchenmaschine mit Hilfe der Knethaken zu einem homogenen Teig kneten. Den Teig abgedeckt ca. 30 Minuten an einem warmen Ort gehen lassen.

Den Speck würfeln und in einer Pfanne anbraten. Die Zwiebeln abziehen, halbieren und dann in Scheiben schneiden. Das Butterschmalz in einer Pfanne erhitzen und die Zwiebelstreifen darin glasig schwitzen. Mit dem Wein sowie 100 ml Wasser ablöschen und mit Salz, Pfeffer und Muskat würzen. Die Speisestärke in einem kleinen Becher mit etwas Wasser anrühren, unter die Zwiebelmasse rühren und einmal kurz aufkochen lassen. Den Kümmel und die Crème fraîche unterrühren und anschließend 4 Minuten köcheln lassen. Die Zwiebelmasse abkühlen lassen und danach die aufgeschlagenen Eier und die angebratenen Speckwürfel unterheben.

Den Hefeteig ausrollen und ein mit Backpapier ausgekleidetes Backblech damit belegen, die Zwiebelmasse gleichmäßig darauf verteilen. Den Zwiebelkuchen im auf 225 °C vorgeheizten Backofen (Ober-/Unterhitze) auf der unteren Schiene ca. 30 Minuten backen.

Anrichten

Den Zwiebelkuchen in Stücke teilen und auf den Tellern anrichten. Die Cocktailtomaten vierteln. Den Zwiebelkuchen mit den Salatblättern und Tomatenvierteln garnieren.

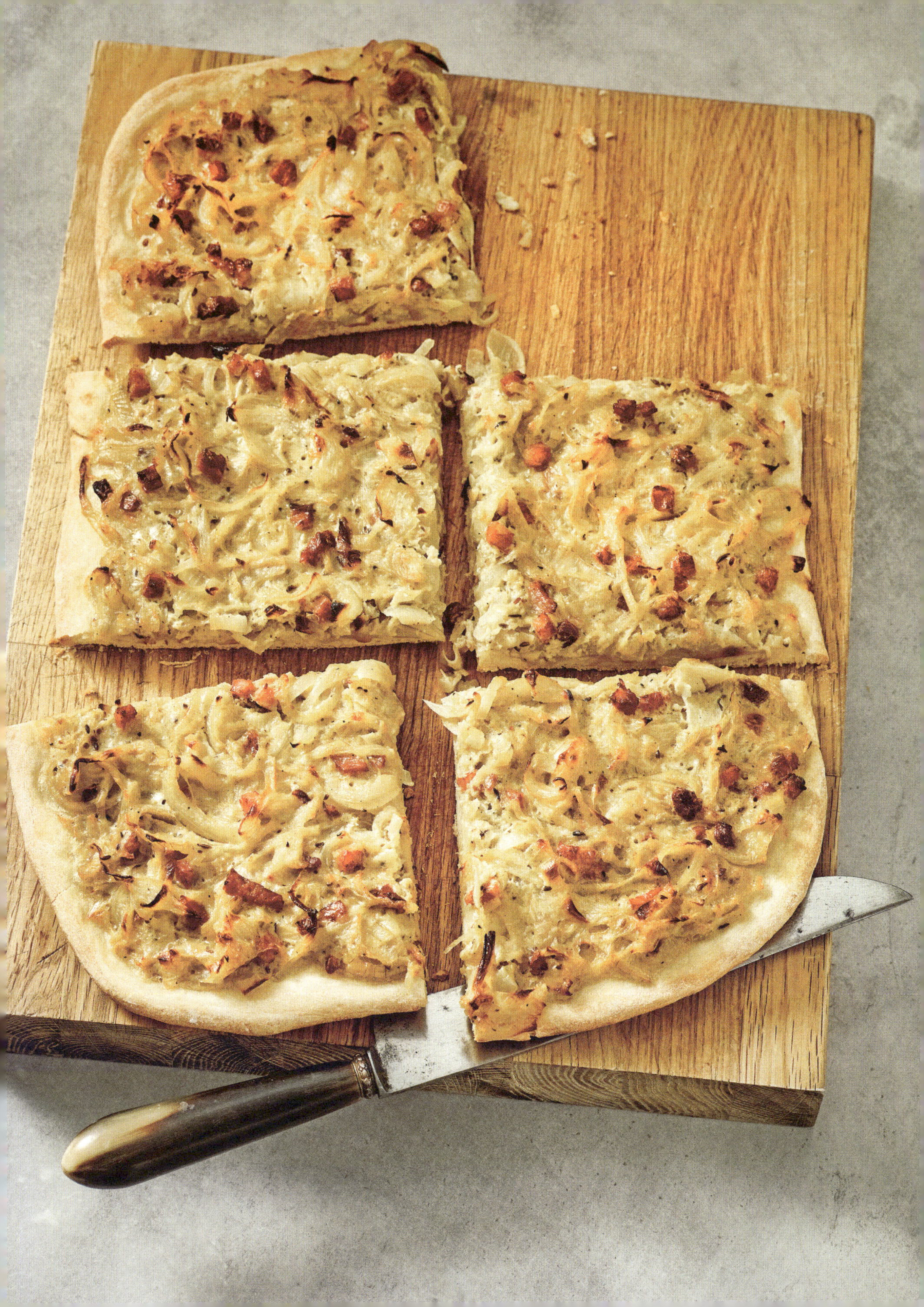

Weißwürste mit Zanderfüllung »Weiche Tränen des Morgens«

Für 4 Personen | Zubereitungszeit: ca. 60 Minuten plus 90 Minuten Kühlzeit

Für die Weißwürste mit Zanderfüllung

150 ml trockener Weißwein
4 TL mildes Currypulver
500 g Zanderfilet, ohne Haut
2 Eiweiß
300 ml flüssige Schlagsahne
½ Bund Schnittlauch
Salz
frisch gemahlener weißer Pfeffer
100 cm küchenfertiger Wurstdarm (beim Metzger bestellen)
Eiswürfel

Weißwürste mit Zanderfüllung

Den Becher und die Messer eines Standmixers für 30 Minuten in den Gefrierschrank legen.

Den Weißwein in einem kleinen Topf aufkochen und reduzieren, bis er zu Sirup wird. 1 TL Currypulver hineinrühren und kalt stellen. Das gut gekühlte Zanderfilet in kleine Stücke schneiden und zusammen mit dem kalten Eiweiß im vorgekühlten Standmixer pürieren. Eiswürfel in eine große Schüssel geben, eine kleinere Schüssel auf die Eiswürfel stellen und ein feines Sieb passender Größe hineinhängen. Die Zanderfarce durch das Sieb streichen. Die eiskalte Sahne vorsichtig mit dem Schneebesen unter die Zanderfarce ziehen und das Ganze anschließend abgedeckt kalt stellen.

Den Schnittlauch waschen, trocken schütteln und in sehr feine Röllchen schneiden. Den kalten Weißweinsirup und die Schnittlauchröllchen unter die Zanderfarce heben und mit Salz und Pfeffer würzen. Für 30 Minuten kalt stellen.

Die Fischfarce in einen Spritzbeutel mit Lochtülle füllen und den Darm auf die Tülle stülpen. Eine kleine Menge der Masse in den Darm drücken, damit keine Luftblasen entstehen, dann das Darmende mit Küchengarn zubinden.

Tipp

Die Verarbeitung der Zutaten und das Gelingen der Würste hängt sehr davon ab, wie kalt die verwendeten Zutaten sind. Je besser vorgekühlt wird, desto einfacher die Verarbeitung und umso köstlicher die Würste.

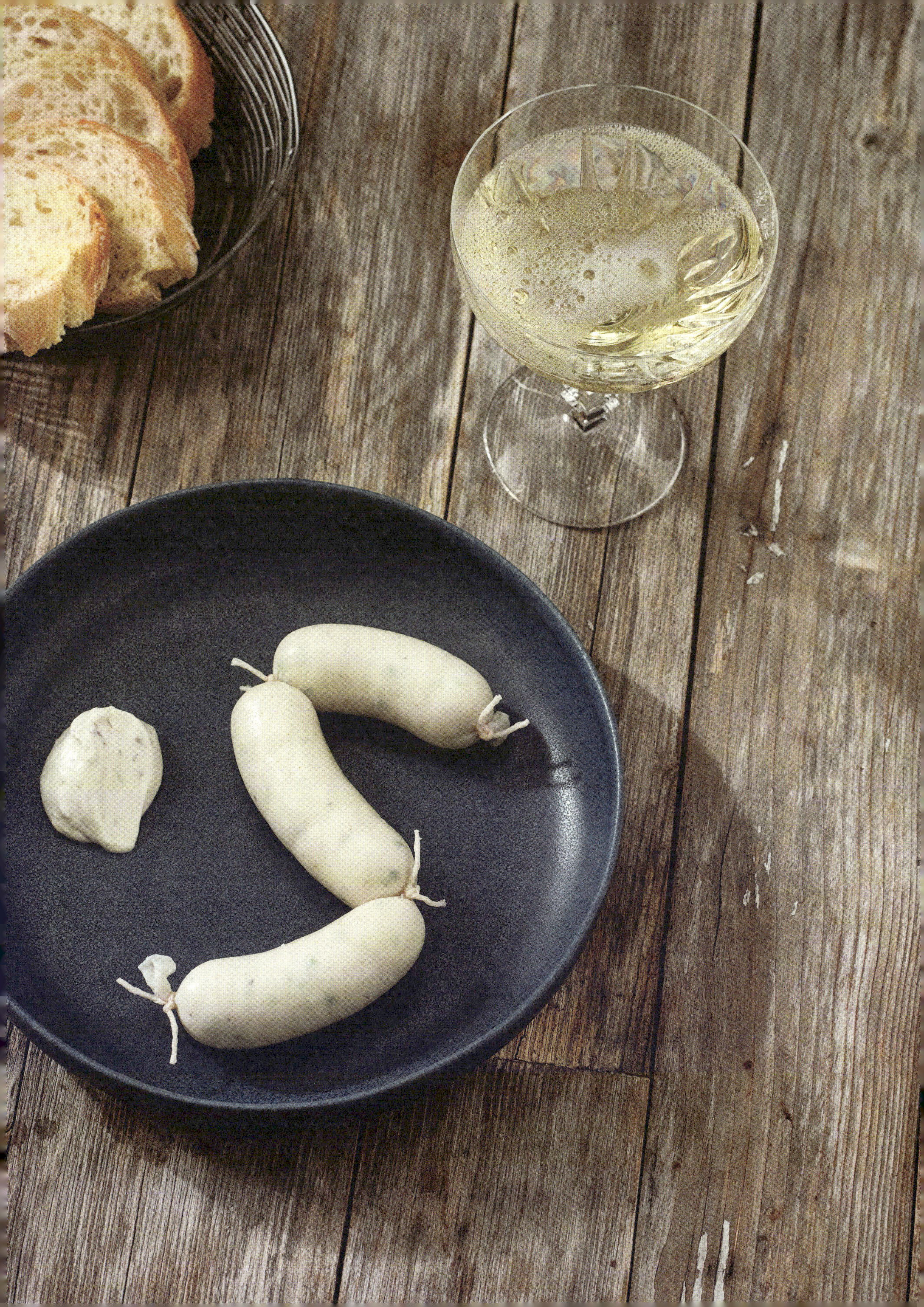

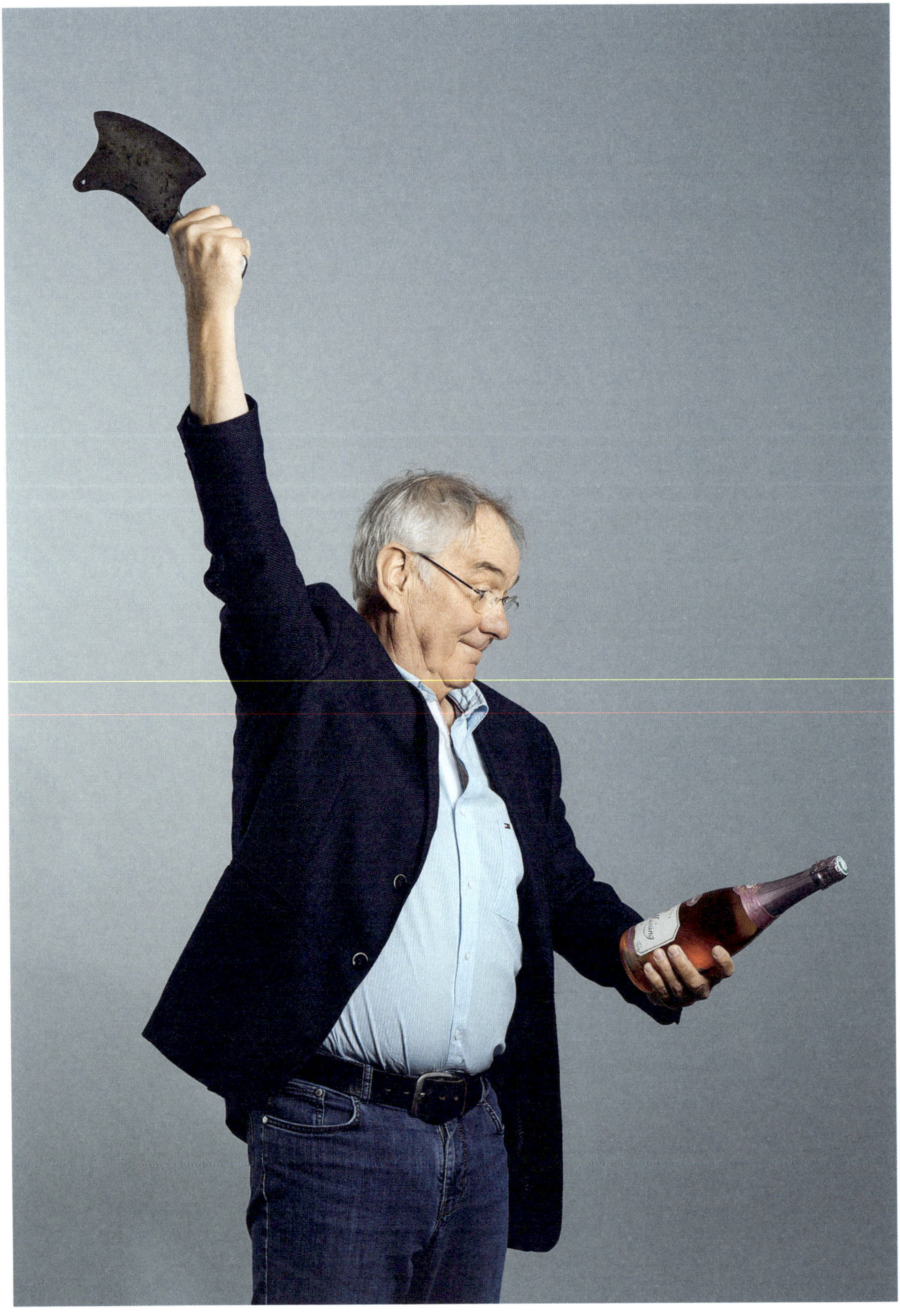

Zum Anrichten

Remoulade
Baguette
Champagner

Nun die Fischmasse mit gleichmäßigem Druck in den Darm füllen, durch einen Dreh eine kleine Wurst abtrennen und an jedem Drehpunkt mit Garn zubinden. Auf diese Weise 10 kleine Würste herstellen und anschließend das Ende des Darms zubinden. Die Würste mehrmals mit einer feinen Stecknadel einstechen und für 30 Minuten kalt stellen.

In einem breiten Topf reichlich Salzwasser auf 70 °C erhitzen. Dabei ein Küchenthermometer zur Kontrolle benutzen, damit die Fischmasse nicht gerinnt. Die Würste hineinlegen, ein Küchentuch auf den Topf legen und die Würste unter Temperaturkontrolle 15 Minuten ziehen lassen. Vorsichtig mit dem Schaumlöffel herausheben.

Anrichten

Die Weißwürste auf vorgewärmten Tellern anrichten und zusammen mit Remoulade, Baguette und einem Glas Champagner servieren.

» **Die Weißwürste sollen in Bayern erfunden worden sein?** Pustekuchen, die Chinesen waren viel früher dran! Die sogenannten »Weichen Tränen des Morgens« wurden dort das erste Mal im Jahr 4000 v.Chr. erwähnt und ein zeitgenössischer Koch schreibt dazu: »Schneide die weichen Tränen des Morgens niemals mit dem Messer, sondern zutzle sie behutsam aus. Verzehre sie, bevor die Sonne ihren höchsten Stand erreicht hat.« «

Birnen-Gorgonzola-Blätterteigtartelettes

Für 4 Personen | Zubereitungszeit: 30 Minuten plus 15 Minuten Backzeit

Für die Birnen-Gorgonzola-Blätterteigtartelettes

4 Scheiben Frühstücksspeck
etwas Butter für die Formen
2 Lagen Blätterteig (TK oder frisch)
1 Eigelb
2 Birnen
200 g Gorgonzola
1 Zweig Rosmarin
1 Zweig Thymian
6 EL flüssiger Honig
frisch gemahlener schwarzer Pfeffer

Zum Anrichten

kleiner gemischter Salat

Birnen-Gorgonzola-Blätterteigtartelettes

Die Speckscheiben in einer beschichteten Pfanne ohne Öl knusprig ausbraten, auf einem Küchenpapier abtropfen lassen und beiseitestellen.

4 kleine Tarteletteförmchen einfetten und mit dem Blätterteig auskleiden. Das Eigelb verquirlen und den Blätterteig damit einpinseln. Die Birnen schälen, halbieren, das Kerngehäuse entfernen und die Früchte in Spalten schneiden. Die Birnenspalten auf dem Blätterteig verteilen und den Gorgonzola darüberbröseln. Die Blätterteigtartelettes im auf 180 °C vorgeheizten Backofen (Ober-/Unterhitze) auf der untersten Schiene ca. 15 Minuten backen.

Die Kräuter waschen und trocken schütteln. Die Rosmarinnadeln und Thymianblättchen abzupfen und grob hacken. Die Kräuter in einer kleinen Pfanne mit dem Honig erhitzen und über die fertigen Tartelettes träufeln. Abschließend mit etwas Pfeffer würzen und auf jede Tartelette eine knusprige Speckscheibe legen.

Anrichten

Die Tartelettes aus der Form lösen und auf den Tellern anrichten.
Den Salat dazu servieren.

» **Davon konnte Karl Swoboda gar nicht genug bekommen!** Der Österreicher, ein drahtiger Mann mit scheinbar ziellos von Punkt zu Punkt springenden Augen, war der emsige Geschäftspartner von Ursel und Ignaz Grasegger. Wenn »Partner« und »Geschäft« überhaupt die richtigen Ausdrücke waren. Er hatte vor vielen Jahren gehört, dass das Beerdigungsinstitut Grasegger einen ungewöhnlichen Sonderservice im Angebot hätte. Bisher hatten sie drei, vier Leichen verschwinden lassen, im lokalen Rahmen, gefälligkeitshalber, dem einen oder anderen Großonkel zuliebe – er aber konnte sie zu Größerem und Lukrativerem überreden. »Bevor wir aber zur Sache kommen«, sagte Swoboda mit einem gierigen, unersättlichen Gesichtsausdruck, »hätte ich noch Gusto auf eine deiner unvergleichlichen Mehlspeisen, Ursel. Hast du noch ein paar von diesen Kletzen-Kaas-Krapferl da?« «

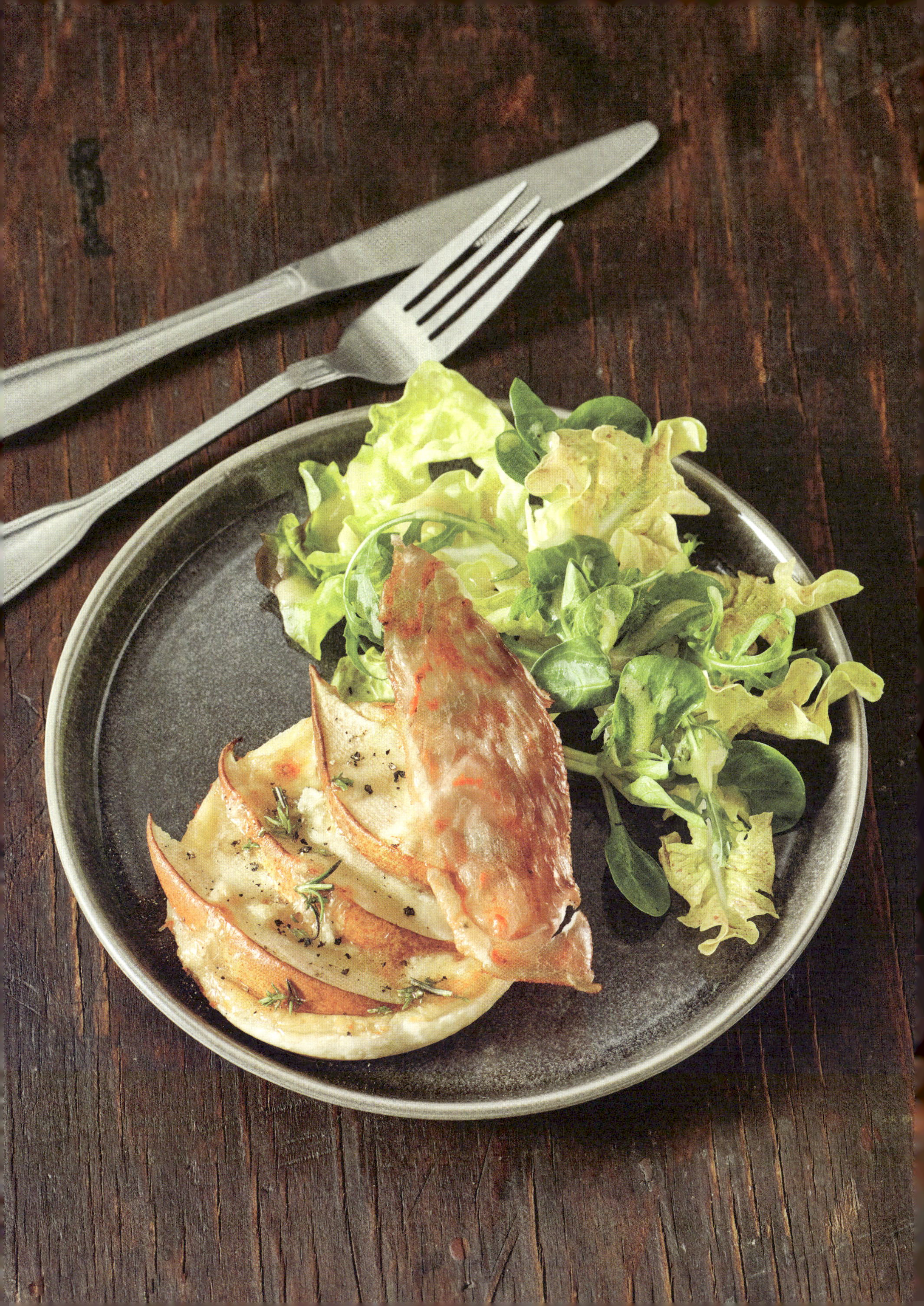

Lachs-Fritatten à la Mops

Für 4 Personen | Zubereitungszeit: ca. 30 Minuten plus 2 ½ Stunden Ruhe bzw. Kühlzeit

Für die Lachs-Fritatten

60 g Weizenmehl Type 405
250 ml Milch
6 Eier
2 EL Olivenöl plus etwas mehr zum Braten
1 unbehandelte Zitrone (Saft und abgeriebene Schale)
400 g Doppelrahmfrischkäse
1 Prise Salz
frisch gemahlener weißer Pfeffer
350 g Räucherlachs in Scheiben

Zum Anrichten

dekorative Fingerfoodspieße aus Bambus (optional)
Erdbeeren (optional)

Lachs-Fritatten

Das Mehl, die Milch, die Eier und 2 EL Olivenöl in einer hohen Rührschüssel mit einem Handrührgerät zu einem flüssigen Crêpeteig verrühren und diesen abgedeckt 30 Minuten im Kühlschrank ruhen lassen. Eine beschichtete Pfanne mit wenig Olivenöl (alternativ kann auch Butter verwendet werden) erhitzen, einen kleinen Schöpflöffel Crêpeteig hineingießen und diesen über die gesamte Pfannenfläche verlaufen lassen. Die Crêpe bei mittlerer Hitze 2 Minuten braten, dann wenden und ½ Minute weiterbraten. Währenddessen den restlichen Crêpeteig immer wieder vorsichtig umrühren (Luftbläschen vermeiden), damit sich das Mehl nicht am Schüsselboden absetzt. Die fertige Crêpe mit einem Pfannenwender aus der Pfanne heben und auf einem Gitter abkühlen lassen. Mit dem restlichen Teig in gleicher Weise verfahren. Die Zitronenschale abreiben und den Saft auspressen. Den Frischkäse in einer Rührschüssel mit dem Zitronensaft und dem -abrieb glatt rühren.

Eine Crêpe mit einer dünnen Schicht Frischkäsecreme bestreichen und eine dünne Schicht Räucherlachs darauf verteilen. Die nächste Crêpe darauflegen und genauso fortfahren, bis alle Zutaten verbraucht sind. Den Stapel mit einer Crêpe abschließen. Den Crêpestapel mindestens 2 Stunden kühlen, danach in Würfel schneiden.

Anrichten

In jeden Würfel einen Bambusspieß stecken und auf einer Platte anrichten. Bei einigen Würfeln nach Belieben zusätzlich eine Erdbeere mit aufspießen.

Tipp

Dieser Snack kann sehr gut am Vortag zubereitet werden. Wenn er über Nacht kühl gestellt wird, lässt er sich besser in Würfel schneiden.

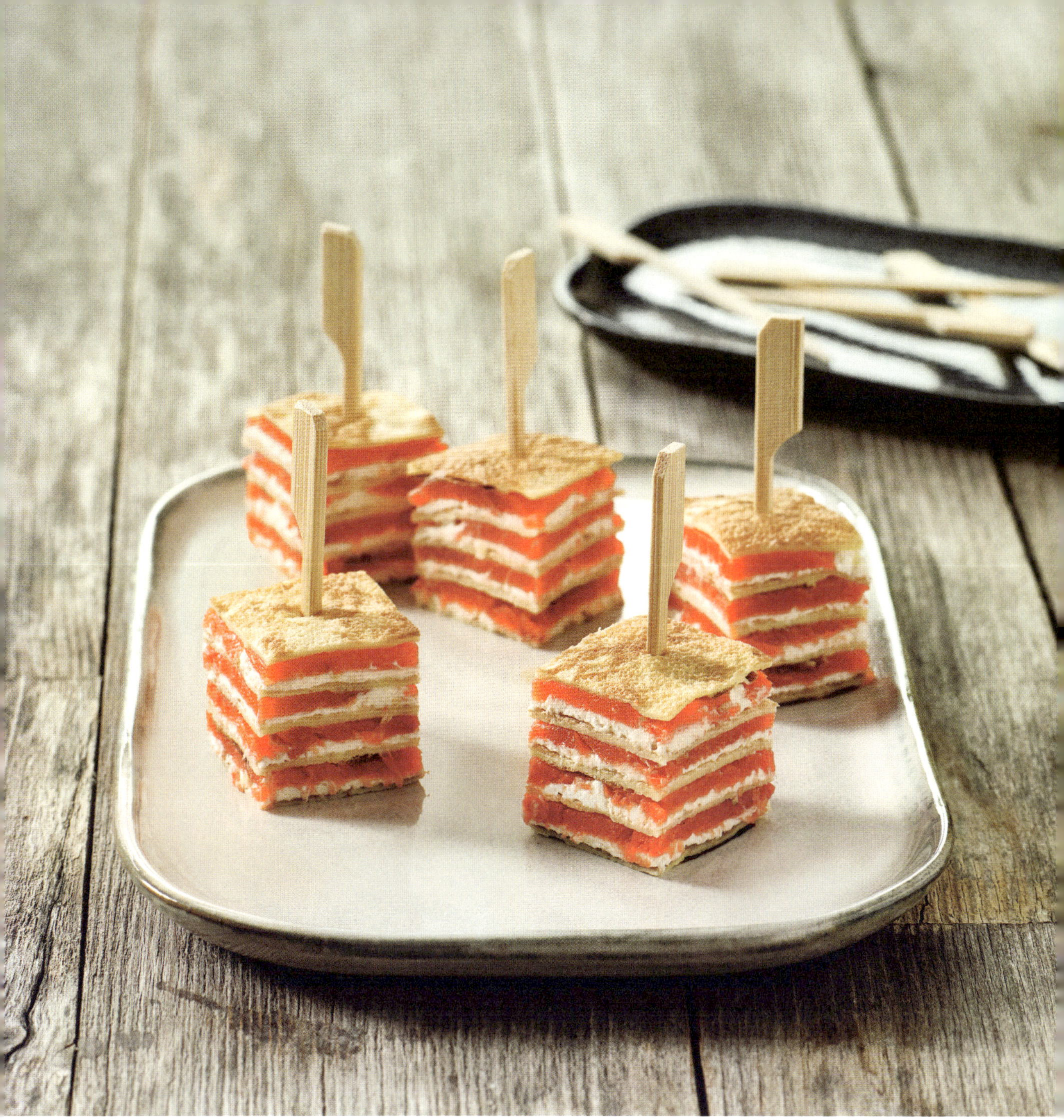

Ein Mops kam in die Küche
und kochte Lachsfritatten.
Da fragten ihn die Köche
nach den Rezeptzutaten.

Und er verriet sie ihnen,
dazu noch, wie mans macht.
Die bösen Köche haben
ins Fäustchen sich gelacht.

Sie klauten das Rezept ihm
und wurden sehr bekannt
durch viele Fernseh-Kochshows.
Der Mops wurd‘ nicht genannt.

So starb er arm und einsam
wie‘s auf der Welt halt geht.
Er hat nicht mal nen Grabstein,
auf dem geschrieben steht:

Ein Mops kam in die Küche …

Brot-
zeit

Der Smeller

Ein Kriminalreißer auf engstem Raum im Brotzeitbrettlformat

Es roch nach Gewalt. Auf den Dächern lagen Scharfschützen, unten auf der Straße standen Beamte in Zivil. Die schwer bewaffnete Einheit der Special Forces hatte schon Stellung im dritten Stock bezogen. Vor der Wohnungstür des Gangsters Rocky »Rock« Riccarelli gab ein Sergeant per Handzeichen Befehl zum Zugriff. Die zwei Männer mit dem schweren eisernen Rammbock holten aus, die Tür zerbarst splitternd, Gebälk flog umher. Vier maskierte Agents stürmten die dunkle Wohnung, richteten ihre automatischen Waffen ruckartig und zielsicher in jedes Zimmer. Nichts. Leer. »Der Vogel ist ausgeflogen«, hörte man es aus einem der Funkgeräte.

»Aber er muss da sein«, murmelte Detective Mike W. Taylor eindringlich. »Riccarelli kann das Gebäude nicht verlassen haben. Nicht in diesem Universum.« Detective Mike W. Taylor nippte an seinem Kaffee. »Was für ein Gesöff!«, stieß er aus. »Jetzt kann uns nur noch Special Agent McCourt helfen. Bringen Sie ihn sofort hierher!«

Kurz darauf betrat Malcolm McCourt die Wohnung des Mafia-Gangsters. Er war von kleiner, gedrungener Gestalt, doch sein Gang hatte etwas Tänzelndes, Lauerndes. Er blickte sich kurz in der Diele um, dann kniff er die Augen zu schmalen Schlitzen zusammen und schlich vorsichtig von Zimmer zu Zimmer.

Malcolm McCourt war ein Smeller, ein speziell ausgebildeter Mitarbeiter des FBI, der sich auf Gerüche spezialisiert hatte. Einer wie er wurde in genau solchen Situationen eingesetzt. Wenn man sich absolut sicher sein musste, dass keine Gefahr drohte. Malcolm sog die Luft der Wohnung fast genießerisch ein. Lautlos. Jetzt stand er im Esszimmer. Anscheinend war gerade eine Party in Gang gewesen. Hier waren Mince Pies und Truthahnbraten gegessen worden

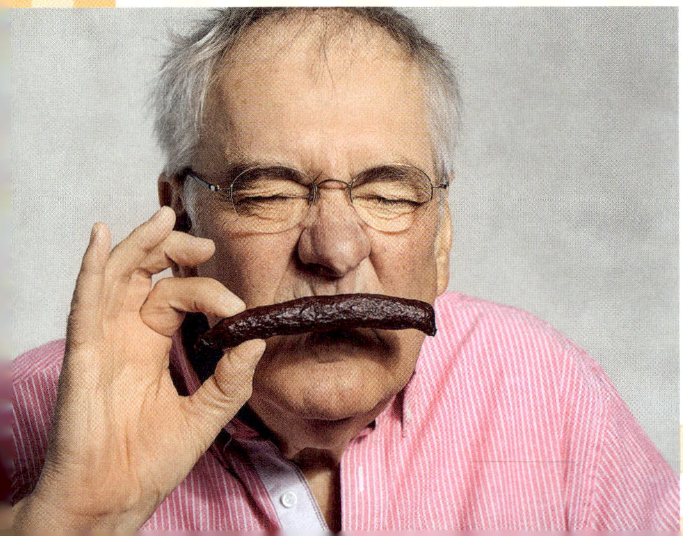

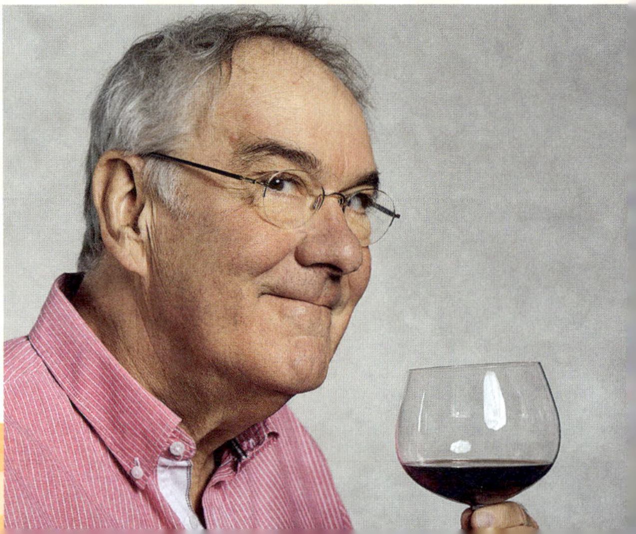

(eine schreckliche Zusammenstellung), schwerer Rotweingeruch lag in der Luft, es musste französischer sein, ein Barrique aus dem Süden, wahrscheinlich ein Bordeaux Primeur, Malcolm tippte auf einen 1995er. Herrgott, war das ein gutes Weinjahr gewesen! Malcolms Gedanken waren kurz abgeschweift. Er musste sich zusammenreißen. Er musste sich auf seine eigentliche Aufgabe konzentrieren. Doch plötzlich hielt er inne. Hier stimmte etwas nicht. Die Luft war schwer wie Blei. Von draußen hörte man ganz leise den Straßenlärm. Detective Mike W. Taylor, Malcolms Chef, erstarrte. Die anwesenden Agents wagten kaum zu atmen. Malcolm deutete mit dem Kinn dezent zum offenen Kamin. Die Jungs mit den halbautomatischen Waffen blickten ihn verständnislos an. Dann begriffen sie. Geräuschlos bewegten sie sich durchs Zimmer und steckten die Gewehrläufe in den erkalteten Ofen. Vorsichtig blickten sie nach oben. Und tatsächlich. Im Kamin hatte sich Rocky »Rock« Riccarelli festgekrallt. Ohne den Smeller hätten sie ihn nie und nimmer entdeckt.

»Der Angstschweiß hat dich verraten«, sagte Taylor zu dem Gangsterboss, als sie ihn aus dem Schornstein gezogen hatten. Hasserfüllt blickte Riccarelli Malcolm an. »Angst? Pffh! Die verdammten Pfefferbeißer haben mich verraten«, raunte Riccarelli. »Ich hätte mir keine in die Taschen stecken sollen.« Dann führten sie ihn ab.

»Durch all die Partydüfte hindurch hast du die Pfefferbeißer gerochen«, sagte Taylor. »Gut gemacht, Malcolm.« Mit diesen Worten griff Taylor Malcolm McCourt an die Nase und massierte sie sorgfältig und vorsichtig. »Ist Malcolm ein Basset?«, fragte einer der Agents. »Nein, ein gewöhnlicher Beagle«, antwortete Mike W. Taylor. »Aber manchmal denke ich, er könnte einen 1995er von einem 1996er Primeur Barrique unterscheiden.«

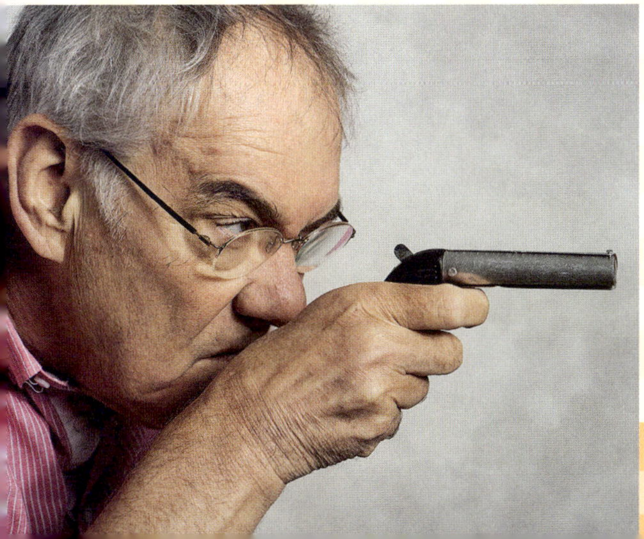

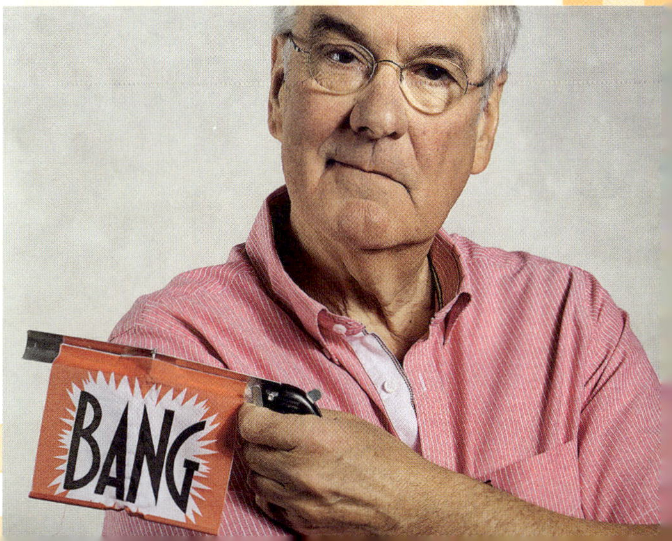

Geröstetes Brot mit Pilzen und Balsamico-Schalotten

Für 4 Personen | Zubereitungszeit: 40 Minuten plus 15 Minuten Einweichzeit

Für das geröstete Brot mit Pilzen und Balsamico-Schalotten

10 g getrocknete Steinpilze
250 g frische Champignons
1 Zwiebel
1 Knoblauchzehe
4 EL Olivenöl
Salz
frisch gemahlener schwarzer Pfeffer
3 Zweige Thymian
3 Zweige Rosmarin
3 Stengel Petersilie
3 Stengel Oregano
1 EL süßer Senf
150 g Schalotten
100 ml trockener Rotwein
3 EL roter Aceto balsamico
3 TL flüssiger Honig
4 Scheiben Graubrot

Zum Anrichten

100 g Doppelrahmfrischkäse
Radieschen
Baby-Mangoldblätter

Geröstetes Brot mit Pilzen und Balsamico-Schalotten

Die Steinpilze in 60 ml warmem Wasser ca. 15 Minuten einweichen. Die Champignons putzen und in Scheiben schneiden. Die Zwiebel und den Knoblauch abziehen und fein hacken. 2 EL Olivenöl in einer Pfanne erhitzen und die Zwiebeln und den Knoblauch glasig schwitzen. Die Champignonscheiben zugeben und kurz anbraten. Die Steinpilze mit dem Einweichwasser zugeben und alles weitere 5 Minuten dünsten. Anschließend mit Salz und Pfeffer würzen.

Die Kräuter waschen und trockenschütteln. Die Blätter bzw. Nadeln der Kräuter abzupfen, zusammen mit der Pilzmischung in einen Standmixer füllen und pürieren. Dann die Masse mit Senf, Salz und Pfeffer abschmecken und abkühlen lassen.

Die Schalotten abziehen und je nach Größe längs halbieren oder vierteln. Das restliche Olivenöl (2 EL) in einer Pfanne erhitzen und die Schalotten darin abraten. Anschließend mit dem Wein ablöschen, den Balsamico und den Honig zugeben, sodass die Schalotten gerade bedeckt sind. Die Schalotten aufkochen und abgedeckt bei kleiner Hitze ca. 7 Minuten köcheln lassen. Den Deckel abnehmen und bei hoher Hitze unter Rühren so lange reduzieren, bis die Sauce eine sirupartige Konsistenz annimmt.

Die Brotscheiben in einer Pfanne rösten oder toasten.

Anrichten

Die gerösteten Brotscheiben auf die Teller verteilen. Erst mit dem Frischkäse bestreichen, dann die Pilzpaste darauf verteilen und mit den Rotweinschalotten belegen. Zum Schluss mit Baby-Mangoldblättern und dünnen Radieschenscheiben garnieren.

Geröstetes Brot mit roter Bete und Ziegenkäse

Für 4 Personen | Zubereitungszeit: ca. 15 Minuten

Für das geröstete Brot mit roter Bete und Ziegenkäse

250 g vorgekochte rote Beten
Salz
frisch gemahlener schwarzer Pfeffer
1 EL Tahin (Sesampaste; alternativ Mandelmus)
2 EL Walnusskerne
2–3 EL Aceto balsamico
100 g Blaubeeren
3 TL flüssiger Honig
150 g Ziegenweichkäse
4 Scheiben Graubrot

Zum Anrichten

Basilikum (oder violettes Basilikum)

Geröstetes Brot mit roter Bete und Ziegenkäse

Die roten Beten in Würfel schneiden und zusammen mit dem Tahin und den grob gehackten Walnüssen in einem Standmixer fein pürieren. Mit dem Balsamico, Salz und Pfeffer abschmecken.

Die Blaubeeren waschen und nass in die Pfanne geben. Mit dem Honig beträufeln und kurz erhitzen, bis die Beeren aufplatzen. Anschließend mit wenig Salz würzen. Den Ziegenkäse in Scheiben schneiden. Die Brotscheiben in der Pfanne rösten oder toasten.

Anrichten

Die gerösteten Brotscheiben auf die Teller verteilen. Erst mit der Rote-Bete-Creme bestreichen und dann die Ziegenkäsescheiben darauf verteilen. Die Beeren auf dem Käse anrichten. Die Brote mit Basilikumblättchen garnieren.

Geröstetes Brot mit Paprika und Hummus

Für 4 Personen | Zubereitungszeit: ca. 30 Minuten

Für das Hummus

1 Dose gegarte Kichererbsen (ca. 400 g)
4 Knoblauchzehen
2 EL Tahin (Sesampaste)
4 EL Zitronensaft
Chiliflocken
1 EL Currypulver
1 TL gemahlener Kreuzkümmel
1 TL gemahlene Koriandersamen
Salz
frisch gemahlener schwarzer Pfeffer
3–4 EL neutrales Pflanzenöl

Für die Knoblauchmayonnaise

2–3 Knoblauchzehen
Salz
1 TL mittelscharfer Senf
50 ml Milch
100 ml mildes Olivenöl
1–2 TL Zitronensaft
Cayenne-Pfeffer

Hummus

Die Kichererbsen abtropfen lassen und dabei den Saft auffangen. Die Knoblauchzehen abziehen und grob hacken. Die abgetropften Kichererbsen in einem Standmixer zusammen mit dem Knoblauch und den Gewürzen cremig pürieren. Bei Bedarf ein wenig Abtropfflüssigkeit zugeben, bis das Hummus die gewünschte Konsistenz aufweist. Mit Salz und Pfeffer würzen und abschließend das Öl unterrühren.

Knoblauchmayonnaise

Die Knoblauchzehen abziehen, grob hacken und zusammen mit etwas Salz, dem Senf und der Milch in einen hohen Mixbecher geben. Mit einem Pürierstab fein pürieren und nach und nach das Olivenöl zugeben, bis die gewünschte Konsistenz entsteht. Dabei den Mixbecher leicht schräg halten und den Pürierstab während des Mixens immer wieder langsam an der Becherwand nach oben ziehen. Die Mayonnaise mit Zitronensaft, Salz und Cayenne-Pfeffer abschmecken.

Für den Belag

2 rote Paprikaschoten
2 Knoblauchzehen
1 EL Olivenöl
1 EL gerebelter Majoran
Salz
frisch gemahlener schwarzer Pfeffer
4 Scheiben Graubrot

Zum Anrichten

2 EL kleine schwarze Oliven, entsteint

Belag

Die Paprikaschoten putzen und in Streifen schneiden. Die Knoblauchzehen abziehen und mit der flachen Seite eines großen Messers leicht andrücken. Das Olivenöl in einer Pfanne erhitzen und die Paprikastreifen mit dem Knoblauch bei mittlerer Hitze rundherum anbraten. Den Majoran zugeben und mit Salz und Pfeffer würzen.
Die Brote in einer Pfanne rösten oder toasten.

Anrichten

Die gerösteten Brote auf die Teller verteilen. Mit dem Hummus bestreichen und die gebratenen Paprikastreifen verteilen. Die Oliven in feine Ringe schneiden und auf den Broten anrichten. Zum Schluss etwas Knoblauchmayonnaise darüberträufeln.

Tipp

Hummus kann auch aus getrockneten Kichererbsen hergestellt werden. Dazu die Kichererbsen über Nacht einweichen und am nächsten Tag in reichlich Wasser ca. 45 Minuten kochen. Die weitere Vorgehensweise entspricht dann dem oben angegebenen Rezept.

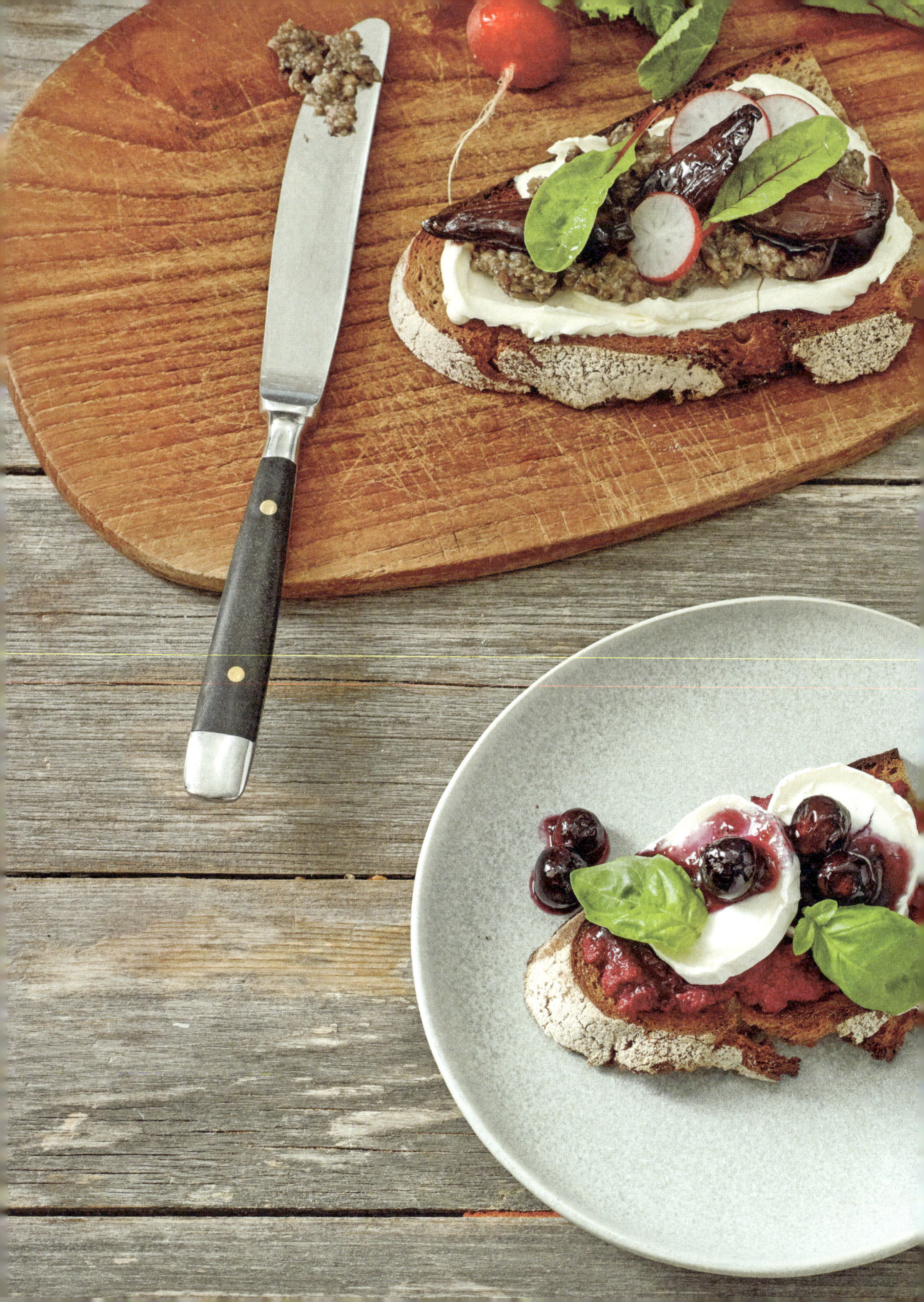

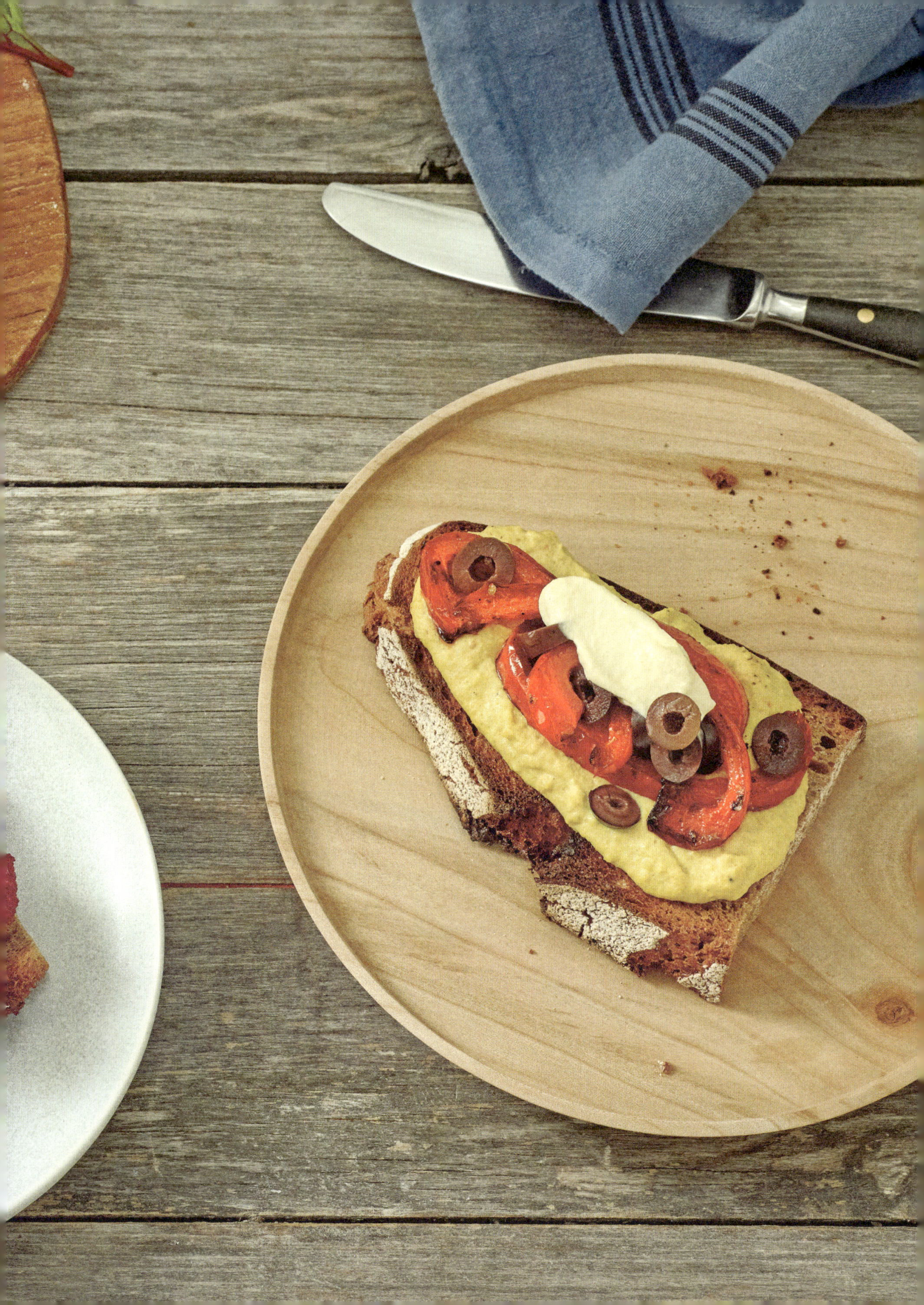

Salate

Rote-Bete-Salat mit Linsen und Blaubeeren

Für 4 Personen | Zubereitungszeit: 40 Minuten plus ca. 2 Stunden Abkühlzeit

Für den Rote-Bete-Salat mit Linsen und Blaubeeren

150 g Belugalinsen
1 Lorbeerblatt
400 g vorgegarte rote Beten
1 EL mittelscharfer Senf
2 EL Ahornsirup
3 EL Balsamico bianco
Schalenabrieb von 1 unbehandelten Zitrone
Salz
frisch gemahlener schwarzer Pfeffer
4–5 EL Mandelöl
50 g gesalzene Pistazienkerne
1 Bund Koriander
250 g frische Blaubeeren

Rote-Bete-Salat mit Linsen und Blaubeeren

Die Linsen zusammen mit dem Lorbeerblatt gut mit Wasser bedecken (nicht salzen!), einmal aufkochen, dann 25–30 Minuten leise köcheln lassen. Die roten Beten in kleine Würfel schneiden und in eine Schüssel füllen. (Bei der Verarbeitung von roten Beten empfiehlt es sich, Einmalhandschuhe zu tragen, da der Saft stark färbend ist.) Den Senf, den Ahornsirup, den Balsamico, den Zitronenabrieb, etwas Salz und Pfeffer zu einer Vinaigrette verrühren. Die Rote-Bete-Würfel mit der Vinaigrette marinieren. Die Pistazien und den gewaschenen und trocken geschüttelten Koriander grob hacken. Die Linsen abgießen und dabei das Lorbeerblatt entfernen. Die Linsen mit Salz würzen und abkühlen lassen. Die abgekühlten Linsen, die geputzten Blaubeeren und gehackten Koriander untermischen und nochmals abschmecken.

Anrichten

Den Salat auf Schalen verteilen und mit Pistazien bestreut servieren.

Tipp

Die vorgeschlagenen Belugalinsen können auch durch andere Linsensorten, die ohne vorheriges Einweichen verwendet werden können, ersetzt werden. Dafür eignen sich alle kleinen Linsensorten wie Berg- oder Puylinsen.
Dann jeweils die Kochanleitung auf der Verpackung befolgen.

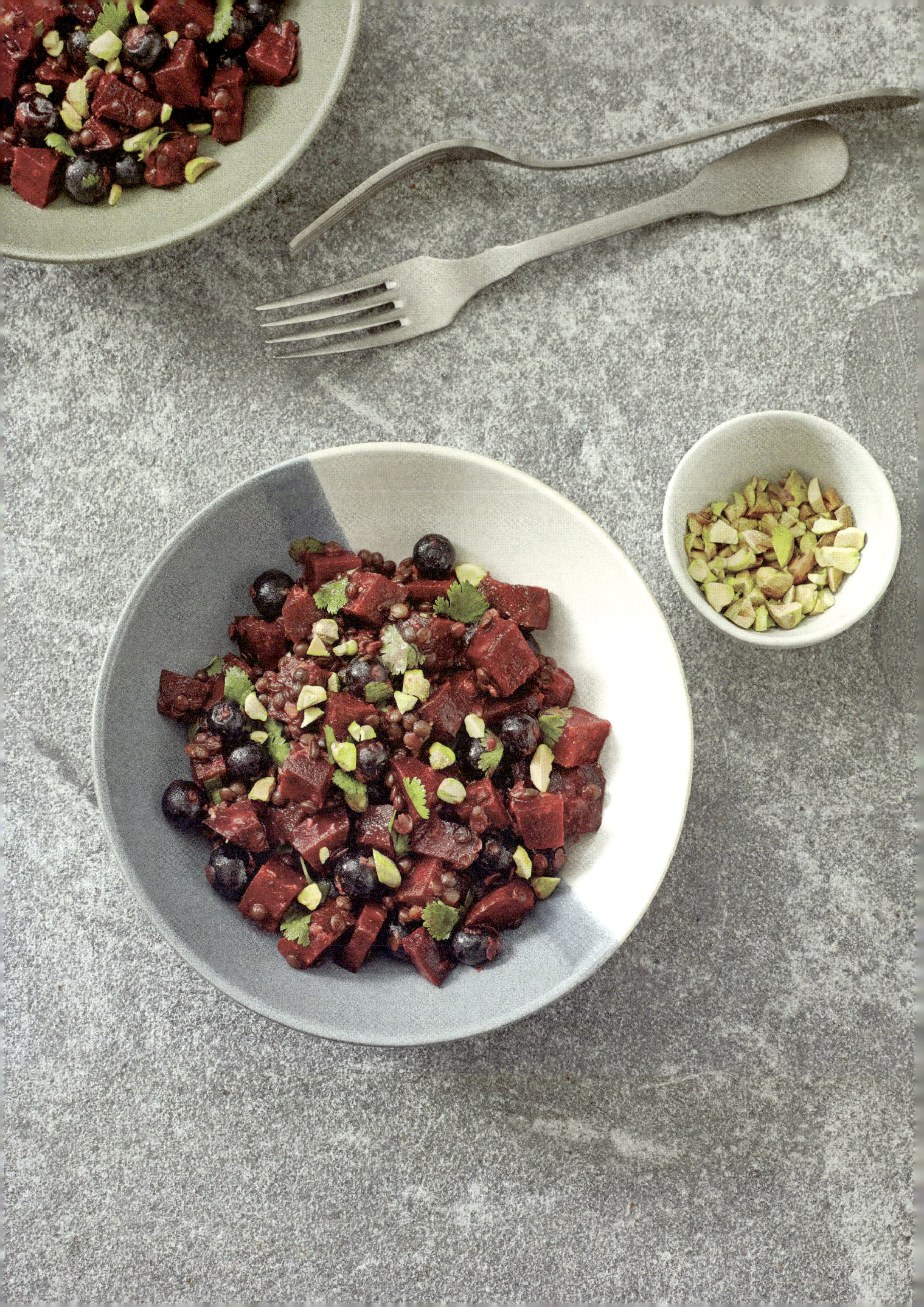

Heringssalat

Für 4 Personen | Zubereitungszeit: 30 Minuten plus ca. 1 Stunde Marinierzeit

Für den Heringssalat

6 Heringsfilets (zum Beispiel Matjesfilets)
2 süß-säuerliche Äpfel (zum Beispiel Jazz)
500 g vorgegarte rote Beten
2 kleine Zwiebeln
6 hart gekochte Eier
5–7 Gewürzgurken (je nach Größe und Geschmack)
6 EL Gewürzgurkensaft
1 kleiner Becher Schmand
½ Becher saure Sahne
1 kleiner Becher Joghurt
evtl. etwas Milch
Salz
frisch gemahlener schwarzer Pfeffer
1 TL Zucker
½ Bund frischer Dill

Anrichten

kräftiges Bauernbrot

Heringssalat

Die Fischfilets trocken tupfen. Die Äpfel schälen und das Kerngehäuse entfernen. Die Zwiebeln abziehen und die hart gekochten Eier schälen. Die Fischfilets, die Äpfel, die roten Beten, die Zwiebeln, die Eier und die Gewürzgurken fein würfeln und in eine Schüssel geben. (Bei der Verarbeitung von roten Beten empfiehlt es sich, Einmalhandschuhe zu tragen, da der Saft stark färbend ist.) Für die Marinade den Gewürzgurkensaft, den Schmand, den Joghurt und die saure Sahne glatt rühren. Sollte die Marinade zu dickflüssig sein, etwas Milch unterrühren. Mit Salz, Pfeffer und Zucker abschmecken. Die Marinade unter den Salat heben. Den Dill waschen, trocken und fein gehackt untermengen, dabei einige feine Zweige beiseitelegen. Den Salat vor dem Servieren noch ca. 1 Stunde durchziehen lassen.

Anrichten

Den Heringssalat auf Schalen verteilen und mit den beiseitegelegten Dillzweigen garnieren. Das Bauernbrot dazu servieren.

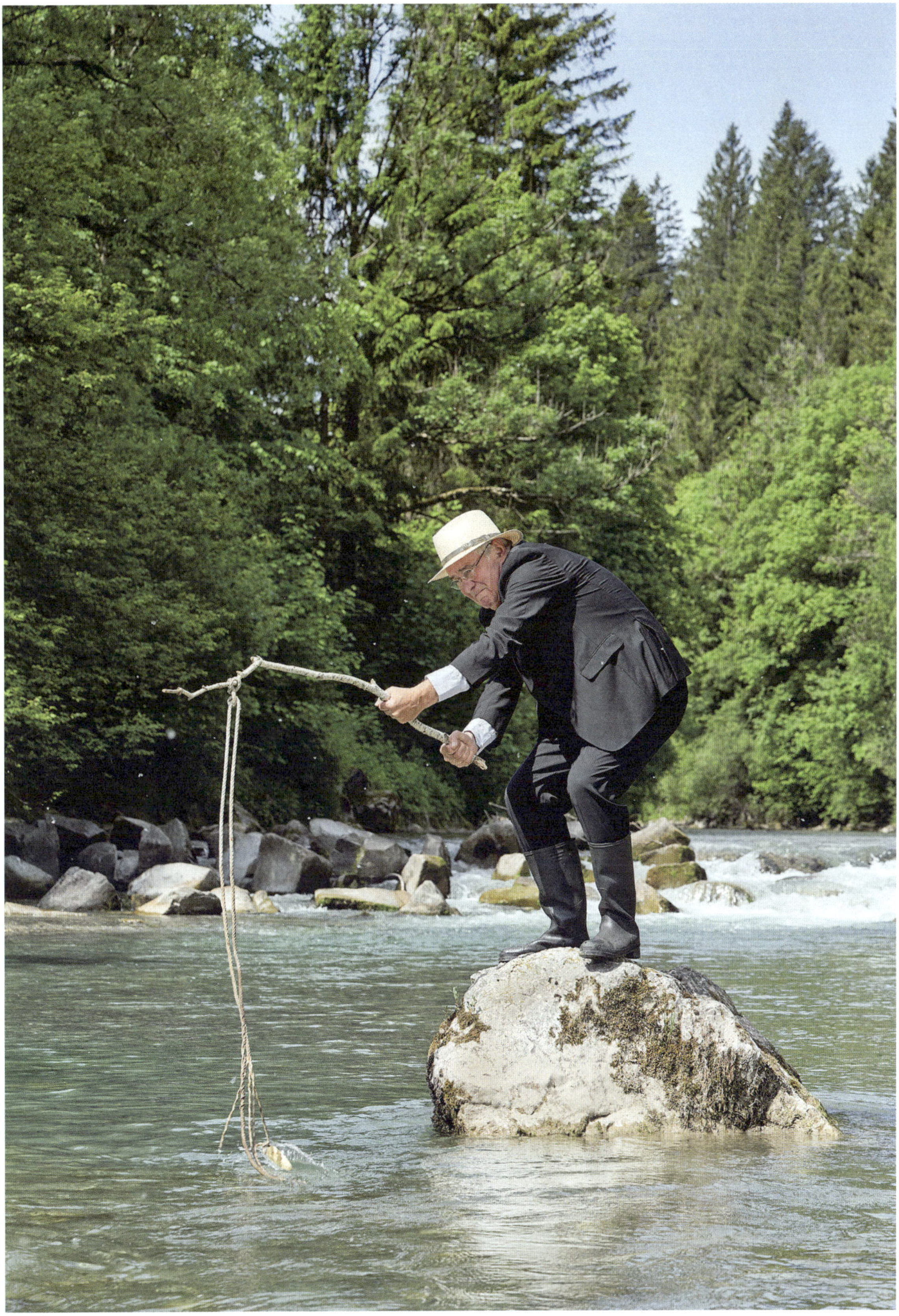

Lachs-Duett

Für 4 Personen | Zubereitungszeit: 45 Minuten

Für den Lachs

220 g frisches Lachsfilet, ohne Haut
200 g Räucherlachs
2 kleine Schalotten
1 süß-säuerlicher Apfel (zum Beispiel Jazz)
½ Bund frischer Dill
Saft von 1 Limette
2 El Olivenöl
Salz
frisch gemahlener weißer Pfeffer
gemahlene Koriandersamen

Zum Anrichten

Salatblätter
Baguette oder kräftiges Bauernbrot

Lachs

Das Lachsfilet sorgfältig auf Gräten kontrollieren. Den Fisch auf einer ofenfesten Platte für ca. 30 Minuten in den auf 80 °C vorgeheizten Backofen (Ober-/Unterhitze) auf das Ofengitter in der untersten Schiene stellen. Der Lachs sollte eine Kerntemperatur von ca. 55–60 °C erreichen (Kontrolle mit einem Küchenthermometer). Anschließend den Fisch in kleine Stücke zerteilen. Den Räucherlachs fein würfeln. Beide Lachssorten in eine Schüssel füllen. Die Schalotten abziehen. Den Apfel schälen und das Kerngehäuse entfernen. Die Schalotten und den Apfel fein würfeln und zum Lachs geben. Den Dill waschen, trockenschütteln und fein gehackt ebenfalls in die Schüssel füllen. Alle Zutaten in der Schüssel gut vermengen. Aus dem Limettensaft, dem Olivenöl, Salz, Pfeffer und Koriander eine Marinade rühren und die Salatzutaten gut damit vermischen.

Anrichten

Die Salatblätter auf die Teller verteilen und das Lachs-Duett darauf verteilen. Das Brot dazu servieren.

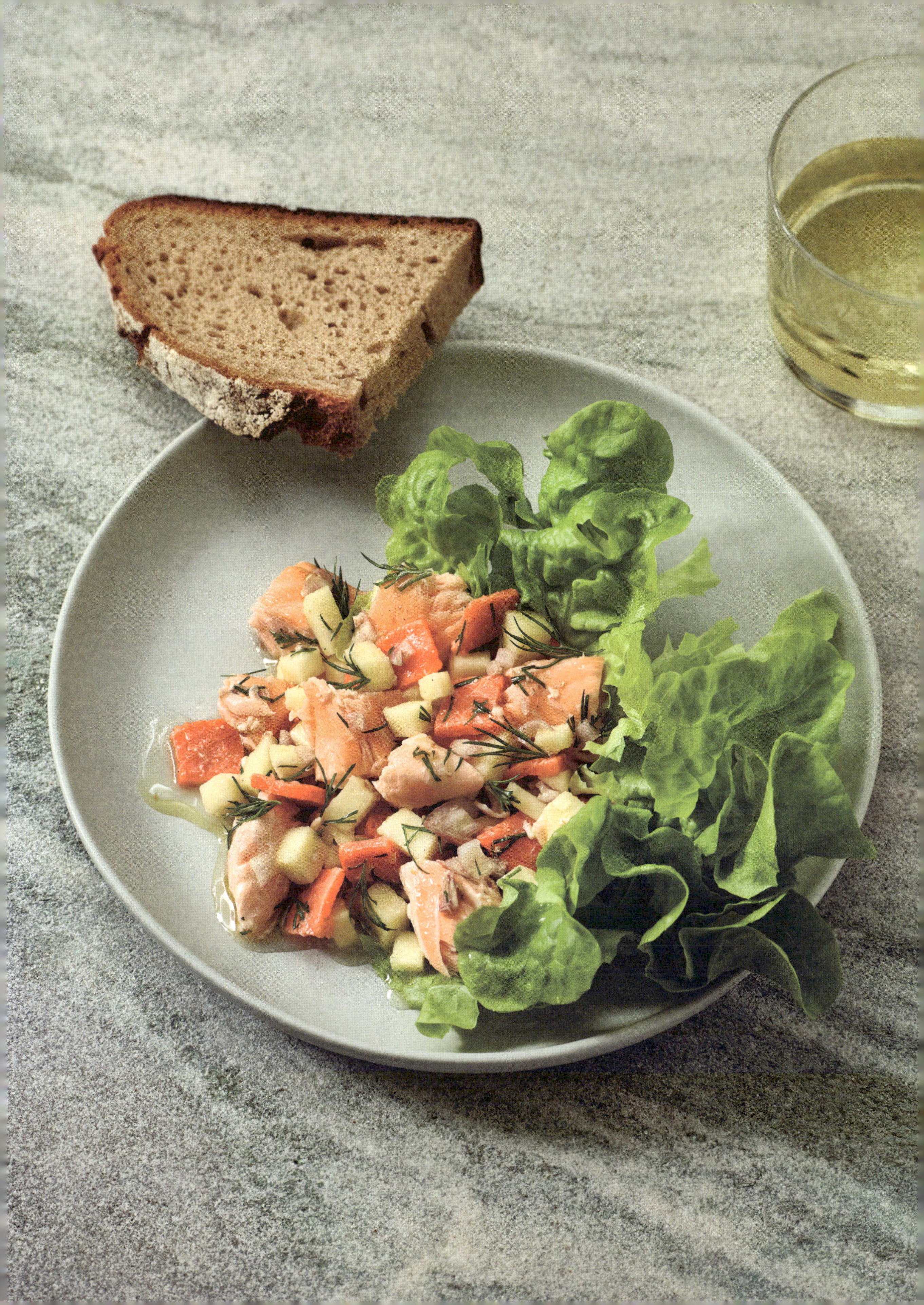

Sarde in saor

Für 4 Personen | Zubereitungszeit: ca. 50 Minuten plus 5 Stunden Marinierzeit

Für die Sarde in saor

400 g weiße Zwiebeln
125 ml mildes Olivenöl plus etwas mehr zum Braten
einige ganze schwarze Pfefferkörner
2 Lorbeerblätter
1 Handvoll Rosinen
Salz
frisch gemahlener schwarzer Pfeffer
125 ml Weißweinessig
1 Handvoll Pinienkerne
500 g frische küchenfertige ganze Sardinen
Weizenmehl Type 405 nach Bedarf

Zum Anrichten

frisches Ciabatta

Sarde in saor

Die Zwiebeln abziehen und in feine Ringe hobeln. Das Olivenöl in einer beschichteten Pfanne erhitzen und die Zwiebeln bei mittlerer Hitze darin anschwitzen. Die Pfefferkörner mit der flachen Seite eines großen Messers etwas andrücken und zusammen mit den Lorbeerblättern und den Rosinen zu den Zwiebeln geben. Mit Salz und Pfeffern würzen. Die Zwiebelringe zugedeckt bei niedriger Hitze 20–25 Minuten farblos anschwitzen. Die Zwiebeln dürfen nicht bräunen, deshalb bei Bedarf etwas Wasser zugeben. Den Deckel abnehmen, den Essig zugeben und die Zwiebeln weitere 5–10 Minuten leicht einköcheln lassen. Dabei darauf achten, dass die Zwiebeln bis zuletzt mit Sauce bedeckt sind. Die Pinienkerne in einer beschichteten Pfanne ohne Öl leicht rösten und dann zu den Zwiebelringen geben.

Die Sardinen waschen, trockentupfen und wie ein Buch aufklappen, mit der Haut nach oben auf die Arbeitsfläche legen und vorsichtig flachdrücken. Das Mehl auf einen großen Teller geben und die Sardinen von beiden Seiten mehlieren. In eine große, beschichtete Pfanne so viel Olivenöl geben, dass der Boden großzügig bedeckt ist. Das Öl erhitzen und die Sardinen von beiden Seiten darin knusprig goldbraun braten. Falls sie am Pfannenboden ansetzen, die Temperatur verringern. Die gebratenen Sardinen auf Küchenkrepp abtropfen lassen und dann salzen.

Die gebackenen Sardinen und die Zwiebelringe in einer nicht zu weiten Schüssel abwechselnd schichten, es sollten sich mindestens drei Lagen ergeben. Nach Belieben noch etwas Salz, Pfeffer und Olivenöl zugeben. Die Sardinen abgedeckt im Kühlschrank mindestens 5 Stunden durchziehen lassen, sie halten auf jeden Fall 2–3 Tage und schmecken umso besser, je länger sie durchziehen.

Anrichten

Die Sardinenfilets mit den Zwiebelringen auf den Tellern anrichten und mit Ciabattascheiben servieren.

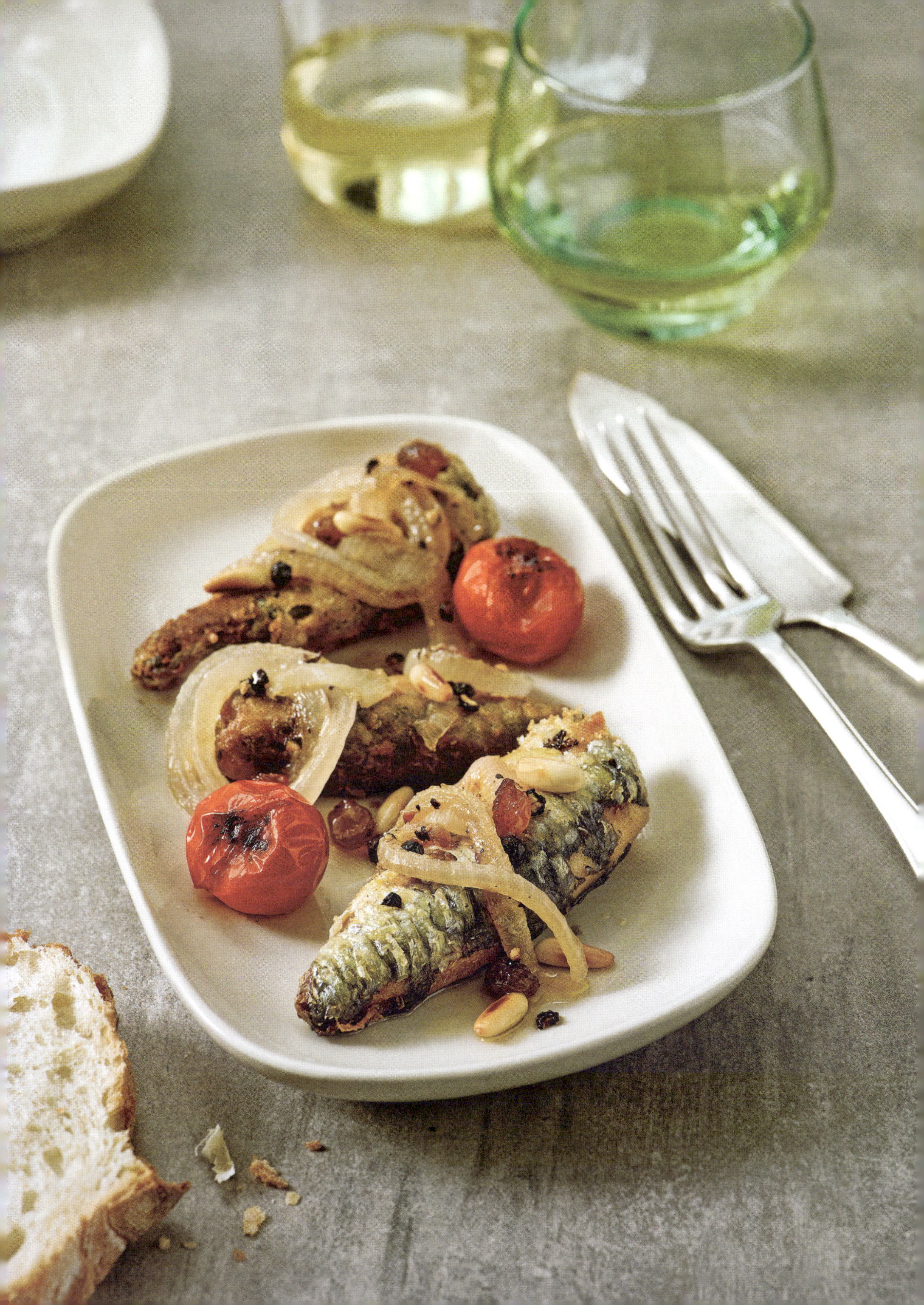

Erdbeer-Mozzarella-Salat mit Pastis-Fenchel

Für 4 Personen | Zubereitungszeit: ca. 40 Minuten

Für den Salat

300 g Fenchelknolle mit Grün
etwas Olivenöl
1 kleiner Schuss Pastis
Meersalz
5 EL Balsamico bianco
300 g Büffelmozzarella
3 EL Ahornsirup
1 EL getrocknete rosa Pfefferbeeren
frisch gemahlener schwarzer Pfeffer
10 EL natives Olivenöl extra
400 g frische Erdbeeren
100 g Rucola
5 Stengel Basilikum

Zum Anrichten

100 g Bresaola (italienischer Rinderschinken; alternativ Bündnerfleisch)

Salat

Den Fenchel waschen, das Grün abschneiden und beiseitestellen. Die Fenchelknolle mit einem Gemüsehobel in feine Streifen hobeln. In einer Pfanne die Fenchelstreifen kurz glasig dünsten, mit Pastis ablöschen und sofort zum Abkühlen aus der Pfanne nehmen, damit er nicht nachzieht. Der Fenchel soll noch »Biss« haben. Mit etwas Meersalz und 2 EL Balsamico würzen.

Den Mozzarella abtropfen lassen und in kleine Stücke zupfen. Den Ahornsirup, die Pfefferbeeren, Pfeffer, Salz, den restlichen Balsamico (3 EL) und das Olivenöl zu einer Vinaigrette verrühren. Das fein gehackte Fenchelgrün zugeben. Die geputzten Erdbeeren halbieren oder vierteln. Den Rucola und die Basilikumblätter waschen, trockenschütteln und grob zerkleinern. Den Rucola, das Basilikum, die Erdbeeren, den Fenchel und die Mozzarellastücke in einer großen Schale mit der Vinaigrette zu einem Salat mischen.

Anrichten

Den Erdbeer-Mozzarella-Salat mit Pastis-Fenchel auf Schalen verteilen und den klein gezupften Bresaola drüberstreuen.

» **Der italienische Renaissancekünstler Luigo Dallapiccola malte Speisen und Getränke so naturgetreu, dass man sie förmlich roch.** Manchem Betrachter lief das Wasser im Mund zusammen und er versuchte ins Bild zu greifen, um sich eine Erdbeere herauszupicken. »Bediene dich ruhig, wenn dich danach verlangt«, pflegte Dallapiccola zu den Besuchern zu sagen. »Ich selbst ernähre mich schon seit mehreren Jahren von den Speisen, die ich male.« Als der Besucher näher trat, bemerkte er, dass das, was er für den Maler gehalten hatte, ebenfalls ein Bild war. Und als er an sich selbst heruntersah, musste er mit Schrecken feststellen, dass er sich in eine Fenchelknolle verwandelt hatte. Er war in ein Kochbuch geraten und eine riesige Hand griff auf ihn zu. Das Letzte, was er hörte, war ein genüssliches Schmatzen. «

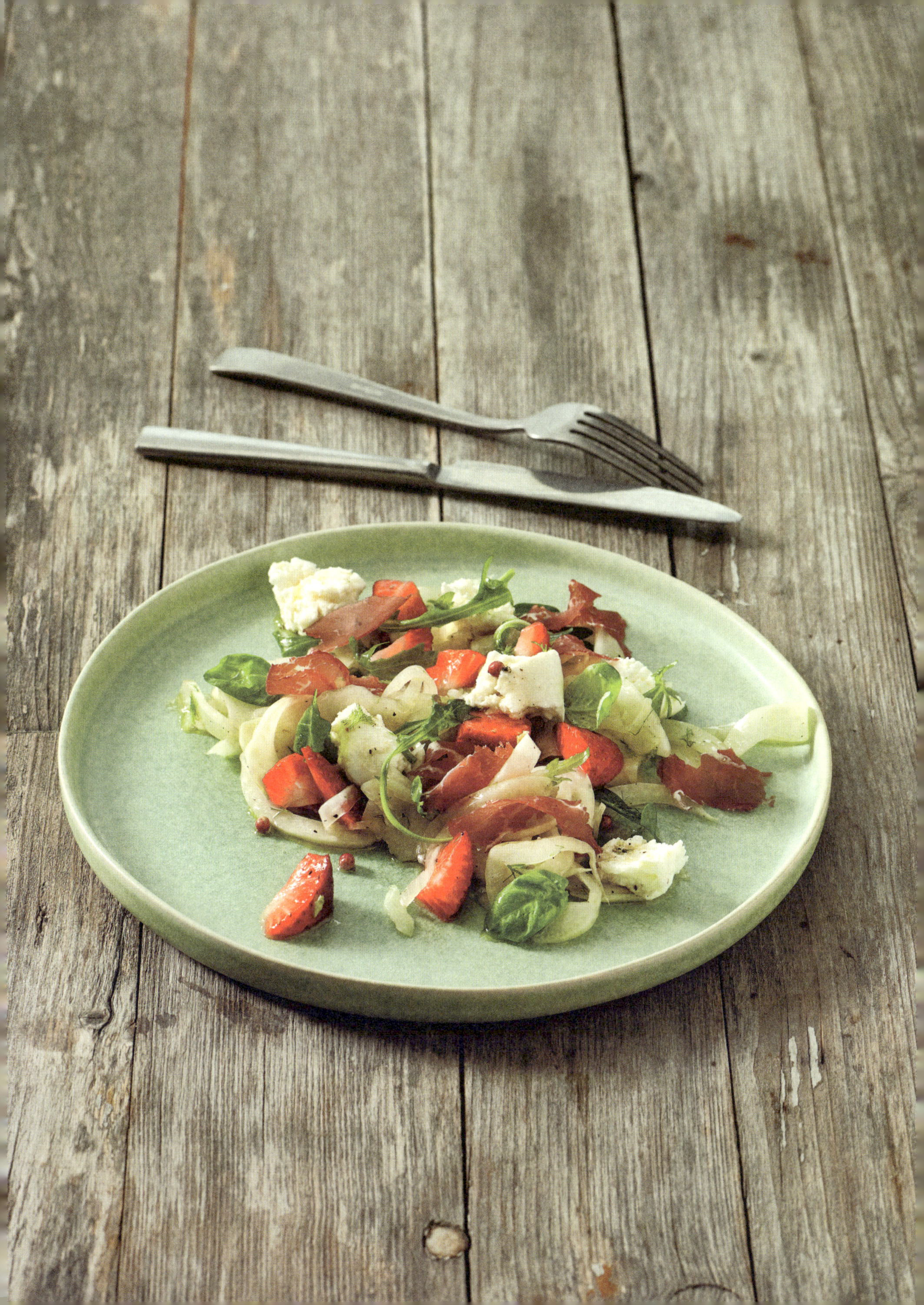

Suppen

Inspiration und Kochen

Vor allem ein Romanautor wird häufig mit der Frage konfrontiert, wie ihm das alles nur einfiele, woher die ganzen Inspirationen kämen und was er unternähme, wenn er nicht mehr weiterwisse. Diese Fragen sind gar nicht so leicht zu beantworten. Denn die oft zitierte Muse kommt so gut wie nie vorbei, sie treibt sich gerade dann, wenn man sie am dringendsten braucht, bei Autorenkollegen herum und ist dort am Küssen. Genauso unzuverlässig ist der Geistesblitz, die spontane Eingebung oder der überraschende Kreativschub. Solche Kicks überfallen einen schon ab und zu einmal, beim Reparieren des Rasenmähers zum Beispiel, aber dann kann man überhaupt nichts damit anfangen. Wenn ich hingegen über einem Text sitze, dann hakt es manchmal: *Sie befanden sich in einer ungesicherten Felsnische in zweitausend Metern Höhe. »Wir kommen hier nicht mehr lebend raus!«, keuchte Polizeihauptmeister Ostler, worauf Kommissar Jennerwein sagte …* Nein, sagte ist nicht gut. Da muss ein besseres Wort her. Was kann man statt *sagen* sagen? Vielleicht *entgegnete* oder *erwiderte?* Zu förmlich. *Zurückgab?* Zu amtlich. *Zurückkeuchte?* Zu übertrieben. Hier wäre also ein Geistesblitz nötig. Und wie geht es überhaupt weiter in der ungesicherten Felsnische in zweitausend Metern Höhe? Keine Idee, kein Plan, der Kopf wie leergefegt.

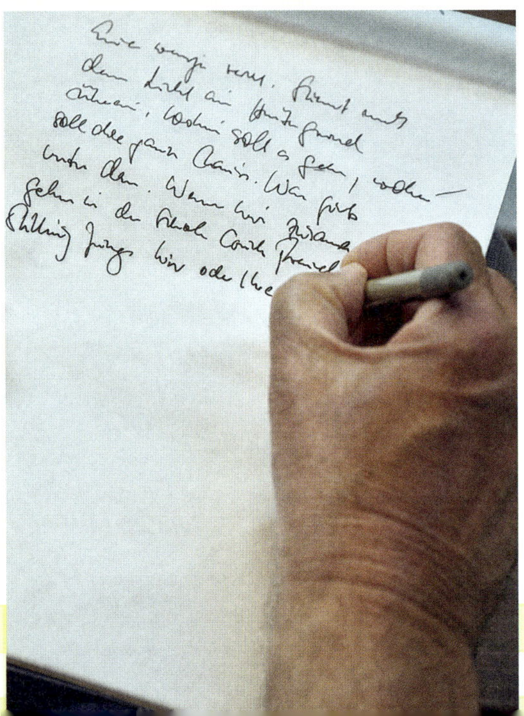

Thomas Mann soll in solch einem Fall spazierengegangen und mit einem Füllhorn von Ideen zurückgekommen sein. Ludwig van Beethoven wiederum hat angeblich ein paar Gläschen Wein gezwitschert, bevor er sich wieder tatendurstig ans Klavier begeben hat. Andere sollen mit gutem Erfolg zum Fenster getreten sein, um den Frauen nachzugaffen. Während sich schließlich Dostojewski, Turgenjew und Tolstoj inspirationshalber ins nächstgelegene Spielkasino gestürzt haben dürften. Aber Spazierengehen habe ich schon als Kind gehasst, der Rotwein fällt bei mir ebenfalls flach, ich könnte danach keine einzige Zeile mehr zu Papier bringen. Bei der Frauen-Nachgaff-Lösung wiederum ist es so, dass ich etwas außerhalb des Ortes wohne, bis da mal eine Frau zum Nachgaffen vorbeikommt, ist der Abgabetermin vorüber! Und die Spielbank kann ich auch vergessen, weil ich außer *choj!* kein Russisch kann. Also was tun?
Da ist mir mein Lieblingsopernkomponist eingefallen. Gioacchino Rossini. Der soll sich in solch einem Fall die Küchenschürze umgebunden und gekocht haben. Anscheinend mit Erfolg,

denn sowohl seine Superoper »Der Barbier von Sevilla« wie auch seine berühmten »Tournedos Rossini« sind weltberühmt geworden. Also auf gehts!, habe ich mir gedacht, bin gleich vom Schreibtisch aufgesprungen, habe Zwiebeln geschnitten und Kartoffeln geschält. Und es hat funktioniert! Der beißende Zwiebelgeruch hat den Kreativteil meines Gehirns gekitzelt. Tausende Synonyme für *sagte* sind mir eingefallen: *betonte Jennerwein, ergriff Jennerwein das Wort, wandte Jennerwein ein, konterte Jennerwein, replizierte …*

Seither pendle ich immer zwischen den beiden Welten, dem Computer und dem Herd, hin und her, am Herd kommt mir eine Idee für den Roman, am Schreibtisch fallen mir Gewürze ein, die beim Süppchen noch fehlen. Bei einem solchen sich aufschaukelnden Hin und Her(d) eignen sich besonders die Speisen, bei denen man immer wieder schnipseln und rühren und abschmecken, aber nicht dauernd danebenstehen muss. Also Eintöpfe, Suppen, Braten, Niedergargerichte. Das sind deshalb auch meine Lieblingsspeisen. Schauen Sie, wie die Ideen fließen: *brachte zum Ausdruck, räsonierte, pardauzte* (gut, habe ich jetzt erfunden, passt auch nicht so ganz, ist mir aber eingefallen), *übermittelte, schrie, flüsterte, röchelte, stöhnte, kreischte, quietschte, schluchzte, konzedierte, tat kund, beteuerte, legte bloß, führte ins Feld, legte offen …*

Aber jetzt bräuchte ich noch eine Idee, wie ich aus den tausend Synonymen für *sagte* das richtige, treffende herausschäle. Schnell eile ich wieder zum Herd. Etwas Safran. Eine Prise frisch gemahlenen Pfeffer. Ein Hauch Knoblauch. Eine Ahnung Liebstöckel. Und schon hatte ichs. Es wird, davon bin ich überzeugt, die zentrale Stelle meines neuen Romans: *Sie befanden sich in einer ungesicherten Felsnische in zweitausend Metern Höhe. »Wir kommen hier nicht mehr lebend raus!«, keuchte Polizeihauptmeister Ostler. Kommissar Jennerwein schwieg.*

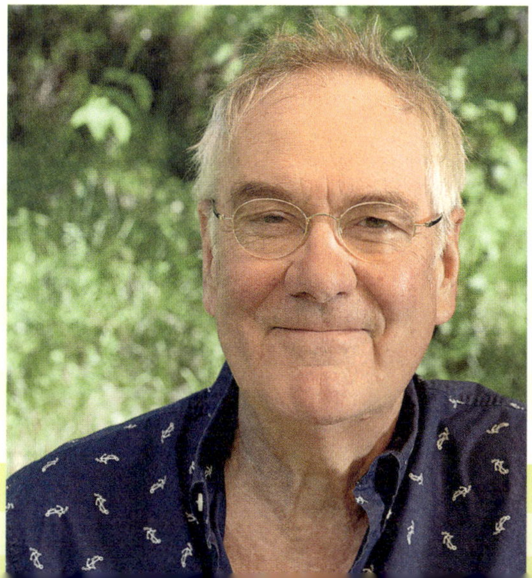

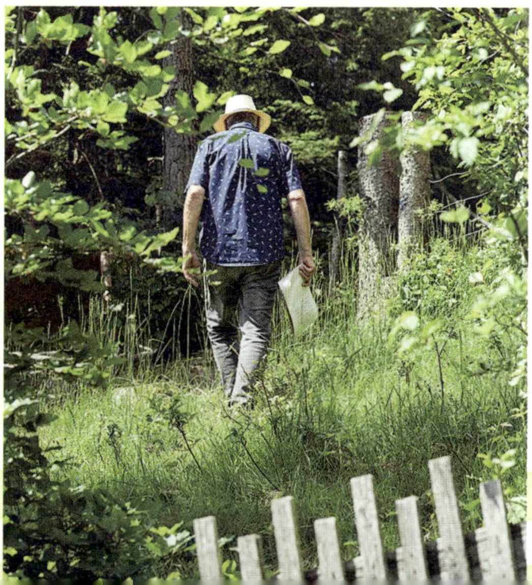

Kürbissuppe

Für 4 Personen | Zubereitungszeit: ca. 45 Minuten

Für die Kürbissuppe

1 Hokkaidokürbis (ca. 1 kg)
800 g Karotten
1 Zwiebel
2 EL Butter
1 l Gemüsebrühe
ca. 15 g frischer Ingwer
500 ml ungesüßte Kokosmilch
Salz
frisch gemahlener schwarzer Pfeffer
Cayennepfeffer
helle Sojasauce
Saft von 1 Zitrone

Zum Anrichten

Kürbiskernöl
5 Stengel frischer Koriander

Kürbissuppe

Den Kürbis putzen, halbieren und die Kerne entfernen. Es werden ca. 800 g reines Fruchtfleisch benötigt. Die Kürbishälften in Spalten und diese anschließend in Würfel schneiden. Die Karotten schälen und ebenfalls würfeln. Es werden ca. 600 g Karottenwürfel benötigt. Die Zwiebel abziehen und fein würfeln. Die Butter in einem großen Topf erhitzen und die Zwiebel, den Kürbis und die Karotten darin anschwitzen. Dann die Gemüsebrühe aufgießen und das Gemüse ca. 15 Minuten köcheln lassen. Den Ingwer schälen, in sehr feine Würfel schneiden und nach 10 Minuten zur Suppe geben. Sobald der Kürbis und die Karotten sehr weich gekocht sind, die Suppe mit einem Stabmixer oder umgefüllt in einen Standmixer sehr fein pürieren. Die Suppe wieder in den Topf gießen und die Kokosmilch unterrühren. Mit Salz, Pfeffer, Cayennepfeffer, Sojasauce und Zitronensaft abschmecken. Die Suppe vor dem Servieren wieder erhitzen.

Anrichten

Die Suppe auf die vorgewärmten Teller verteilen und mit etwas gehacktem Koriander und einem Schuss Kürbiskernöl servieren.

Tipp

Nach Belieben kann die Suppe nach dem Pürieren zusätzlich durch ein feines Sieb passiert werden, wenn eine sehr fein-cremige Konsistenz erwünscht ist.

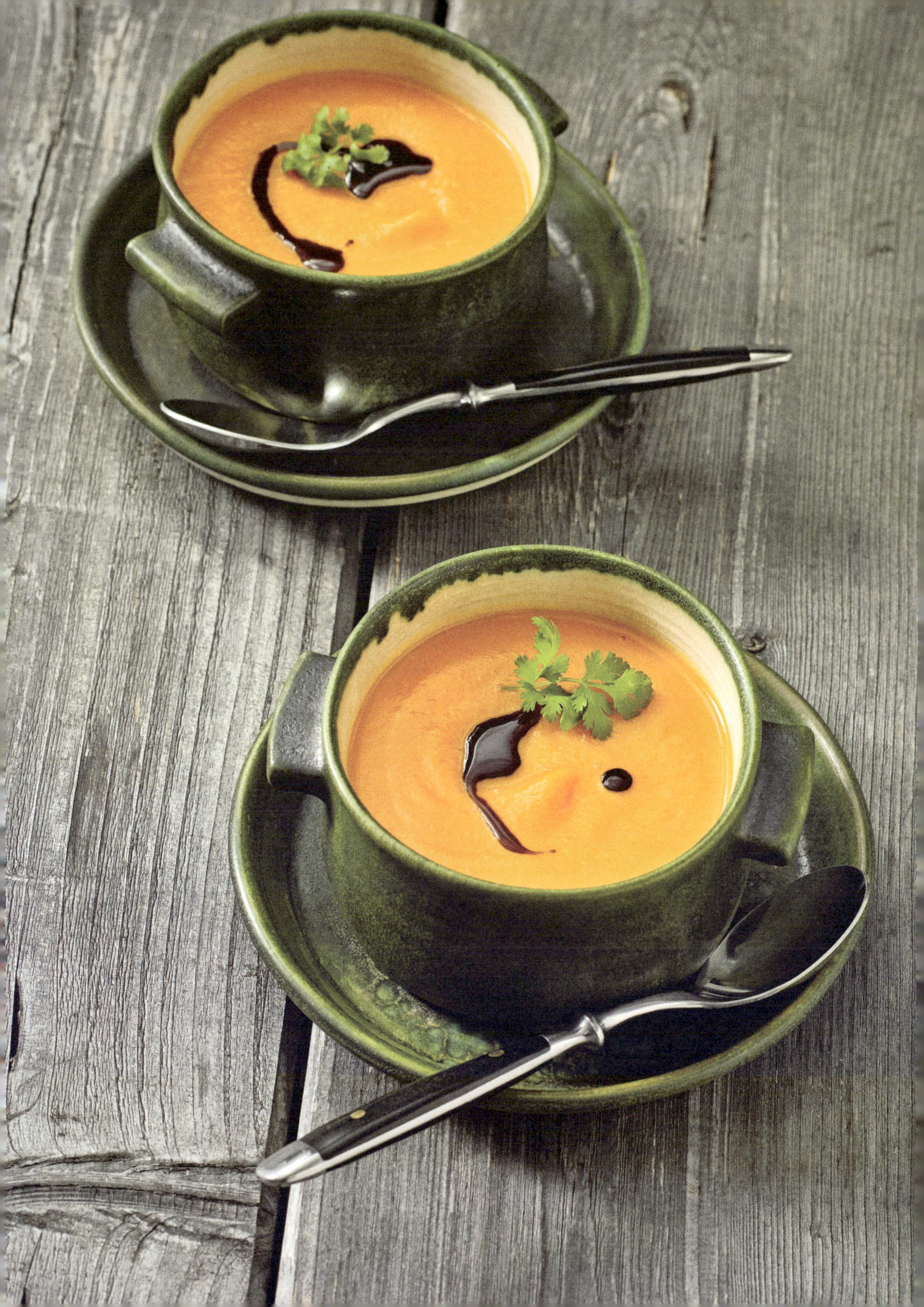

Tom Kha Gai
Jennerweins Hüttensüppchen

Für 4 Personen | Zubereitungszeit: ca. 40 Minuten

Für die Tom Kha Gai

3 Stengel Zitronengras
ca. 15 g frischer Galgant
800 ml ungesüßte Kokosmilch
500 ml Geflügelfond
4 Kaffir-Limettenblätter
400 g Hühnerbrustfilet
1 Tomate
150 g frische Champignons oder Strohpilze
2–5 Chilischoten, je nach gewünschter Schärfe
2 TL Palmzucker oder brauner Rohrzucker
4 EL Limettensaft
Fischsauce

Zum Anrichten

1 Bund Koriander

Tom Kha Gai

Das Zitronengras in 5 cm lange Stücke schneiden und mit dem Messerrücken andrücken oder klopfen. Den Galgant schälen und in Scheiben schneiden. Die Kokosmilch und den Hühnerfond mit den Kaffir-Limettenblättern, dem Galgant und dem Zitronengras zum Kochen bringen und 10 Minuten köcheln lassen.

In der Zwischenzeit das Hühnerbrustfilet in Streifen schneiden. Die Tomate waschen und in Würfel schneiden. Die Champignons putzen und in Scheiben schneiden. Die Chilischoten der Länge nach aufschneiden, entkernen und in feine Ringe schneiden. Mit einem Schaumlöffel das Zitronengras, den Galgant und die Kaffir-Limettenblätter aus der Suppe entfernen. Das Fleisch, die Tomaten, die Pilze und die Chilischoten unterrühren, den Zucker zugeben und alles 10 Minuten gar ziehen lassen. Vor dem Servieren die Suppe mit dem Limettensaft und einigen Spritzern Fischsauce abschmecken.

Anrichten

Den Koriander waschen, trockenschütteln und fein hacken. Die Tom Kha Gai auf Suppenschalen verteilen und den Koriander darüberstreuen.

» **Jennerwein sah auf die Uhr.** Bald war Mitternacht. Da wollte er endlich sein schon so lange versprochenes Mitternachtssüppchen präsentieren. Es war das erste Mal in seinem Leben, dass er so aufwendig gekocht hatte, und er hatte sehr viel Zeit und Liebe darauf verwendet. Ganze zwei Tage hatte er dafür gebraucht. Als absoluter Laie hatte er bei Adam und Eva anfangen müssen. Kochbücher kaufen, Rezepte lesen, Tipps von Tante Franzi einholen, Zutaten besorgen, vorbereiten, kochen, abschmecken, würzen, garnieren – in der Zeit löste er normalerweise einen oder zwei Mordfälle. Lächelnd betrat Jennerwein den großen Speisesaal. «

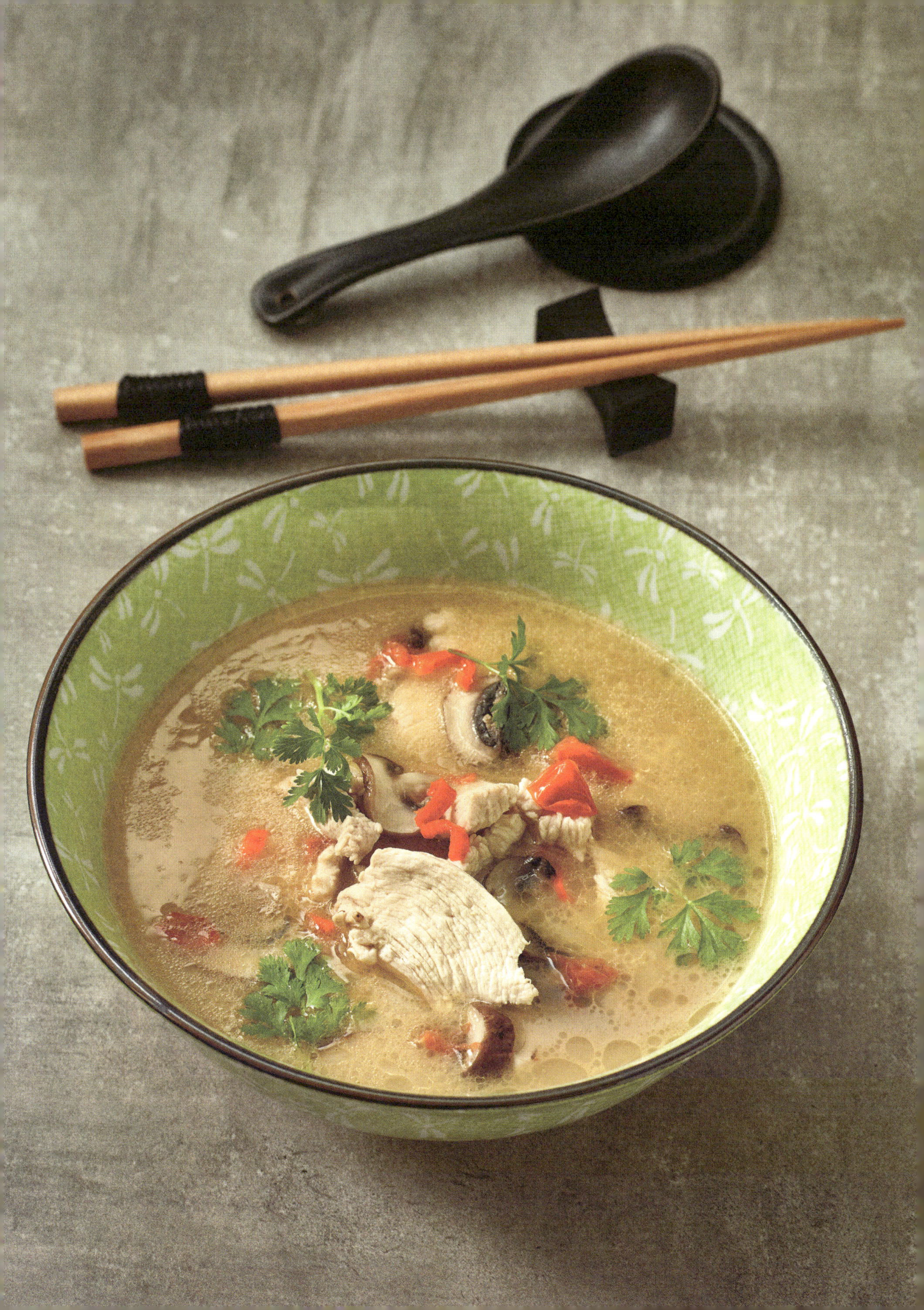

Steinpilzsuppe à la Hubschmidt

Für 4 Personen | Zubereitungszeit: ca. 60 Minuten

Für die Steinpilzsuppe

ca. 500 g frische Steinpilze
150 g mild geräucherter roher Schinken
1 Zwiebel
100 g Butter
1 ½ l Rinderbrühe
Salz
frisch gemahlener schwarzer Pfeffer
frisch gemahlene Muskatnuss
200 g Weißbrot vom Vortag
1 EL Olivenöl
2 EL gehackte glatte Petersilie

Zum Anrichten

glatte Petersilienblätter

Steinpilzsuppe

Steinpilze sorgfältig putzen und längs in dünne Scheiben schneiden. Es werden insgesamt 450 g Pilzscheiben benötigt, davon 150 g beiseitestellen. Den Schinken in kleine Würfel schneiden. Die Zwiebel abziehen und fein würfeln. 50 g Butter in einem großen Topf zerlassen und die Zwiebel- und Schinkenwürfel 3 Minuten anschwitzen. Die vorbereiteten Pilzscheiben (300 g) dazugeben und kurz mitschwitzen lassen. Mit ½ l Brühe auffüllen und einmal aufkochen lassen. Dann die Hitze reduzieren und die Suppe 30 Minuten unter gelegentlichem Umrühren köcheln lassen. Den Topfinhalt in einen Standmixer umgefüllt oder mit einem Stabmixer sehr fein pürieren. Optional kann die Suppe für eine noch feinere Konsistenz noch durch ein Haarsieb gestrichen werden. Die Suppe wieder in den Topf gießen und mit der restlichen Brühe (1 l) auffüllen. Mit Salz, Pfeffer und etwas Muskatnuss würzen. Die Suppe bei geringer Hitze noch 10 Minuten köcheln lassen.

Das Weißbrot würfeln. Das Olivenöl in einer Pfanne erhitzen, die Weißbrotwürfel zugeben und zu knusprigen Croûtons braten. Die restliche Butter (50 g) in einer weiteren Pfanne erhitzen und die beiseitegestellten Pilzscheiben (150 g) 1 Minute scharf anbraten. Die Petersilie zugeben, noch 1 Minute weiterbraten und mit etwas Salz und Pfeffer würzen.

Anrichten

Die Suppe in vorgewärmte Teller füllen. Die Croûtons und die gebratenen Steinpilze darauf anrichten und mit einem Petersilienblatt garnieren.

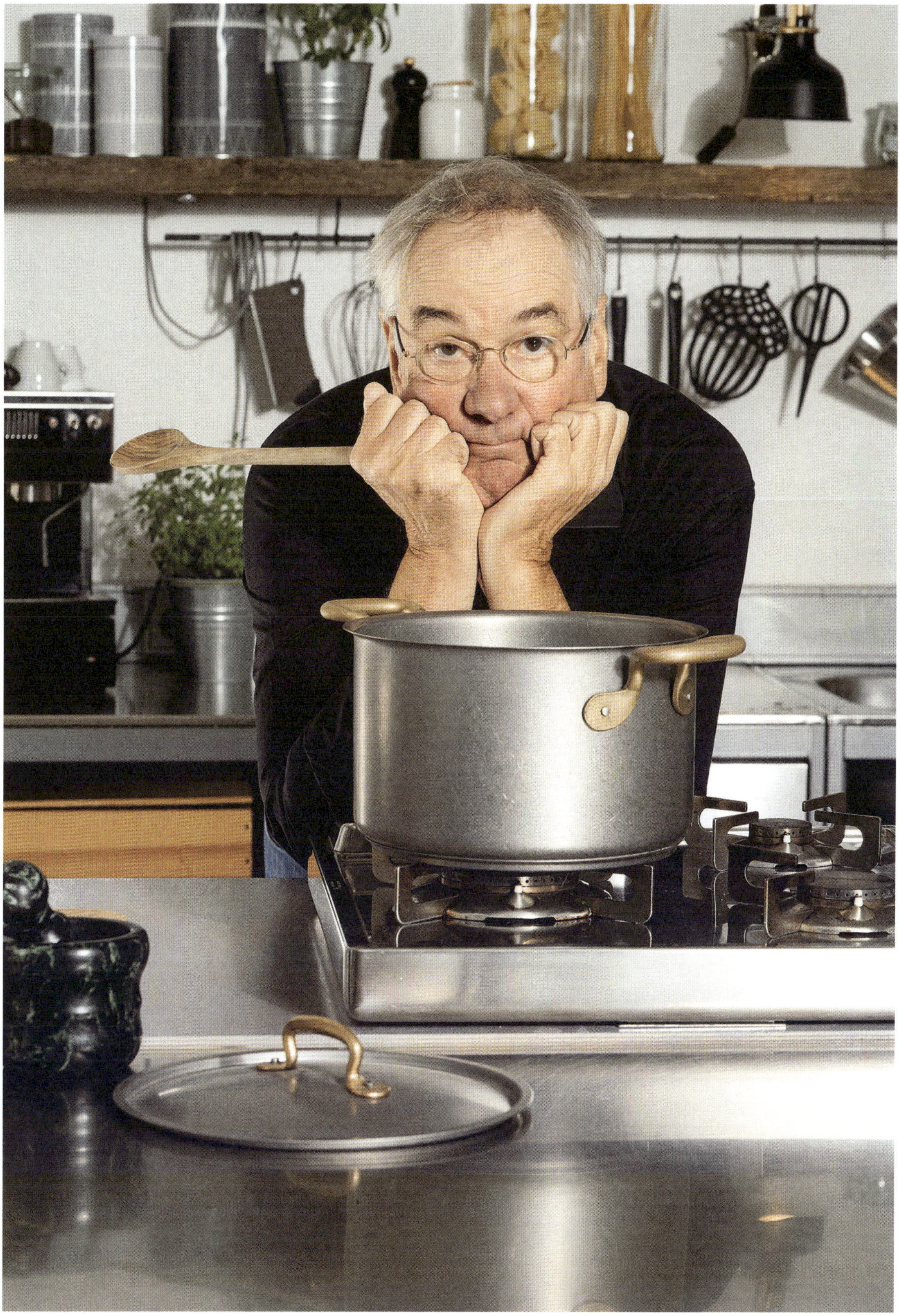

Orientalische Zwiebelsuppe

Für 4 Personen | Zubereitungszeit: ca. 50 Minuten

Für die orientalische Zwiebelsuppe

2 EL Koriandersamen
1 TL Pimentkörner
1 EL gemahlene Kurkuma
1 TL Kardamomkapseln
1 TL gemahlene Gewürznelken
1 EL gemahlener Kreuzkümmel
2 Zwiebeln
4 Knoblauchzehen
3 EL Ghee oder Butterschmalz
1 l Rinderbrühe
4 Scheiben Toastbrot
Salz
frisch gemahlener schwarzer Pfeffer
4 Eier

Zum Anrichten

½ Schale Daikon-Kresse

Orientalische Zwiebelsuppe

Die Koriandersamen und die Pimentkörner fein mörsern und mit den restlichen Gewürzen gut vermischen. Die Zwiebeln und den Knoblauch abziehen und in feine Streifen schneiden. 2 EL Ghee in einem Topf erhitzen und die Zwiebeln und den Knoblauch bräunen. Die Hälfte der Gewürzmischung dazugeben und kurz anrösten. Mit der Brühe aufgießen und bei mittlerer Hitze mit Deckel ca. 25 Minuten köcheln lassen. Das restliche Ghee (1EL) erhitzen und die Toastbrote darin rösten. Die Suppe mit Salz und Pfeffer abschmecken und mit der Gewürzmischung nachwürzen.

4 ofenfeste Schalen auf ein Backblech stellen und jeweils zur Hälfte mit Suppe füllen. In jede Schale eine Scheibe Toastbrot legen und ein rohes Ei darauf gleiten lassen. Die Suppenschalen für ca. 10 Minuten auf der unteren Schiene in den auf 200 °C vorgeheizten Backofen (Ober-/Unterhitze) stellen. Sobald die Eier gestockt sind, das Backblech herausholen und die Schalen mit der restlichen heißen Suppe auffüllen.

Anrichten

Die orientalische Zwiebelsuppe mit Kresse bestreuen und sofort servieren.

» **Der französische Kaufmann Pierre Delacroix lebte in Troyes, dem damaligen Hauptanbaugebiet für Zwiebeln.** 1761 wollte er den englischen Markt erschließen, und so kam er auf die Idee, zehntausend Liter Zwiebelsuppe in Troyes vorzubereiten, im Winter zu einer großen Platte einzufrieren und damit über die Seine nach England zu rudern. Doch die erste Tiefkühlkost der Geschichte kam nie in England an. Denn am Weihnachtsabend 1761 breitete sich in ganz Paris ein angenehmer Geruch nach Zwiebeln, Käse und Noilly Prat aus. Die Bewohner streckten die Köpfe aus den Fenstern und schnupperten. Die riesige Platte aus gefrorener Zwiebelsuppe war in den Pfeilern der Pont Neuf stecken geblieben, der Winter 1761 war überdies so mild, dass die Zwiebelsuppe schmolz und sich der herrliche Duft über ganz Paris verteilte. Alle eilten herbei, um aus der Seine zu schöpfen und zu kosten. Und noch heute, über zweihundertfünfzig Jahre nach diesem Ereignis, verspürt man den köstlichen Geruch, wenn man auf der Pont Neuf steht und sich über das Brückengeländer beugt. «

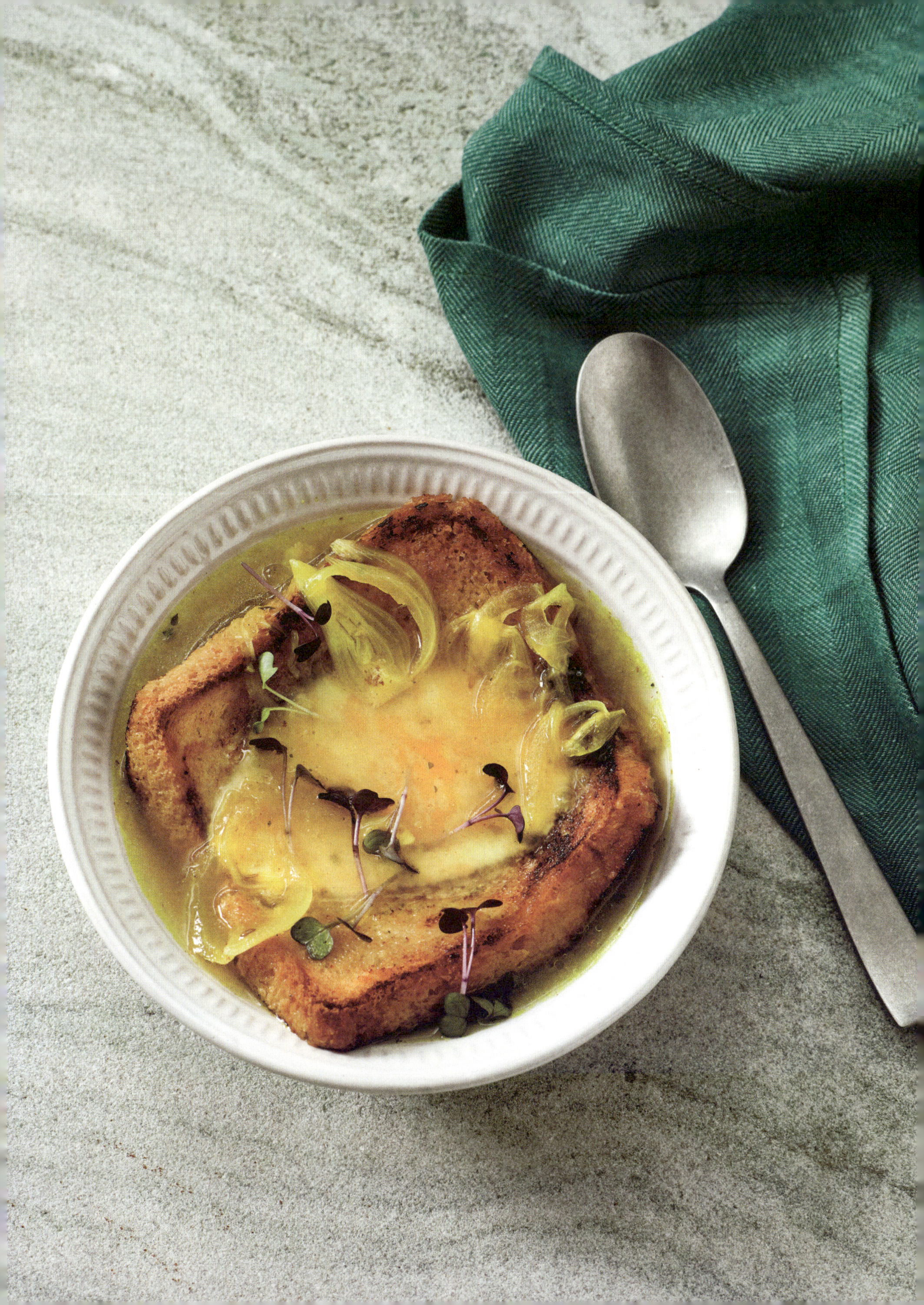

Gazpacho

Für 6–8 Personen | Zubereitungszeit: ca. 30 Minuten plus mindestens 2 Stunden Kühlzeit

Für die Gazpacho

2 mittelgroße Salatgurken
650 g Tomaten
2 grüne Paprikaschoten
1 große Zwiebel
3 Knoblauchzehen
6 Scheiben Toastbrot bzw. Weißbrot ohne Kruste
1 l kaltes Wasser oder milder, ungesalzener Gemüsefond
40 ml Rotweinessig
4 TL Salz
5 EL natives Olivenöl extra
2 EL Tomatenmark

Gazpacho

Die Gurken schälen, ca. 50 g abschneiden und beiseitestellen. Den Rest grob hacken. Die Tomaten auf der Blütenansatzseite kreuzweise einritzen. Zum Häuten der Tomaten einen großen Topf mit Wasser zum Kochen bringen. Die eingeritzten Tomaten kurz eintauchen und mit einem Schaumlöffel wieder herausholen. Jetzt sollte sich die Haut der Tomaten leicht abziehen lassen. Etwa 50 g Tomate beiseitestellen und den Rest grob hacken. Die Paprikaschoten waschen, halbieren und entkernen. Etwa 50 g Paprika beiseitestellen und den Rest ebenfalls grob hacken. Die Zwiebel abziehen und grob hacken. Die Knoblauchzehen abziehen und fein hacken. 4 Scheiben Toastbrot in grobe Würfel schneiden. Alle gehackten Zutaten in eine große Schüssel geben und das Wasser, den Essig und das Salz hinzufügen. Die Masse portionsweise in einem Standmixer sehr fein pürieren. Die Gazpacho in eine Schüssel umfüllen und mit dem Schneebesen 4 EL Olivenöl und das Tomatenmark hineinmixen. Die Schüssel abgedeckt für mindestens 2 Stunden in den Kühlschrank stellen. Die beiseitegestellte Gurke, Tomate und Paprika in sehr feine Würfel schneiden und in separate Schälchen füllen. Das restliche Weißbrot (2 Scheiben) in feine Würfel schneiden. Das restliche Olivenöl (1 EL) in einer kleinen Pfanne erhitzen und die Brotwürfel zu knusprigen Croûtons braten. Vor dem Anrichten die Suppe nochmals aufschlagen und eventuell nachsalzen.

Anrichten

Die Gazpacho in vorgekühlte Suppenschalen füllen. Die Schalen mit den Gurken-, Tomaten- und Paprikawürfeln und den Croûtons dazu servieren.

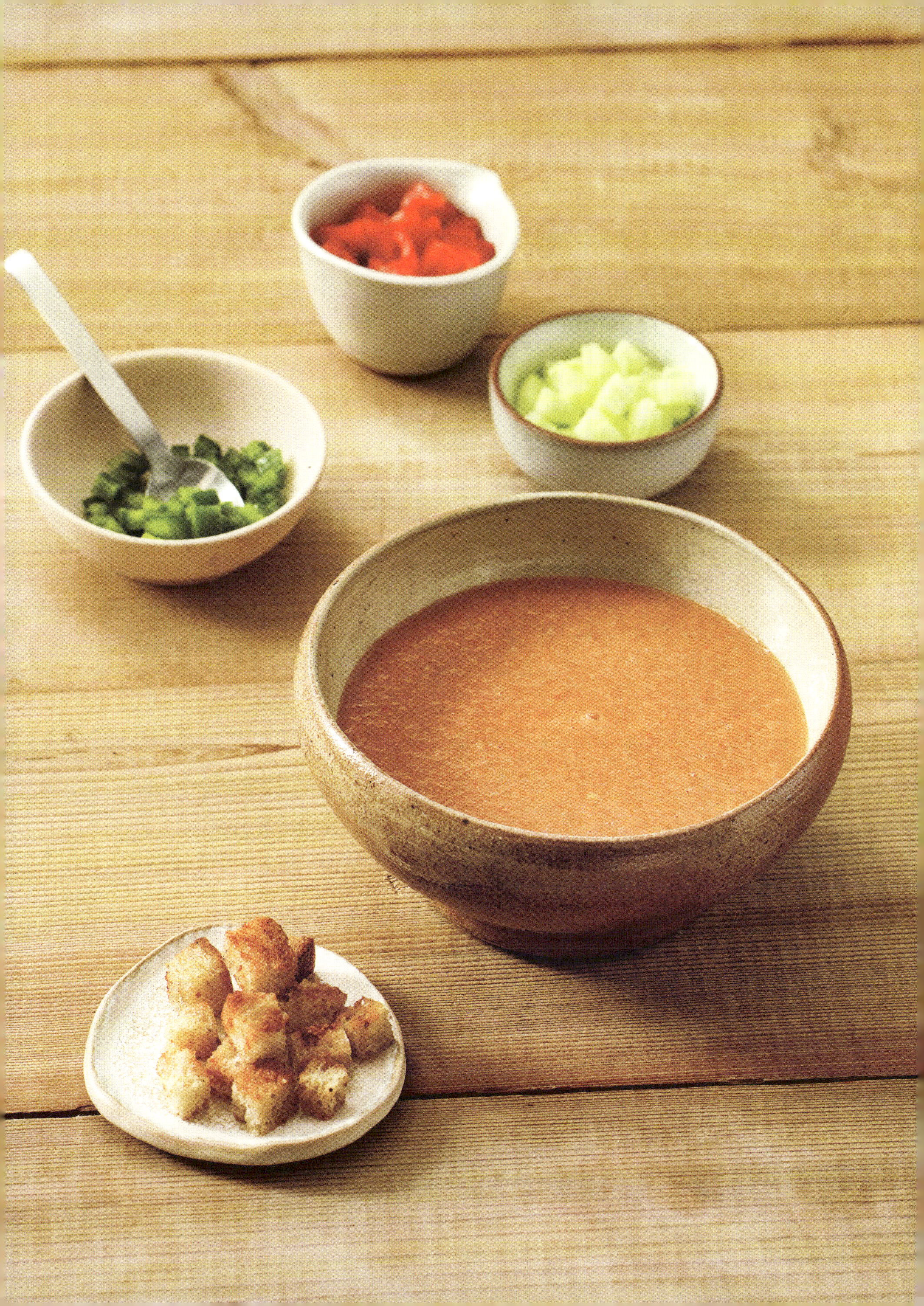

Giouvarlakia

Für 4 Personen | Zubereitungszeit: ca. 60 Minuten

Für die Giouvarlakia

1 Zwiebel
500 g Hackfleisch (gemischt oder vom Rind)
190 g Langkornreis
2 EL fein gehackte glatte Petersilie
Salz
frisch gemahlener schwarzer Pfeffer
1 TL Olivenöl

Für die Avgolemono-Suppe

1–1,5 l Geflügelbrühe oder Gemüsebrühe
75 g Langkornreis
2 Eier
Saft von 1 Zitrone
Salz
frisch gemahlener schwarzer Pfeffer
einige glatte Petersilienblättchen

Giouvarlakia

Die Zwiebel abziehen und fein würfeln. Das Hackfleisch, die Zwiebelwürfel, den ungekochten Reis und die Petersilie in eine Schüssel füllen und gut mit Salz und Pfeffer würzen. 1 TL Olivenöl zugeben. Alle Zutaten einige Minuten zu einem homogenen Fleischteig verkneten. Mit leicht angefeuchteten Händen kleine Hackfleischbällchen daraus formen und zur Seite legen.

Für die Avgolemono-Suppe

Die Brühe in einem großen Topf zum Kochen bringen. Die Hitze dann reduzieren und die vorbereiteten Hackfleischbällchen einlegen. Den Topf zudecken und die Suppe bei schwacher Hitze 15 Minuten köcheln lassen. Dann den Reis zugeben und weitere 15 Minuten zugedeckt köcheln lassen.

Die Eier in einer Rührschüssel mit dem Zitronensaft aufschlagen. Während des Aufschlagens nach und nach ein paar Esslöffel der warmen Suppenbrühe unterrühren. Dabei darauf achten, dass nicht zu viel auf einmal zugegeben wird, da die Eier dann anfangen zu stocken. Anschließend die Ei-Zitronen-Sauce in die Suppe geben, kräftig umrühren und vom Herd nehmen. Die Suppe darf jetzt nicht mehr kochen.

» **Nicole Schwattke, die Austauschkommissarin aus Recklinghausen, hatte ihrem Mann, mehr aus Jux, das Kochbuch »33 Suppen für alle Lebenslagen« geschenkt.** Zu ihrem darauffolgenden 33. Geburtstag kochte er für sie genau diese 33 Suppen. Die Kürbissuppe, die Orientalische Zwiebelsuppe, die griechische Giouvarlakia, die italienische Minestrone Mezzogiorno usw. – jeweils nur ein winziges Schüsselchen, aber er musste sich eine Woche Urlaub nehmen dafür. »Das ist Liebe«, sagte Nicole Schwattke zu Polizeiobermeister Hölleisen im Wagen, während sie ihre Dienstwaffe sicherte. »Und ich habe mir sogar den naheliegenden Witz verkniffen, nämlich die Frage, wann es denn die Hauptspeise gäbe.« – »Auch das ist Liebe«, bemerkte Polizeiobermeister Hölleisen. Doch dann duckten sich beide. Denn ein Geschoss Kaliber .22 zerschmetterte die Windschutzscheibe. «

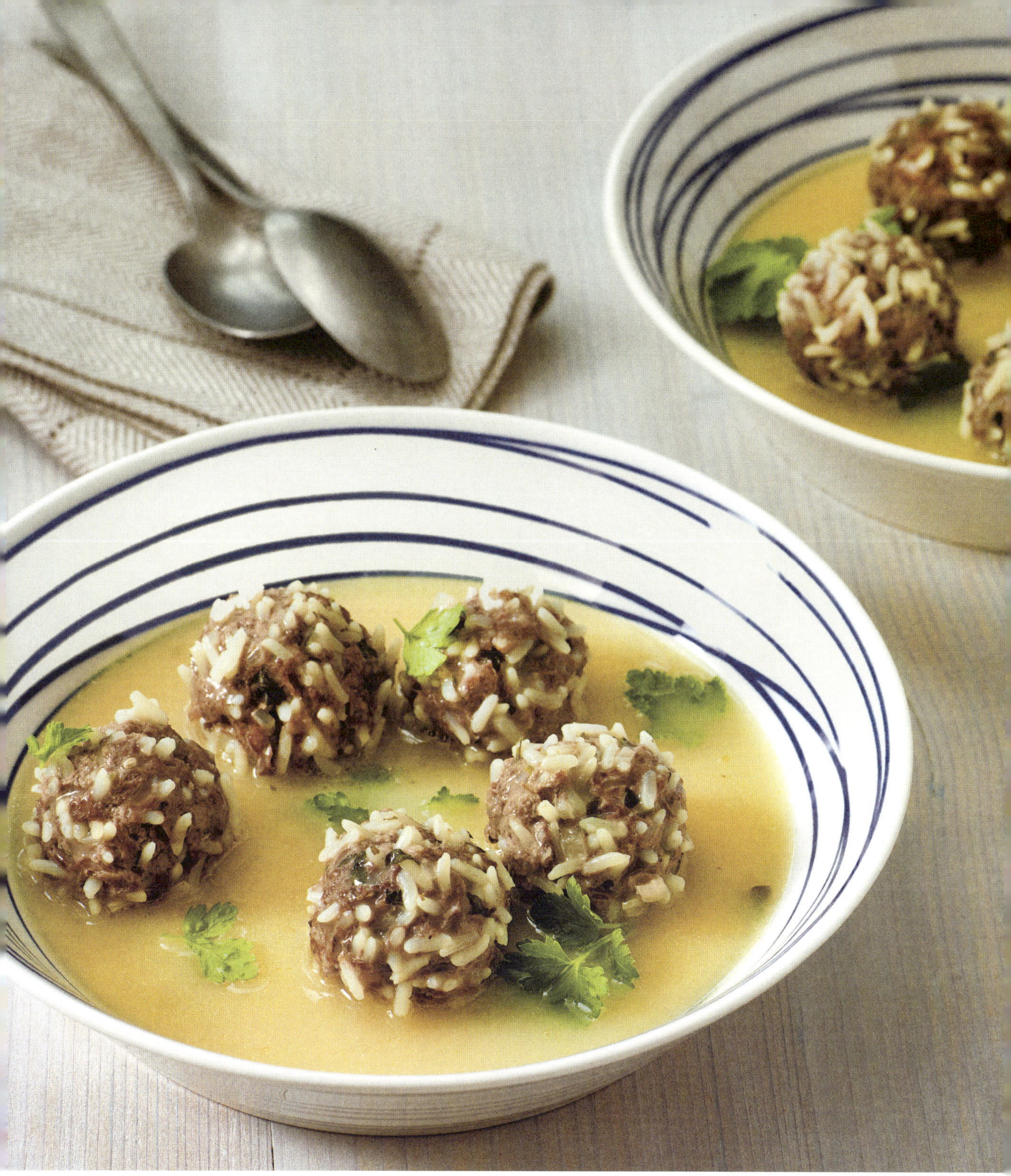

Zum Anrichten

einige Petersilienblätter

Anrichten

Die Suppe mit den Hackbällchen auf Suppenschalen verteilen, etwas frisch gemahlenen Pfeffer darübergeben und mit den Petersilienblättern garnieren.

Minestrone Mezzogiorno

Für 4 Personen | Zubereitungszeit: ca. 60 Minuten

Für die Minestrone

2 Knoblauchzehen
100 g Zwiebeln
80 g durchwachsener, roh geräucherter Speck
2 l Gemüsefond
150 g grüne Bohnen
150 g Karotten
150 g Knollensellerie
250 g festkochende Kartoffeln
1 dünne Stange Lauch
1 Zucchini
150 g Wirsing
100 g Erbsen
150 g kleine Nudeln (zum Beispiel Piccoli Rigati)
2 EL gehackte glatte Petersilie
1 EL gehacktes Basilikum
Salz
frisch gemahlener schwarzer Pfeffer

Zum Anrichten

30 g frisch geriebener Pecorino

Minestrone

Den Knoblauch und die Zwiebeln abziehen. Den Knoblauch in Scheiben, die Zwiebeln in Ringe schneiden. Den Speck klein würfeln. Einen großen breiten Topf erhitzen und den Speck ohne Fettzugabe ausbraten. Den Knoblauch und die Zwiebeln zugeben und anschwitzen. Mit dem Gemüsefond aufgießen, einmal aufkochen lassen, dann die Hitze reduzieren und die Suppe 20 Minuten leise köcheln lassen. Die Bohnen putzen und halbieren bzw. dritteln. Die Karotten und den Sellerie schälen und klein würfeln. Die Kartoffeln schälen und in 1,5 cm große Würfel schneiden. Das Gemüse und die Kartoffeln in die Suppe geben und 10 Minuten mitköcheln lassen. Den Lauch putzen und den weißen Anteil in 1 cm breite Ringe schneiden. Die Zucchini in kleine Würfel schneiden. Den dicken Strunk der Wirsingblätter entfernen und den zarten Rest in Streifen schneiden. Die drei Gemüse in die Suppe geben und weitere 5 Minuten köcheln lassen. Die Erbsen und die Nudeln einrühren und nochmals 10 Minuten garen. Die Petersilie und das Basilikum dazugeben, die Suppe mit Salz und Pfeffer abschmecken.

Anrichten

Die Suppe auf Suppenschalen verteilen und den Pecorino darüberstreuen.

» **Ich verrate Ihnen jetzt ein Geheimnis, das die Minestrone unvergleichlich macht:** Seit Generationen schwört die Familie Grasegger darauf, dass in eine richtige Minestrone Safran hinein muss. Ohne geht es bei uns gar nicht. Was dem Alfons Schuhbeck der Ingwer und dem Eckart Witzigmann die Aubergine ist, ist uns der Safran. Am Tisch werden dann natürlich Geschichten von mittelalterlichen Handelswegen erzählt, die in Indien beginnen und durch den Kurort zu den Fuggern nach Augsburg führen – und schon schmeckts noch einmal so gut. Denn die Geschichte der Speise, die auf den Tisch kommt, ist eine der wesentlichsten Zutaten. Ich glaube, heutzutage nennt man das Framing. Suppenframing.

Ursel Grasegger, kulinarisch versierte Bestattungsunternehmerin «

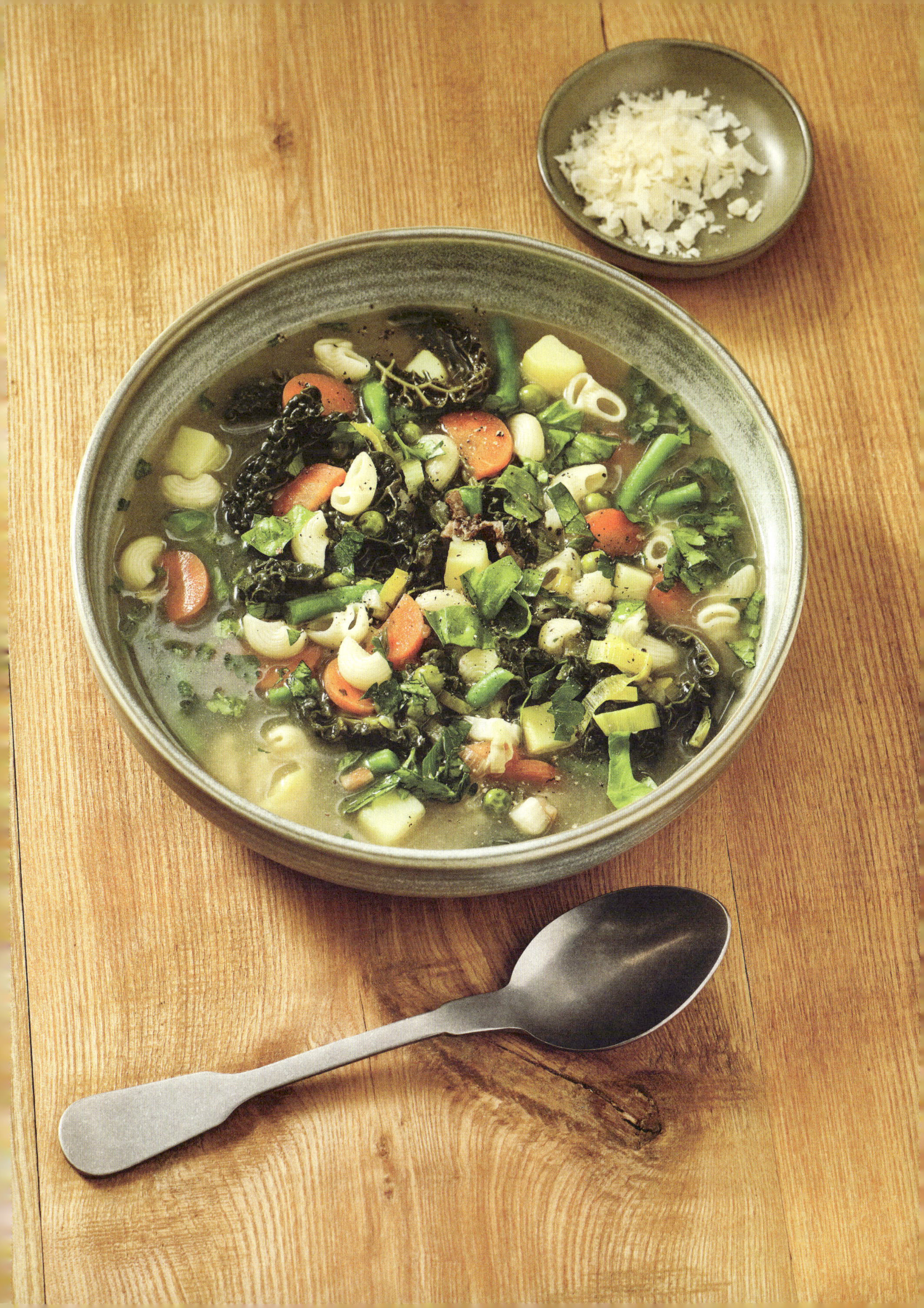

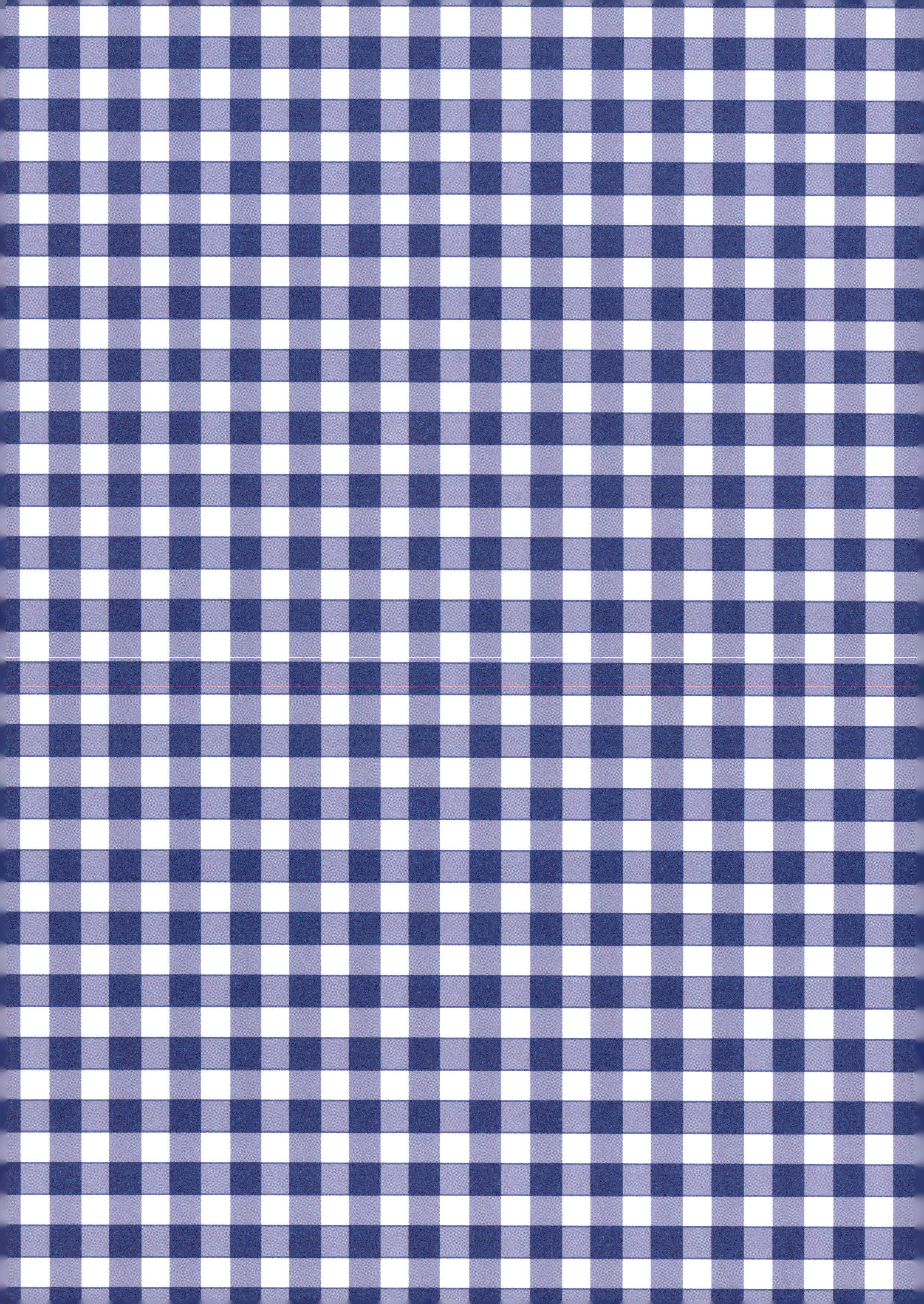

Haupt-
gerichte

Viele Köche verderben den Brei

Es wimmelt bekanntlich von Redewendungen rund ums Brutzeln, Sieden und Köcheln. Da kommt einer in Teufels Küche, ein anderer riecht den Braten oder lässt nichts anbrennen, findet stets ein Haar in der Suppe, gibt überall seinen Senf dazu, schaut aber nicht über den Tellerrand hinaus … Allein zum Thema Brei gibt es schon Dutzende von geflügelten Worten: um den heißen Brei herumreden, ein faules Ei verdirbt den Brei, wie die Katze um den heißen Brei schleichen, mit dem Brei nach dem Koch werfen … Nein, das Letzte habe ich erfunden. Am bekanntesten ist aber der Spruch von den vielen Köchen, die den Brei verderben. Eigentlich wirken sie ja recht zeitgemäß, die vielen Köche, wo doch heute alles auf Teambildung, soziale Kompetenz und Schwarmintelligenz, also auf möglichst viele Köche, zuläuft. Wie kann es dann sein, dass der Brei trotzdem dermaßen versaut wird?

Schon als Kind hab ich mich immer gefragt, ab welcher Zahl es denn eigentlich viele sind. Ab wann wirds also zu viel? Zwei kann ja auch schon zu viel sein. Wenn man zum Beispiel ganz in der Früh aufstehen muss und am Abend vorher sitzt man immer noch um zwei da, dann ist das zu viel. Wie ist es aber bei einem Brei? Können zwei Köche auch schon einen Brei verderben? Eher könnte man sich vorstellen, dass 56 Köche viel sind. In dem Fall sind dann aber 55 Köche noch nicht viel. Jetzt frage ich Sie: Macht jetzt der eine 56. Koch – das wäre dann der kritische Koch – das Kraut fett? Oder den Brei schlecht? Noch schlimmer ist es, wenn 1000 Köche noch nicht viele sind, 1001 aber schon. Da müssen Sie sich einmal den einen armen Menschen vorstellen, der jetzt hinkommt zu dem Breitopf und den verdirbt. Und die anderen 1000 Köche sagen dann: »Mei oh mei, jetzt haben wir uns so eine Mühe gegeben mit dem Brei, und jetzt kommt der Depp und versaut alles!«

Wobei es natürlich selten vorkommt, dass 1000 Köche was miteinander kochen. Am häufigsten kommt es vor, dass einer was miteinander kocht. Wobei manchmal einer auch schon zu viel sein kann. Dann wäre aber der Brei nur dann nicht verdorben, wenn gar kein Koch mehr da wäre. Dann müsste es aber heißen: »Mehr als kein Koch verdirbt den Brei immer«, was freilich ein bisserl fernöstlich und esoterisch klingt.

Wäre es aber nicht überhaupt viel einfacher, wenn man ganz allgemein sagen würde: »Nur die richtige Anzahl von Köchen verdirbt den Brei nicht?« Da gibt man in einem Breikochbuch die genaue Anzahl der Köche an, wo ein Brei auf jeden Fall gut wird. Vielleicht sogar mit einem Merkspruch: »Guter Brei: Köche drei. Kochen vier, verdirbt er dir!« Der Volksmund könnte auch sagen: »Köche neun, Brei schmeckt feun – Köche zehn, lass ihn stehn!« Wo wir aber schon beim Allgemeinen sind: Denjenigen unter Ihnen, die es ganz genau haben wollen und es ausrechnen wollen, sei abschließend folgender Merkspruch aufs Brot geschmiert:

Zahl der Köche: x und kleiner –
diesen Brei macht nach dir keiner.
Zahl der Köche: größer x –
Brei wird höchstwahrscheinlich nix.

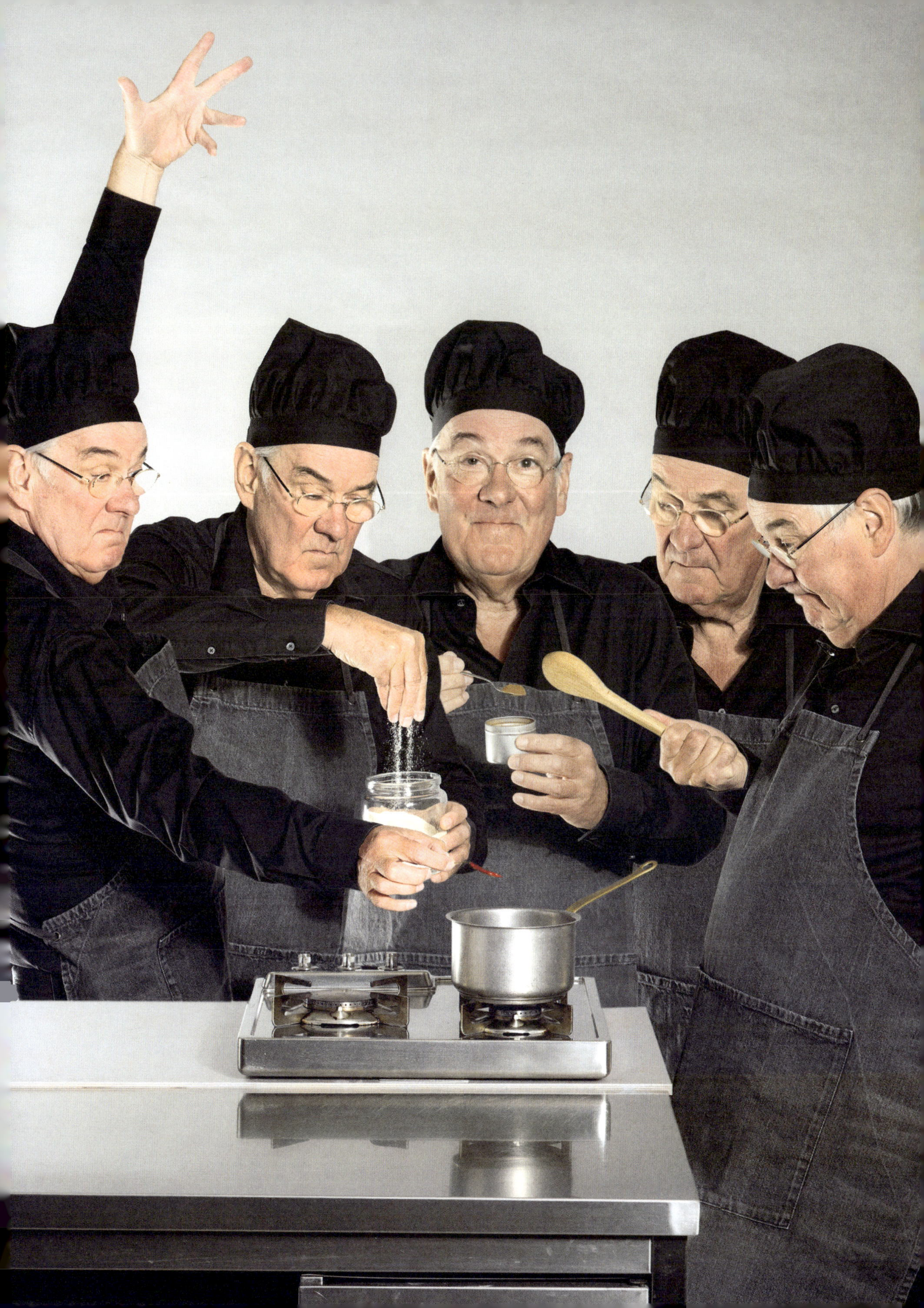

Bouillabaisse

Für 4 Personen | Zubereitungszeit: ca. 90 Minuten

Für die Bouillabaisse

200 g Schalotten
4 Knoblauchzehen
1 Fenchelknolle
1 mehligkochende Kartoffel
200 g Tomaten
1 kg küchenfertige, frische Meeresfische (zum Beispiel Rotbarbe, Knurrhahn, Makrele)
3 EL Olivenöl
1 EL Fenchelsamen
100 ml Pernod oder Pastis
1,5 l Fischfond
einige Safranfäden
Meersalz
frisch gemahlener schwarzer Pfeffer

Bouillabaisse

Die Schalotten und den Knoblauch abziehen und die Schalotten fein würfeln, den Knoblauch grob zerdrücken. Den Fenchel putzen und fein würfeln. Die Kartoffel schälen und klein würfeln. Die Tomaten vierteln. Die Fische putzen und in kleine Stücke schneiden. In einem großen Topf das Olivenöl erhitzen und die Schalotten und den Fenchel glasig schwitzen, die Fischstücke zugeben und mitschwitzen. Dann den Knoblauch, die Kartoffel, die Fenchelsamen und die Tomaten zugeben und mit dem Pernod ablöschen. Mit dem Fischfond so weit auffüllen, dass die Fische mit Flüssigkeit bedeckt sind (gegebenenfalls noch etwas Wasser zugeben). Die Suppe einmal aufkochen, mit Salz sowie Pfeffer würzen und 1 Stunde leise köcheln lassen. Anschließend die Suppe durch ein feines Sieb passieren und dabei die festen Bestandteile gut ausdrücken. Die Safranfäden zur Suppe geben und nochmals abschmecken.

Tipp

Ich stelle für Fischsuppen eine Gewürzmischung aus grobem Meersalz, Tomatenflocken, gemahlenem Rosenpaprika, gemahlenem Knoblauch, gerebelter Petersilie, gemahlenem Sternanis, gemahlener Fenchelsaat, Safran, gerebeltem Thymian zusammen.

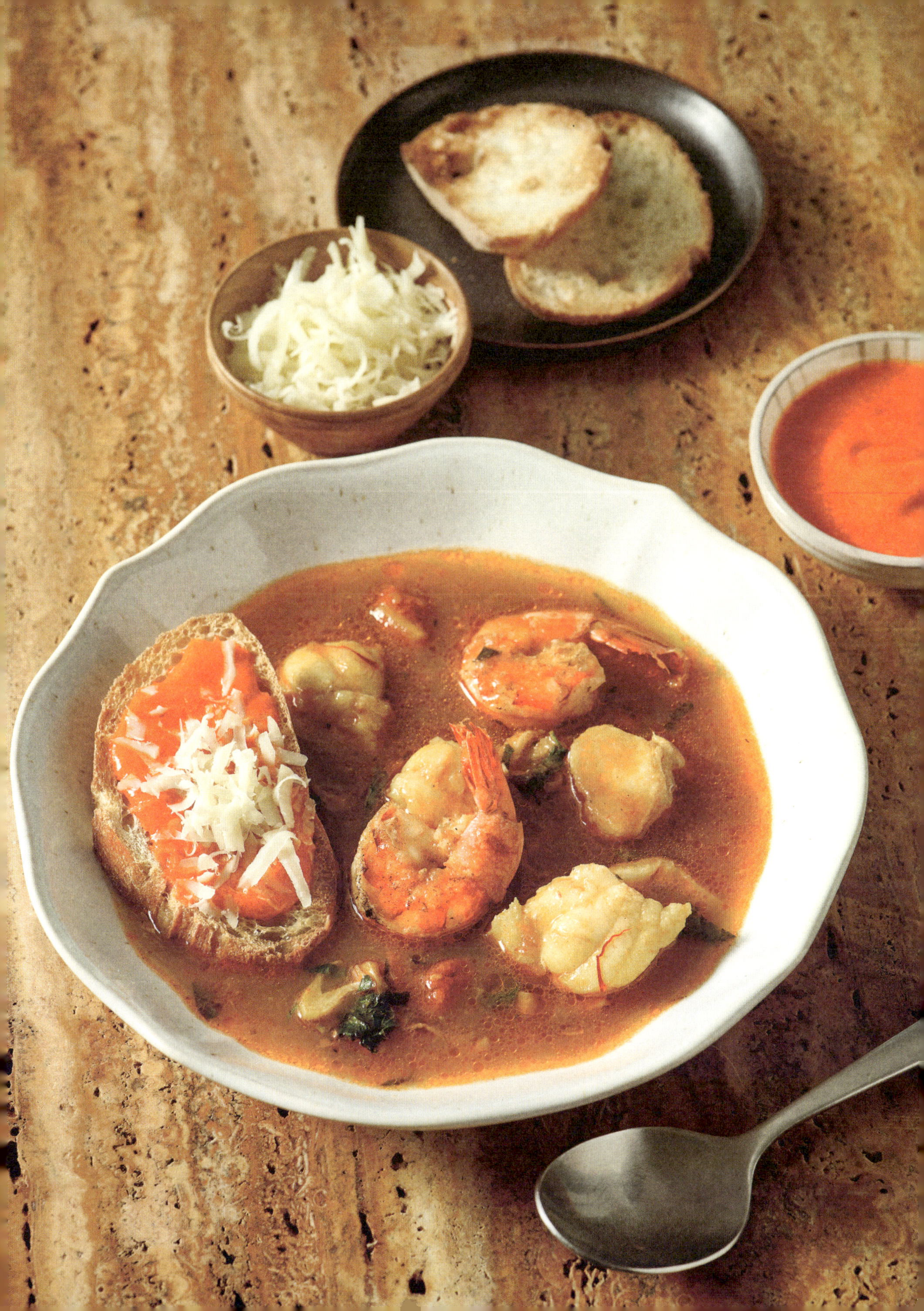

Für die Einlage

200 g Tomaten
1 Fenchelknolle
2 EL Olivenöl
1 Bund glatte Petersilie
800 g küchenfertige frische Fische (zum Beispiel Seeteufel, Rotbarbe, Dorade)
200 g küchenfertige Meeresfrüchte (zum Beispiel Muscheln, Riesengarnelen)

Für die Rouille

2 rote Paprikaschoten
5 Knoblauchzehen
1 rote Chilischote
1 kleine vorgekochte, geschälte mehligkochende Kartoffel
0,2 g Safran
Meersalz
ca. 200 ml natives Olivenöl extra

Einlage
Die Tomaten auf der Blütenansatzseite kreuzweise einritzen. Zum Häuten der Tomaten einen großen Topf mit Wasser zum Kochen bringen. Die eingeritzten Tomaten kurz eintauchen und mit einem Schaumlöffel wieder herausholen. Jetzt sollte sich die Haut der Tomaten leicht abziehen lassen. Die Tomaten entkernen und in Würfel schneiden. Den Fenchel putzen und in feine Streifen schneiden. Das Olivenöl in einer Pfanne erhitzen und den Fenchel darin anschwitzen. Die Petersilie waschen, trockenschütteln, die Blätter abzupfen und hacken. Die Petersilie und die Tomaten zum Fenchel geben. Die Pfanne vom Herd ziehen und beiseitestellen. Die Fisch- und Meeresfrüchteeinlage putzen und gegebenenfalls auf Gräten kontrollieren. Die fertige Suppe nochmals aufkochen und die Fischstücke, Muscheln und Riesengarnelen entsprechend ihrer unterschiedlichen Garzeiten, erst die großen Stücke, danach die kleineren, einlegen. Die Fischstücke nur einige Minuten in der heißen Suppe ziehen lassen. Bei Muscheln nochmals kontrollieren, ob sie sich geöffnet haben.

Rouille
Die Paprikaschoten waschen, halbieren und die Kerne entfernen. Die Hälften mit der Haut nach oben auf das Gitter des auf Grillstufe vorgeheizten Backofens legen und 8–10 Minuten grillen. Die Schoten herausnehmen, für 5 Minuten zum Ausdämpfen in einen Gefrierbeutel legen und diesen verschließen. Anschließend die etwas abgekühlten Paprikaschoten häuten und in Stücke schneiden. Die Knoblauchzehen abziehen und grob hacken. Die Chilischote entkernen und grob hacken. Die Kartoffel grob zerteilen. Die Paprikastücke, den Knoblauch, die Chilischote, die Kartoffel, den Safran, etwas Salz, Kartoffel und das Olivenöl in einen hohen Mixbecher füllen und mit einem Stabmixer eine sämige Creme pürieren. Die Rouille zum Servieren in eine Schale umfüllen.

Zum Anrichten

dünne, geröstete Baguettescheiben
frisch geriebener Käse (zum Beispiel Greyerzer)

Anrichten

In vorgewärmte Suppenteller je 1 EL Fenchel-Tomaten-Petersilien-Einlage geben, die Suppe samt Fischstücken darüberschöpfen. Den geriebenen Käse in einer separaten Schale, die Brotscheiben auf einem Teller anrichten. Die Rouille dazu servieren. Am Tisch die gerösteten Baguettescheiben mit Rouille bestreichen, mit geriebenem Käse bestreuen und in die Suppe legen.

» **Der Topf kochte auf der allerniedrigsten Stufe, die ringförmig angeordneten Gasflämmchen hielten sich gerade noch am Leben, trotzdem warf das dickflüssige, goldfarbene Gebräu kinderhandtellergroße, geräuschvoll platzende Blasen.** Sie erzählten etwas vom weiten, wild schäumenden Meer, aber auch von gewürzkräuterumflorten, sonnigen Berghängen. Herrlich betörende Gerüche stiegen auf, selige Verzückung spiegelte sich in der Physiognomie des Mannes. Seine Wangen röteten sich, er wedelte mit der Hand den Duft in die schmachtende Nase. Noch ein Stück weiter beugte er sich vor, hinter seinem Rücken wippte er mit einem Silberlöffel, der einem aufgeregten Hundepürzel glich. Ganz im Hier und Jetzt des dampfenden Elixiers versunken, bemerkte er den Schatten nicht, der hinter ihm erschien. Von einem Augenblick auf den anderen versank der Kopf des Saucenschleckers in der heißen Brühe, die schmatzend über ihm zusammenschwappte. Ob das Gurgeln von ihm oder von der heißen Flüssigkeit herrührte, war nicht mehr zu unterscheiden. Der matt schimmernde Silberlöffel glitt ihm aus der Hand, und noch bevor dieser auf dem Boden aufschlug, war der Mann in der Kochschürze nicht mehr bei Bewusstsein. Nur die goldglänzende Bouillabaisse brodelte ungerührt auf kleiner Flamme weiter. «

Thunfischfilet in Zimt-Sesam-Kruste mit Mango-Salat

Für 4 Personen | Zubereitungszeit: ca. 30 Minuten plus 30 Minuten Marinierzeit

Für den Mango-Salat

1 große reife Mango
1 Schalotte
1 rote Paprikaschote
½ Bund Koriander
½ Bund Minze
1 rote Chilischote
3 EL natives Olivenöl extra
2 EL Balsamico bianco
Salz

Für den Thunfisch

Fleur de Sel
frisch gemahlener schwarzer Pfeffer
1 EL gemahlener Zimt
2 EL weiße Sesamsaat
2 EL schwarze Sesamsaat
400 g küchenfertiges Thunfischfilet (Sashimi-Qualität)

Mango-Salat

Die Mango schälen, das Fruchtfleisch vom Stein schneiden und in kleine Würfel schneiden (die Mango sollte zwar reif sein, allerdings sollte das Fruchtfleisch noch eine gewisse Festigkeit aufweisen, da sonst kein Salat, sondern eher eine Art stückiges Püree entsteht). Die Schalotte abziehen, die Paprika waschen, halbieren und entkernen. Beides in feine Würfel schneiden. Die Minze und den Koriander waschen und trockenschütteln. Die Blätter abzupfen und fein hacken. Die Chilischote nach Belieben entkernen und in feine Ringe schneiden. Alle Salatzutaten in eine Schüssel füllen. Das Olivenöl, den Balsamico und etwas Salz verrühren, über den Salat gießen, gut vermischen und 30 Minuten ziehen lassen. Vor dem Servieren nochmals abschmecken.

Thunfisch

Etwas Fleur de Sel und Pfeffer mit dem Zimt mischen und auf einen Teller geben. Die Sesamsaaten mischen und ebenfalls auf einen Teller geben. Den Thunfisch so portionieren, dass er nach dem Braten in Scheiben geschnitten werden kann. Den Thunfisch in der Gewürzmischung wälzen, mit etwas Wasser befeuchten und in der Sesammischung wälzen. Den Thunfisch in einer heißen beschichteten Pfanne von allen Seiten kurz anbraten – er soll innen roh bleiben.

Anrichten

Den Mango-Salat auf einen Teller geben. Den gebratenen Thunfisch in Scheiben schneiden und anlegen.

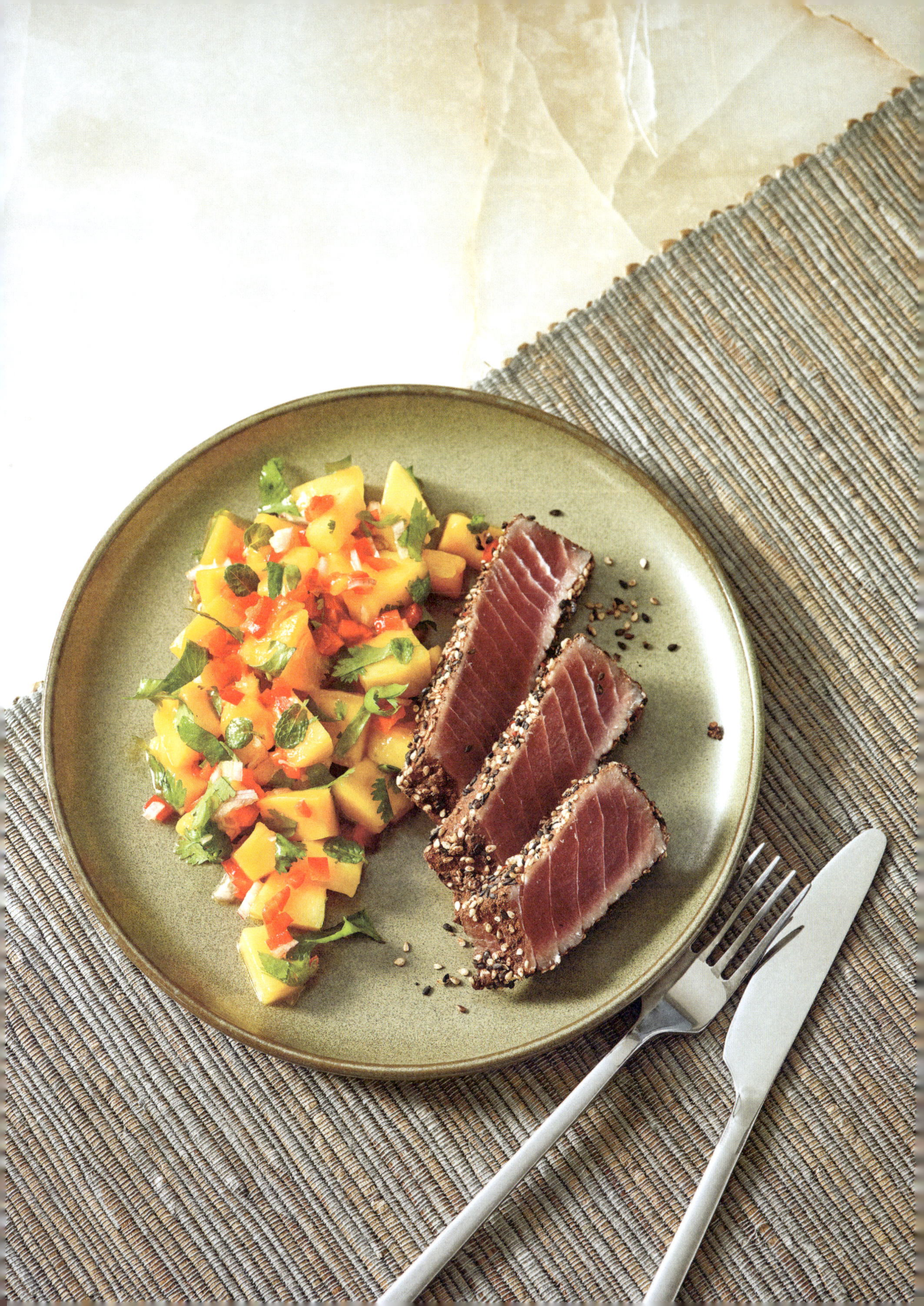

Thai-Curry mit Garnelen und Seeteufel

Für 4 Personen | Zubereitungszeit: ca. 40 Minuten

Für das Thai-Curry

2 Schalotten
2 Knoblauchzehen
2 rote Paprikaschoten
100 g Zuckerschoten
2 Frühlingszwiebeln
4 Zweige Koriander
1–2 rote Chilischoten
2 Stangen Zitronengras
400 g küchenfertiges Seeteufelfilet, ohne Haut
400 g ungeschälte, rohe Garnelen
3 EL neutrales Pflanzenöl
Salz
200 ml ungesüßte Kokosmilch
5 cm frischer Ingwer, gerieben
3 TL Currypulver
200 ml Gemüsebrühe
Schalenabrieb und Saft von 1 unbehandelten Limette
Sojasauce
Fischsauce

Zum Anrichten

Basmati-Reis

Thai-Curry

Die Schalotten und den Knoblauch abziehen. Die Schalotten fein hacken, den Knoblauch zerdrücken. Die Paprikaschoten waschen, halbieren, entkernen und in Streifen schneiden. Die Zuckerschoten waschen und nach Belieben quer halbieren. Die Frühlingszwiebeln putzen und in Ringe schneiden. Den Koriander waschen, trockenschütteln und fein hacken. Die Chilischote in feine Ringe schneiden (nach Belieben vorher entkernen). Das Zitronengras waschen, quer halbieren und andrücken. Den Seeteufel in Stücke schneiden. Die Garnelen putzen und vom Darm befreien.

Das Öl im Wok oder in einer Pfanne erhitzen, die Garnelen kurz anbraten, bis sie sich schön rot färben, dann herausnehmen. Die Garnelen schälen und beiseitestellen.

Die Schalotten im Wok unter Rühren kurz anbraten, den Knoblauch und die Paprikastreifen zugeben, salzen und unter Rühren 2 Minuten braten. Die Zuckerschoten hinzugeben und alles unter Rühren 2 Minuten braten. Das Gemüse herausnehmen und beiseitestellen.

Die Kokosmilch mit dem Zitronengras, dem Ingwer, der Chilischote und dem Currypulver im Wok aufkochen. Die Brühe hinzufügen und alles 5–7 Minuten bei mittlerer Hitze kochen lassen. Die Hitze reduzieren, den Fisch und den Limettenabrieb zugeben und zugedeckt 2–4 Minuten dünsten (je nach Größe der Fischstücke). Den Deckel abnehmen, das beiseitegestellte Gemüse und die beiseitegestellten Garnelen untermischen, mit dem Limettensaft, etwas Sojasauce und etwas Fischsauce abschmecken. Vor dem Servieren den Koriander und die Frühlingszwiebeln unterheben.

Anrichten

Das Thai-Curry in vorgewärmte Schalen verteilen und mit dem Reis servieren.

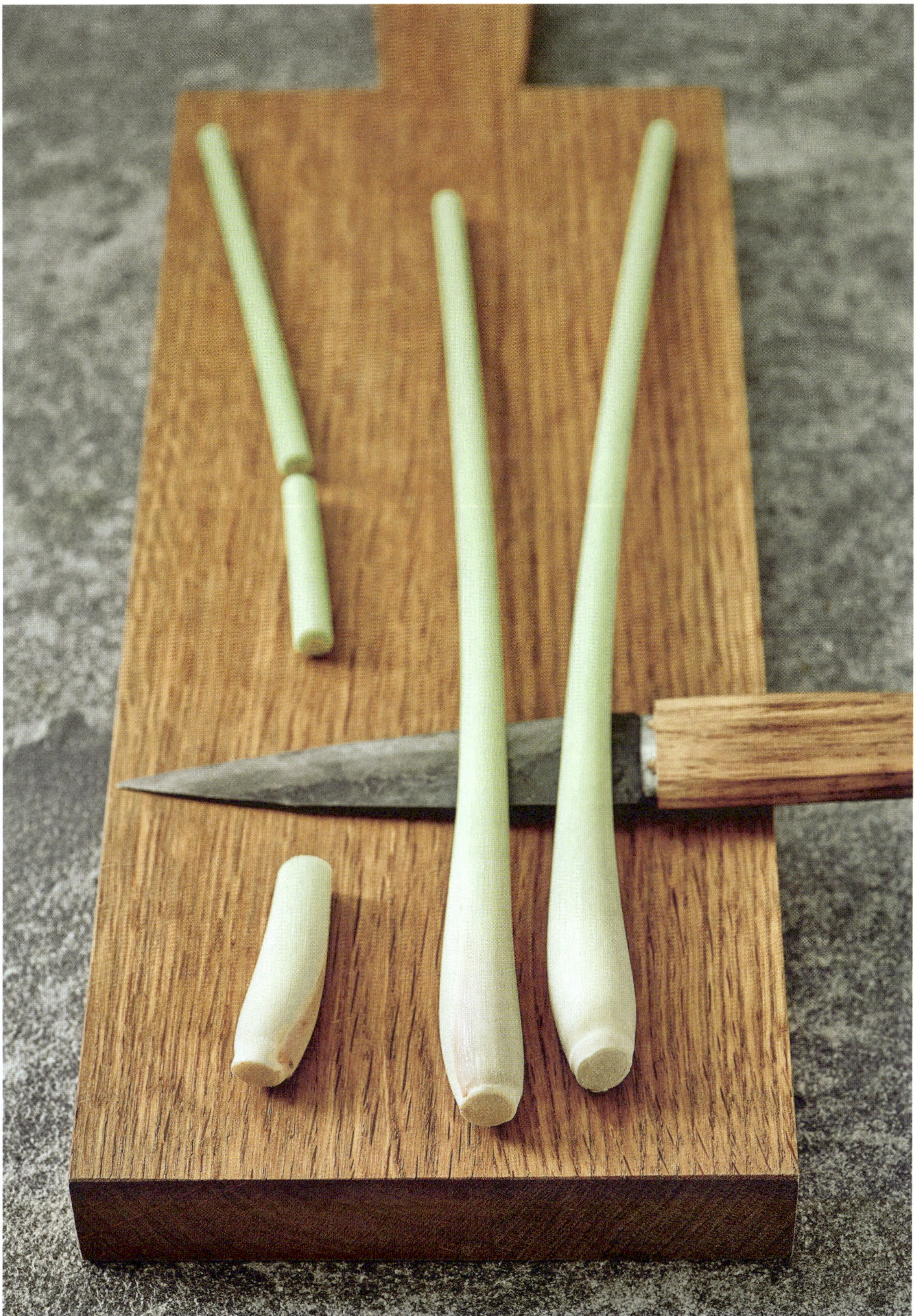

Kartoffelgeschuppter Steinbutt

Für 2 Personen | Zubereitungszeit: ca. 45 Minuten

Für den Steinbutt

1 küchenfertiger Baby-Steinbutt (ca. 1,2 kg)
Salz
frisch gemahlener schwarzer Pfeffer
1 unbehandelte Zitrone
5 Zweige Thymian
3 EL Olivenöl
400 g neue Kartoffeln
4–5 Tomaten
2 Knoblauchzehen
1 Bund glatte Petersilie
2 EL eingelegte Kapern

Zum Anrichten

Zitronenöl

Steinbutt

Den Steinbutt waschen und trockentupfen. Anschließend innen und außen mit Salz und Pfeffer würzen. Die Zitrone heiß waschen und in Scheiben schneiden. Den Thymian und die Zitronenscheiben in die Bauchöffnung stecken. Ein tiefes Backblech mit 1 EL Olivenöl einpinseln und den Steinbutt darauflegen.

Die Kartoffeln schälen und in Scheiben schneiden oder hobeln. Die Kartoffelscheiben in einer Schüssel mit Salz, Pfeffer und dem restlichen Olivenöl (2 EL) mischen. Die Tomaten waschen, den Knoblauch abziehen. Beides in Scheiben schneiden. Die Petersilie waschen, trockenschütteln, die Blätter abzupfen und grob hacken. Die Tomaten, den Knoblauch, die Petersilie und die Kapern gleichmäßig auf dem Fisch verteilen. Die Kartoffeln schuppenartig auflegen, sodass der ganze Fisch, außer dem Kopf, bedeckt ist. Mit Salz würzen.

Das Blech auf der mittleren Schiene ca. 30 Minuten im auf 220 °C vorgeheizten Backofen garen.

Anrichten

Den Steinbutt am besten auf dem Backblech servieren. Nachdem das Gemüse auf die Teller verteilt ist, die Haut des Steinbutts abziehen und die oberen Filets abheben. Dann die Mittelgräte herausnehmen und die unteren Filets abheben. Anschließend den Fond vom Blech und noch etwas Zitronenöl auf die Filets träufeln.

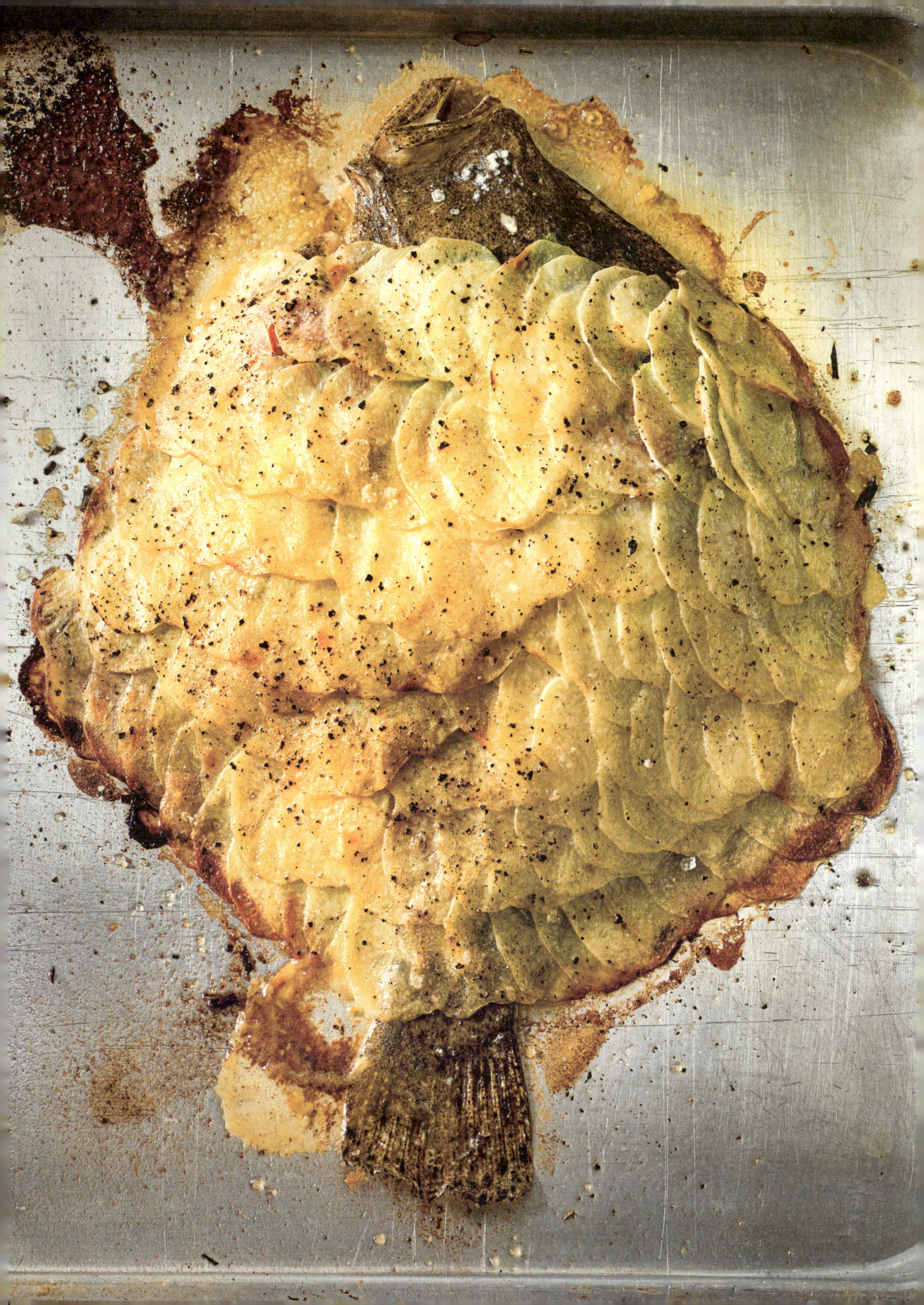

Forellen mit Mandeln und Speck

Für 4 Personen | Zubereitungszeit: ca. 45 Minuten

Für die Forellen

4 küchenfertige Forellen (à 250–300 g)
Salz
frisch gemahlener schwarzer Pfeffer
Saft von 1 Zitrone
2 EL Olivenöl
4 Scheiben luftgetrockneter Schinken
Weizenmehl Type 405
100 g Schinkenspeck
2 Knoblauchzehen
1 Bund glatte Petersilie
4 EL Mandelsplitter
4 EL trockener Sherry

Forellen mit Mandeln und Speck

Die Forellen waschen und trockentupfen. Die Fische auf eine flache Platte legen, innen und außen mit Salz und Pfeffer würzen und mit Zitronensaft beträufeln. Die Platte abgedeckt für mind. 10 Minuten in den Kühlschrank stellen. 1 EL Olivenöl in einer Pfanne erhitzen und die Schinkenscheiben glasig schwitzen, dann den Schinken in die Forellen füllen. Das Mehl auf einem Teller verteilen. Die Forellen darin wenden und in der Pfanne, in der vorher der Speck ausgebraten wurde, rundherum goldbraun anbraten. Eine Auflaufform mit dem restlichen Olivenöl (1 EL) einpinseln und die Forellen hineinlegen.

Den Schinkenspeck klein würfeln, den Knoblauch abziehen und fein hacken. Die Petersilie waschen, trockenschütteln, die Blätter abzupfen und fein hacken. Die Schinkenwürfel in der Pfanne auslassen, den Knoblauch zugeben und kurz anschwitzen. Die Petersilie und die Mandelsplitter dazugeben. Nach zwei Minuten mit dem Sherry ablöschen und den Pfanneninhalt über die Forellen verteilen. Die Fische entsprechend ihrer Größe 10–15 Minuten auf der mittleren Schiene im auf 200°C vorgeheizten Backofen fertiggaren.

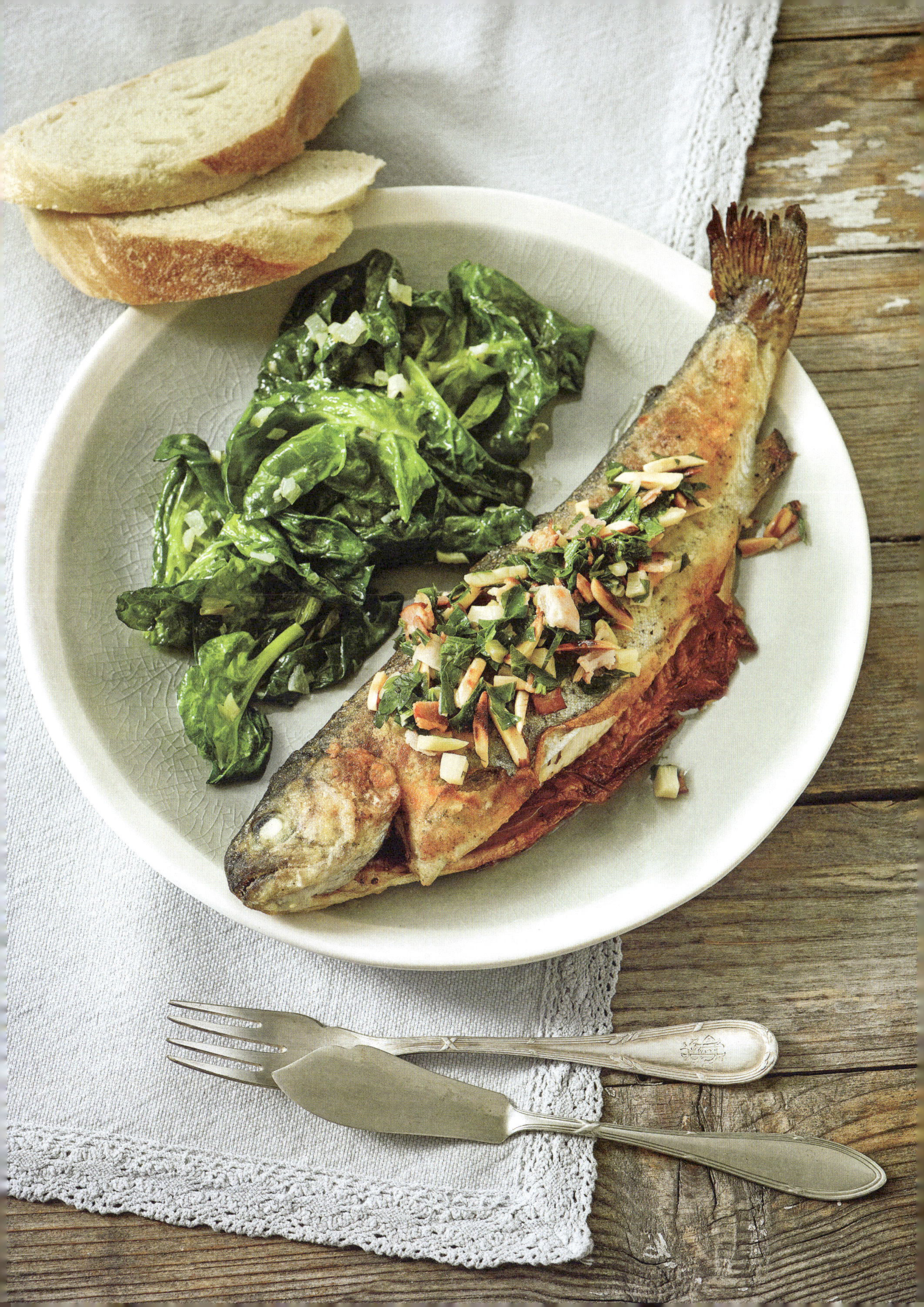

Für den Spinatsalat

1 Schalotte
1 kleine Knoblauchzehe
2 EL Olivenöl
800 g Baby-Spinat
Salz
Nelkenpulver
frisch geriebene Muskatnuss
etwas Zitronensaft

Zum Anrichten

Baguette

Spinatsalat

Die Schalotte und den Knoblauch abziehen und fein würfeln. Das Olivenöl in einer kleinen Pfanne erhitzen und die Schalotte und den Knoblauch darin glasig schwitzen. Anschließend die Pfanne beiseitestellen. Den Spinat waschen und putzen. Einen großen Topf mit Salzwasser zum Kochen bringen und den Spinat einige Sekunden blanchieren. Den Spinat dann in einem Sieb kalt abschrecken und gut abtropfen lassen. In einer Schüssel die gedünsteten Schalotten, etwas Salz, Nelkenpulver, Muskatnuss und Zitronensaft zu einer Marinade vermischen. Den blanchierten Spinat unterheben.

Anrichten

Die Forellen auf die Teller verteilen und mit dem Spinatsalat und dem Baguette servieren.

» **Ich steh' auf regionale Zutaten!** Bei uns im Viertel gibt es ein kleines Geschäft, da kaufe ich oft ein. Gemüse, Obst, Fisch, alles regional! Im Hinterzimmer befindet sich eine regionale Agentur für Auftragskiller, die verwenden ausschließlich Waffen aus der Umgebung: Armbruste aus Zirbelholz, Steinschleudern aus dem Höllental oder die eigenen zwei Pratzen – Kill local.

Jörg Maurer «

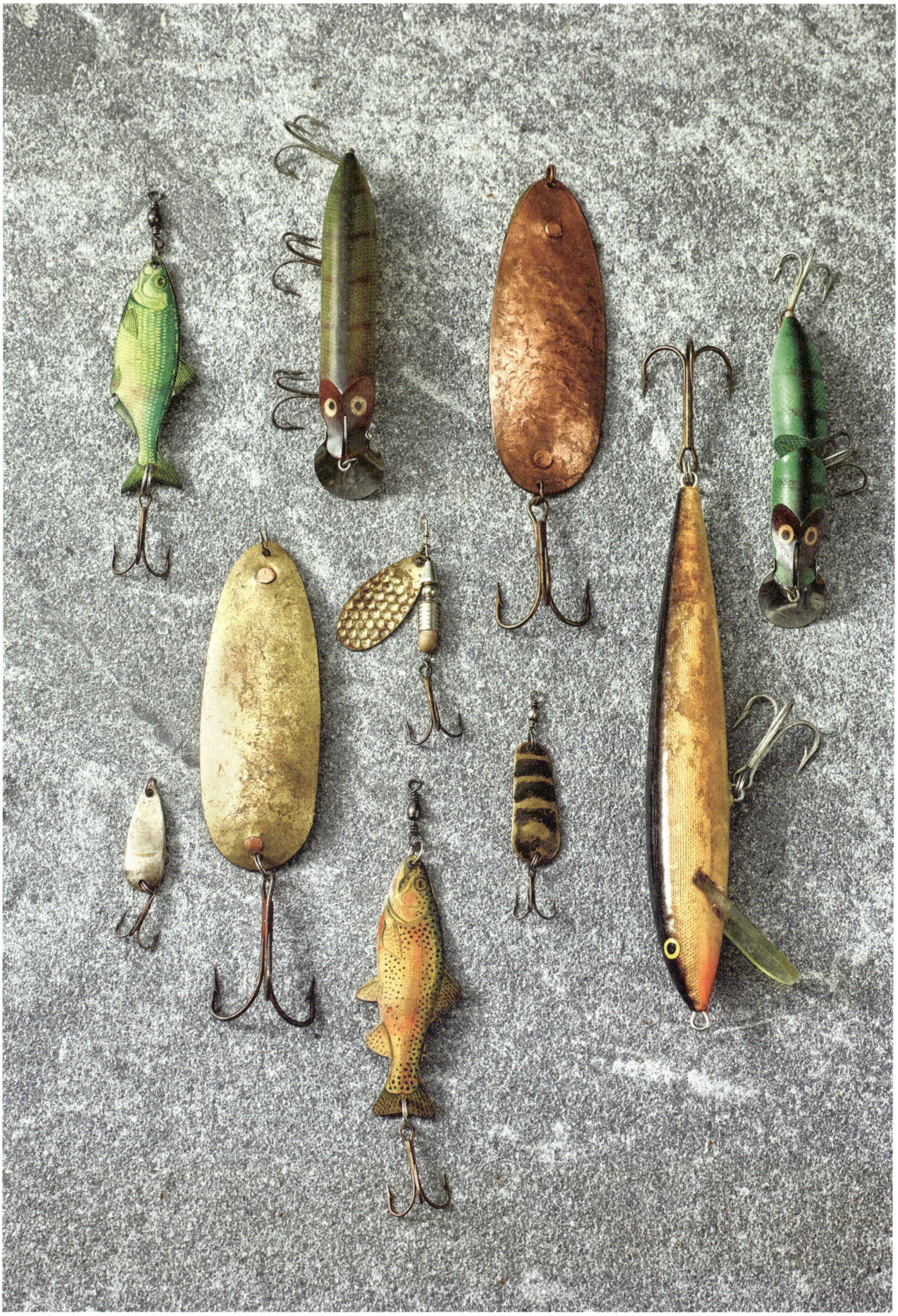

Miesmuscheln in Pergament gegart

Für 4 Personen | Zubereitungszeit: ca. 45 Minuten

Für die Miesmuscheln

2 kg frische Miesmuscheln
1 Bund glatte Petersilie
8 Knoblauchzehen
8 Scheiben unbehandelte Zitrone
8 Scheiben unbehandelte Orange
4 Zweige Thymian
8 Scheiben Ingwer
4 frische Lorbeerblätter
4 große Bögen Kochpergament

Miesmuscheln

Die Muscheln gründlich waschen, Bartfasern entfernen und bereits geöffnete Muscheln, die sich auch nach leichtem Klopfen nicht schließen, aussortieren. Die Petersilie waschen. Die Knoblauchzehen abziehen und mit der flachen Seite eines großen Messers andrücken. Die Muscheln tropfnass auf die vier Pergamentbögen verteilen. Auf jeden Bogen 2 Zitronenscheiben, 2 Orangenscheiben, 2 Stengel Petersilie, 1 Thymianzweig, 2 Scheiben Ingwer, 2 angedrückte Knoblauchzehen und 1 Lorbeerblatt geben. Das Pergamentpapier zu einem Päckchen einschlagen und gut verschlossen auf ein Backblech stellen. Die Päckchen auf der mittleren Schiene 20 Minuten im auf 160 °C vorgeheizten Backofen garen. Die Muschelpakete aus dem Ofen nehmen, in vorgewärmte Schalen (oder tiefe Teller) setzen und das Pergament oben öffnen. Nochmals kontrollieren, ob alle Muscheln geöffnet sind. Nicht geöffnete Muscheln entfernen.

Für die Tomatensauce

6 Tomaten
2 Schalotten
2 Knoblauchzehen
2 El Olivenöl
50 ml Weißwein
250 ml Fischfond
1 Chilischote
½ Bund glatte Petersilie
1 Zweig Thymian
Salz
frisch gemahlener schwarzer Pfeffer

Zum Anrichten

Zitronenöl oder natives Olivenöl extra
Baguette

Tomatensauce

Die Tomaten auf der Blütenansatzseite mit einem spitzen Messer einritzen. Zum Häuten der Tomaten einen großen Topf mit Wasser zum Kochen bringen. Die eingeritzten Tomaten kurz eintauchen und mit einem Schaumlöffel wieder herausholen. Jetzt sollte sich die Haut der Tomaten leicht abziehen lassen. Die Tomaten in kleine Würfel schneiden. Die Schalotten und die Knoblauchzehen abziehen und in dünne Scheiben schneiden. Das Olivenöl in einem Topf erhitzen und die Schalotten und den Knoblauch darin glasig schwitzen. Mit dem Weißwein ablöschen und kurz einkochen lassen. Dann mit dem Fischfond aufgießen. Die Chilischote waschen, nach Belieben entkernen und fein hacken. Die Petersilie waschen, trockenschütteln, die Blätter abzupfen und fein hacken. Die Tomatenwürfel, die Petersilie und den Thymian zur Sauce geben. Die Sauce mit Salz, Pfeffer und der Chilischote würzen und etwa 5 Minuten leicht köcheln lassen.

Anrichten

Die Tomatensauce über die Muscheln gießen. Nach Wunsch mit Zitronenöl oder Olivenöl beträufeln und das Baguette dazu servieren.

Miesmuscheln in Orangenmarmelade

Für 4 Personen | Zubereitungszeit: ca. 30 Minuten

Für die Miesmuscheln

1 kg frische Miesmuscheln
3 Knoblauchzehen
320 g Bitterorangenmarmelade
Salz
frisch gemahlener schwarzer Pfeffer

Zum Anrichten

Baguette

Miesmuscheln

Die Muscheln gründlich waschen, Bartfasern entfernen und bereits geöffnete Muscheln, die sich auch nach leichtem Klopfen nicht schließen, aussortieren. Die Knoblauchzehen abziehen und in feine Scheiben schneiden. In einem großen, breiten Topf mit fest schließendem Deckel die Orangenmarmelade bei mittlerer Hitze verflüssigen. Den Knoblauch und die Miesmuscheln zugeben, mit wenig Salz und kräftig Pfeffer würzen. Alles gut durchrühren, den Deckel fest auf den Topf setzen und bei starker Hitze 8–10 Minuten kochen. Dabei immer wieder den Topf kräftig rütteln. Alle Muscheln, die sich nicht geöffnet haben, entfernen. Die Marmelade kocht zu einer dickflüssigen Glasur ein, die sich um die Muscheln legt.

Anrichten

Die Muscheln in vorgewärmten, tiefen Tellern anrichten und das Baguette dazu servieren.

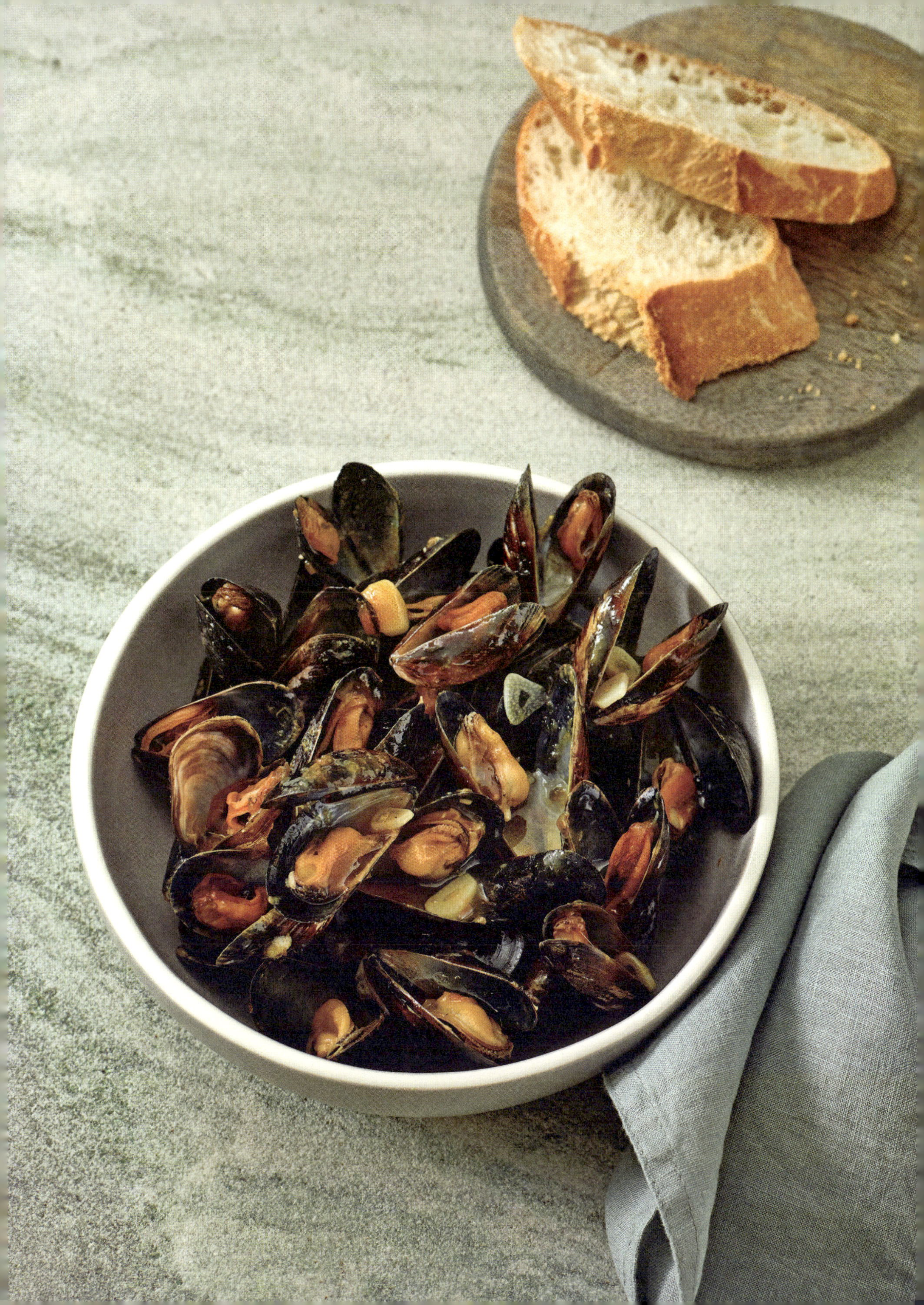

Risotto nero nach Art der Schweizer Mafia

Für 4 Personen | Zubereitungszeit: ca. 45 Minuten

Für den Risotto nero

1 Zwiebel
80 g geputzte Zucchini
60 g geputzte, rote Paprikaschote
2 EL natives Olivenöl extra
1 Zweig Thymian
600 ml Fischfond
125 ml trockener Weißwein
2 Beutel Tintenfischtinte (à 4 g)
350 g Risotto-Reis (zum Beispiel Carnaroli)
Salz
frisch gemahlener schwarzer Pfeffer
50 g frisch geriebener Parmesan
30 g Butter

Für das Tintenfischragout

120 g geputzte Zucchini
1 Knoblauchzehe
2 Stengel frische Minze
2 EL natives Olivenöl extra
150 g frische, kleine, küchenfertige Tintenfische
70 g Kirschtomaten
Salz
gemahlener Peperoncino
1 EL gehackte glatte Petersilie

Zum Anrichten

etwas fein gehackte glatte Petersilie

Risotto nero

Die Zwiebel abziehen und fein würfeln. Die Zucchini und die Paprikaschote fein würfeln. 2 EL Olivenöl in einem Topf erhitzen, die Zwiebelwürfel und den Thymian dazugeben und bei geringer Hitze einige Minuten anschwitzen. Den Fischfond in einem separaten Topf erhitzen. Die Zucchini- und Paprikawürfel mit der Tintenfischtinte zu den Zwiebelwürfeln geben. Den Reis dazugeben und unter Rühren gut anbraten. Mit Weißwein ablöschen.

Den heißen Fischfond portionsweise unter ständigem Rühren unter den Risotto rühren. Dabei immer wieder abwarten, bis die Flüssigkeit fast vollständig verkocht ist. Der Risotto sollte nach ca. 18 Minuten die gewünschte Konsistenz aufweisen. Den Risotto nach Wunsch mit Salz und Pfeffer abschmecken. Abschließend den Parmesan und die Butter unterrühren.

Tintenfischragout

Die Zucchini in Julienne schneiden. Den Knoblauch abziehen und fein hacken. Die Minze waschen und trockenschütteln. Das Olivenöl in einer Pfanne erhitzen und die Zucchini-Julienne mit dem Knoblauch und der Minze bei geringer Hitze 5 Minuten anbraten. Die Tintenfische waschen. Die Tomaten waschen und klein würfeln. Die Tintenfische und die Tomaten zufügen und mit Salz und Peperoncino nach Belieben würzen. Alles etwa 5 Minuten weiterköcheln lassen. Herd ausschalten, die Minze entfernen und die gehackte Petersilie dazugeben.

Anrichten

Den Risotto auf vorgewärmte, tiefe Teller verteilen und das Tintenfischragout darauf anrichten. Mit der Petersilie garniert servieren.

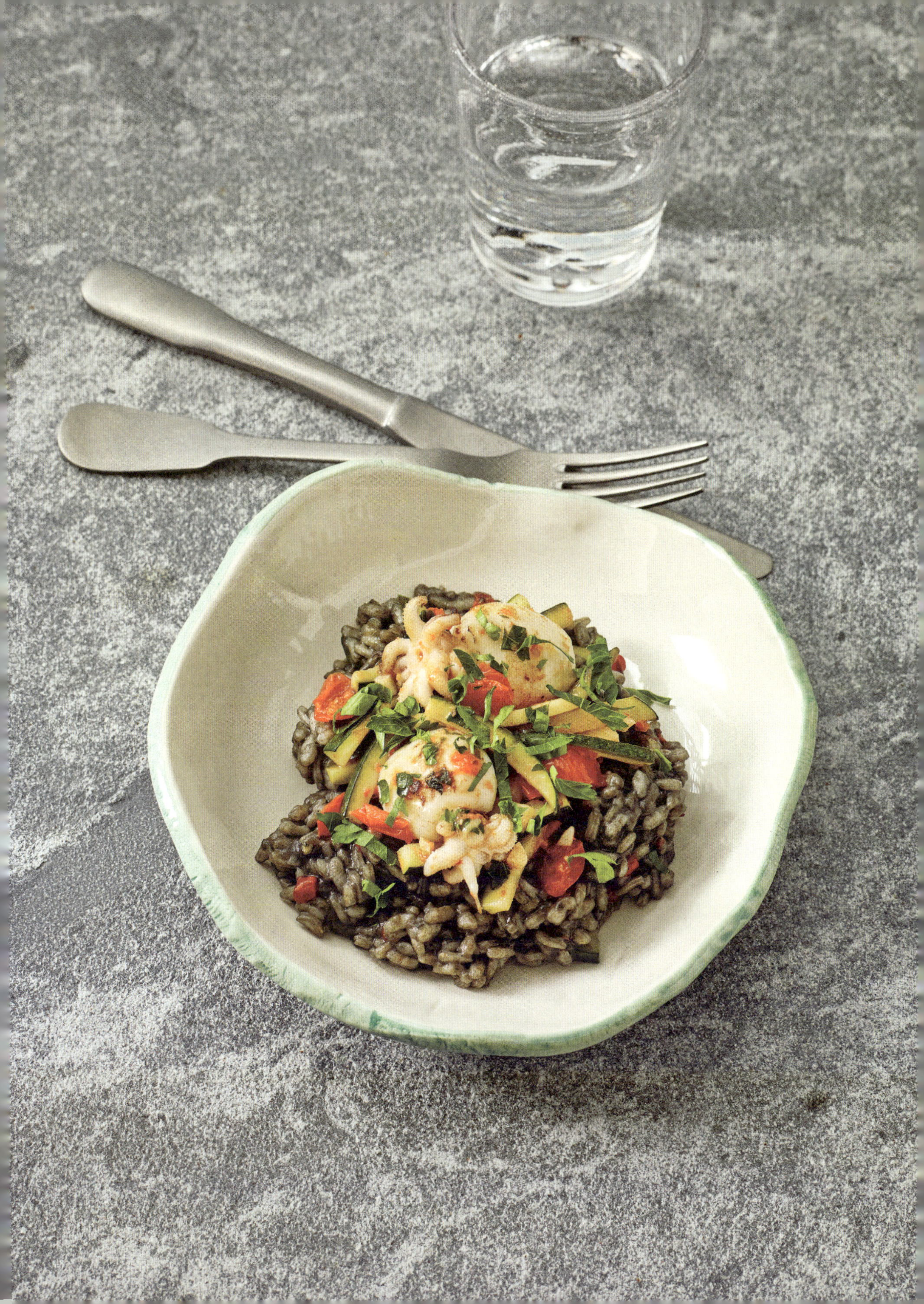

Kriminelle Schattengesellschaften funktionieren auf der ganzen Welt so ziemlich gleich. Menschen, die im bürgerlichen Leben ihr Glück nicht finden, rutschen in einen gesetzlosen Zustand und bilden dort Banden, Gangs und gefährliche Seilschaften. Die wirksamste Waffe ist hierbei nicht die Pistole oder das Messer, sondern die effektvolle Warnung, Juristen sprechen von der Androhung eines empfindlichen Übels. Dabei gibt es unterschiedliche Härtegrade und nationale Besonderheiten. Bei der Ehrenwerten Familie Süditaliens, die sich zugutehält, die Mafia erfunden zu haben, sind die Drohungen brutal und ihre Umsetzungen schnell, solche Aktionen werden jedoch sparsam und gezielt eingesetzt. Blut fließt nur, wenn es gar nicht anders geht. Die osteuropäische, besonders die russische Mafia ist da weniger zimperlich. Durch die wechselvolle Geschichte der Länder gilt in den dortigen Bruderschaften ein Menschenleben nicht eben viel. Noch brutaler geht es in südamerikanischen Drogenkartellen zu, die Foltermethoden der mexikanischen und kolumbianischen Mafia sind legendär und ekelerregend. Und das sagenumwobene und folkloristische Flair der chinesischen Triaden trügt: Die Mitglieder werden für jeden kleinen Fehler mit einem abgeschnittenen Finger bestraft. Doch es gibt eine kriminelle Vereinigung, die alle Grenzen der menschlichen Zivilisation hinter sich lässt und deren Mitglieder sich an Verschlagenheit und Grausamkeit gegenseitig überbieten. Es ist die Schweizer Mafia. Der Verdacht, dass diese kriminelle Organisation hinter meiner Entführung steckte, war der Grund, warum ich schreckensbleich geworden war. Schon die Tatsache, dass der Begriff Schweizer Mafia niemandem geläufig war, dass nicht einmal ein Lexikoneintrag existierte, deutete auf die zwei ehernen Grundsätze der Organisation hin: Schmerz und Verschwiegenheit. Allerdings muss ich zugeben, dass ich während meiner Gefangenschaft ausgesprochen gut versorgt wurde. Einmal wurde mir ein fantastisch duftender Risotto nero serviert. Mit der Tintenfischtinte konnte ich schließlich einen Hilferuf schreiben und den Zettel aus meinem Gefängnis schmuggeln.

Ignaz Grasegger, Entführungsopfer

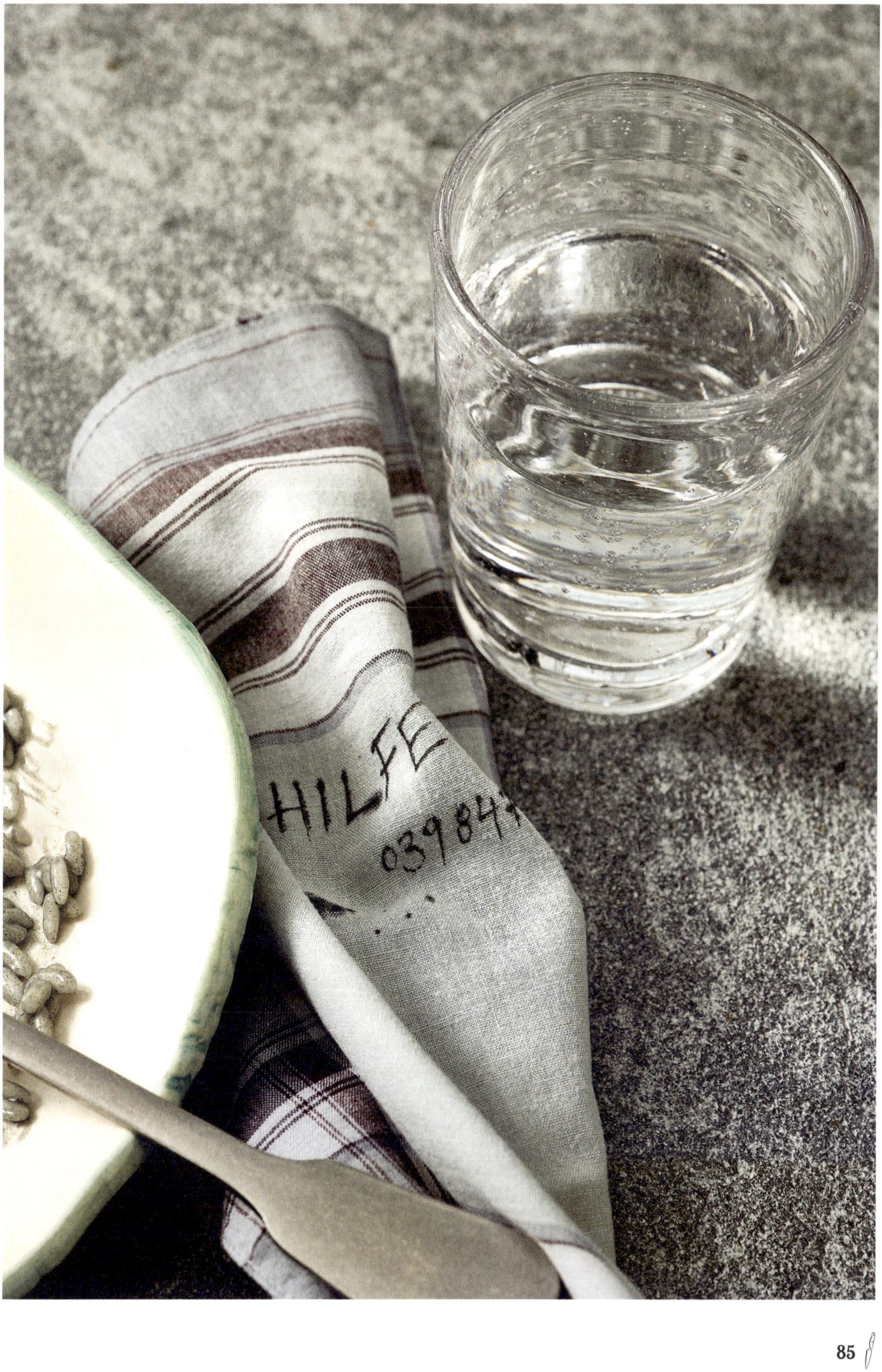
HILFE

Das Märchen vom fetten König

Es war einmal ein König, der war fast so fett wie sein Reich groß war, denn seine Lieblingsbeschäftigung war das Essen. Seine Lieblingsspeise waren Rinderrouladen, wobei er sich jedes Mal grün und blau darüber ärgerte, dass die Rouladennadeln so hässliche Löcher im feinen Fleisch hinterließen. Auch trat dadurch der gute Saft aus und die Stücke wurden zäh und trocken. Doch niemand bei Hofe konnte Abhilfe schaffen. So schickte der König Boten in alle Erdteile, die sollten davon künden, dass derjenige das halbe Reich und die Hand der lieblichen Tochter zum Lohne erhielte, der es fertigbrachte, die Rouladen so sanft zu kochen, dass sie unversehrt und saftig auf dem Teller landeten. Viele Kochkundige strömten herbei und machten sich flugs an die Arbeit. Einer war Italiener, er zurrte die Involtini, wie er sie nannte, mit Küchengarn fest; ein zweiter, Franzose von Geburt, gab die Paupiettes in ein Schweinenetz; der dritte, der am Zarenhof Piroggenbäcker gewesen war, durchstach die Rulada mit einem einzigen Holzspieß; der vierte war ein österreichischer Feinspitz, der presste das Fleischvogerl in eine Rouladenklammer; der fünfte war aus dem Tessin, er wickelte die Ucellini in Servietten ein und hängte sie an einem Kochlöffel in den Saucentopf.

Der fette König jedoch war mit keiner Roulade zufrieden, die waren ihm zu gepresst und eingeschnürt, zu zerstochen und gequetscht. Die Köche wurden mit Schimpf und Schande vom Hof und in ihre Länder zurückgejagt. »Von diesen Fünfen hat mir sowieso keiner gefallen«, sagte die Tochter und machte sich wieder an ihre Lieblingsbeschäftigung, das Integralrechnen.

Da klopfte ein sechster Koch an die Tür. Das war ein hübscher Bursche, er kam aus Japan und rollte die Rinderroulade in Nori, also getrocknete Meeresalgen, gab etwas Sojasauce dazu und servierte sie dem König roh, woran der

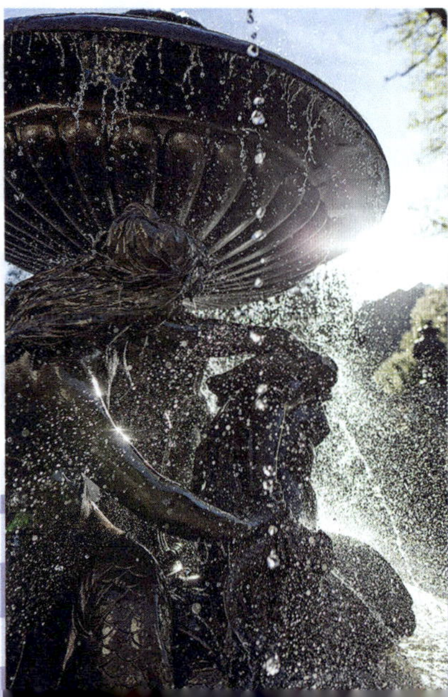

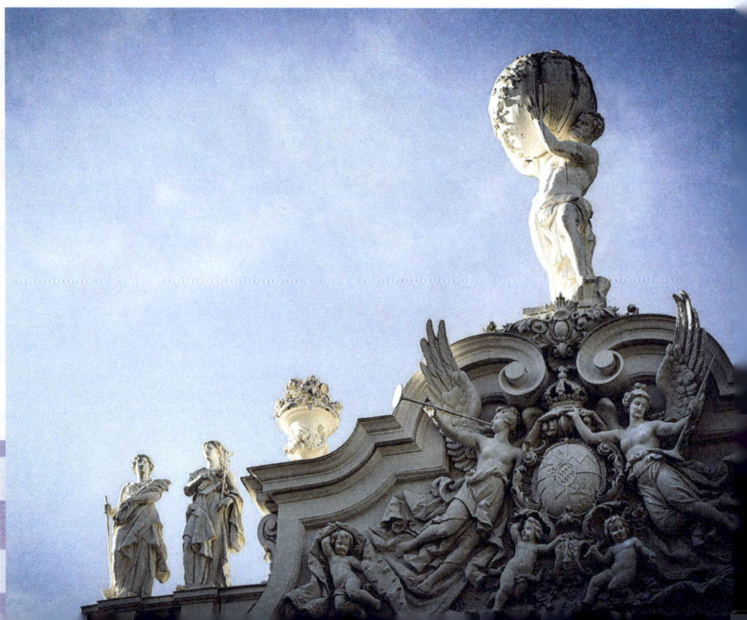

aber keinen rechten Geschmack finden konnte. Ein siebter Koch legte das gerollte Fleisch ohne jegliche Hilfsmittel, aber sehr vorsichtig in die Brühe, in der Hoffnung, dass es auch ohne Spießchen und Netze und Klammern die Form bewahren würde, doch – oh! weh! – welch ein Geschrei gab es in der Küche, denn das Fleisch blieb durchaus nicht in der Rollung, es wickelte sich auf, die Füllung fiel heraus, die guten Gurken, der Speck, die angebratenen Zwiebeln lösten sich und verteilten sich in alle Richtungen, das Ganze glich eher einem Gulasch als einer Roulade. Auch dieser Koch wurde mit Schimpf und Schande aus dem Hause gejagt. »Ungarischer Pfuscher, ungarischer!«, schrie ihm der fette König hinterher.

»Wenn der sichs überall so einfach macht, dann wäre der eh nix für mich gewesen«, sagte die Tochter und wandte sich wieder einer ganz besonders komplizierten mathematischen Gleichung zu.

Doch dann kam ein braver Wandersgeselle herbei, der von der Sache gehört hatte. Er ging schnurstracks in die Küche, briet die gefüllte Roulade ohne jedes Hilfsmittel rundherum scharf an, beginnend an der Nahtstelle, und goss leicht gesalzenes Brunnenwasser drüber. Dann brachte er die Brühe jedoch nicht zum Kochen, sondern er erwärmte sie langsam auf fünfundsechzig Grad, sodass er es gerade noch mit der Hand darin aushielt. So war es ihm möglich, zwei Rouladen vorsichtig zu umfassen und vier Stunden in der leicht simmernden Sauce hin und her zu schwenken. Es bereitete ihm zwar durchaus Schmerzen, doch mit der lieblichen Prinzessin im Herzen hielt er tapfer durch. Und hei! Wie klatschte der fette König da vor Freude in die Hände, als ihm diese prächtige und ganz und gar unbeschädigte Speise serviert wurde. Der Wandersgeselle bekam wie versprochen das halbe Königreich und die ganze Tochter, und nebenbei war auch noch das Niedrigtemperaturgaren erfunden.

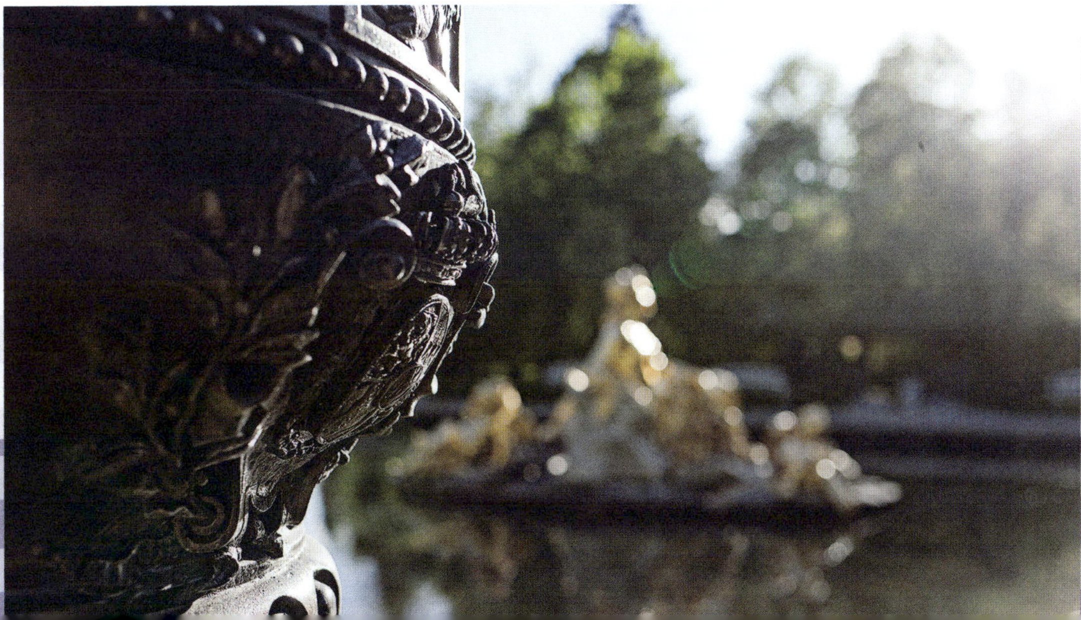

Rinderrouladen nach Art des fetten Königs

Für 4 Personen | Zubereitungszeit: ca. 3 Stunden

Für die Rinderrouladen

- 4–5 Zwiebeln
- 1–2 Bund glatte Petersilie
- 50 g Butter
- 4 Essiggurken
- 4 große, dünne Rinderrouladen (aus der Oberschale)
- Salz
- frisch gemahlener schwarzer Pfeffer
- 2 EL mittelscharfer Senf
- 8 dünne Scheiben Frühstücksspeck
- etwas Weizenmehl Type 405
- 2 Karotten
- 200 g Knollensellerie
- 1 kleine Stange Lauch
- 4 EL Butterschmalz
- Cayennepfeffer
- Abrieb von 1 unbehandelten Orange
- 1 EL Tomatenmark
- 1 TL Puderzucker
- 250 ml Rotwein
- 500 ml Rinderfond
- 2 geschälte Tomaten
- 50 g eiskalte Butterwürfel

Zum Anrichten

- Nicoles Pfundsknödel (siehe Seite 151–152) oder Kartoffelpüree

Rinderrouladen

2–3 Zwiebeln abziehen und fein würfeln. Die Petersilie waschen, trockenschütteln, die Blätter abzupfen und fein hacken. Die Butter bei mittlerer Temperatur in einer Pfanne erhitzen und die Zwiebeln und die Petersilie etwas anschwitzen. Die Essiggurken längs in feine Scheiben schneiden. Die Fleischscheiben auf der sauberen Arbeitsplatte ausbreiten und noch etwas ausstreichen, um sie noch dünner zu machen. Die Rouladen auf beiden Seiten mit Salz und Pfeffer würzen. Dann die Oberseite dünn mit Senf einstreichen. Die Zwiebel-Petersilien-Mischung auf die Fleischscheiben verteilen. Anschließend jeweils 2 Scheiben Speck und eine in Scheiben geschnittene Essiggurke darauflegen. Dann die Fleischscheiben an den Längsseiten leicht einklappen und jeweils von der schmalen Seite her aufrollen. Die Rouladen mit Spießen feststecken oder mit Küchengarn zusammenbinden. Das Mehl auf einen Teller sieben und die Rouladen darin wälzen.

Die restlichen Zwiebeln (2 Stück) abziehen, die Karotten und den Sellerie schälen, den Lauch waschen. Das Wurzelgemüse grob würfeln. Das Butterschmalz in einem Schmortopf erhitzen und die Rouladen von allen Seiten scharf anbraten. Anschließend herausnehmen und beiseitestellen. Dann das Wurzelgemüse im Bratfett anschwitzen. Das Tomatenmark und den Zucker zugeben und unter Rühren karamellisieren. Mit einem Drittel des Rotweins ablöschen. Nicht mehr rühren, bis die Flüssigkeit verdampft ist. Sobald das Gemüse trockenbrät, das nächste Drittel angießen. Noch einmal wiederholen, bis der Wein aufgebraucht ist. Die Rouladen wieder in den Topf legen, die Tomaten dazugeben und mit 500 ml Rinderfond aufgießen, sodass die Rouladen etwa zur Hälfte bedeckt sind. Die Rouladen im geschlossenen Schmortopf bei schwacher Hitze 2 Stunden auf der Herdplatte oder bei 150–160°C im Backofen auf der mittleren Schiene schmoren lassen. Nach etwa 1 Stunde die Rouladen wenden, bei Bedarf noch etwas Flüssigkeit nachgießen. Dann die Rouladen herausnehmen und abgedeckt warm stellen. Die Sauce aufkochen, nochmals mit Senf, Salz, Pfeffer und Rotwein abschmecken und nach Wunsch durch ein feines Sieb passieren.

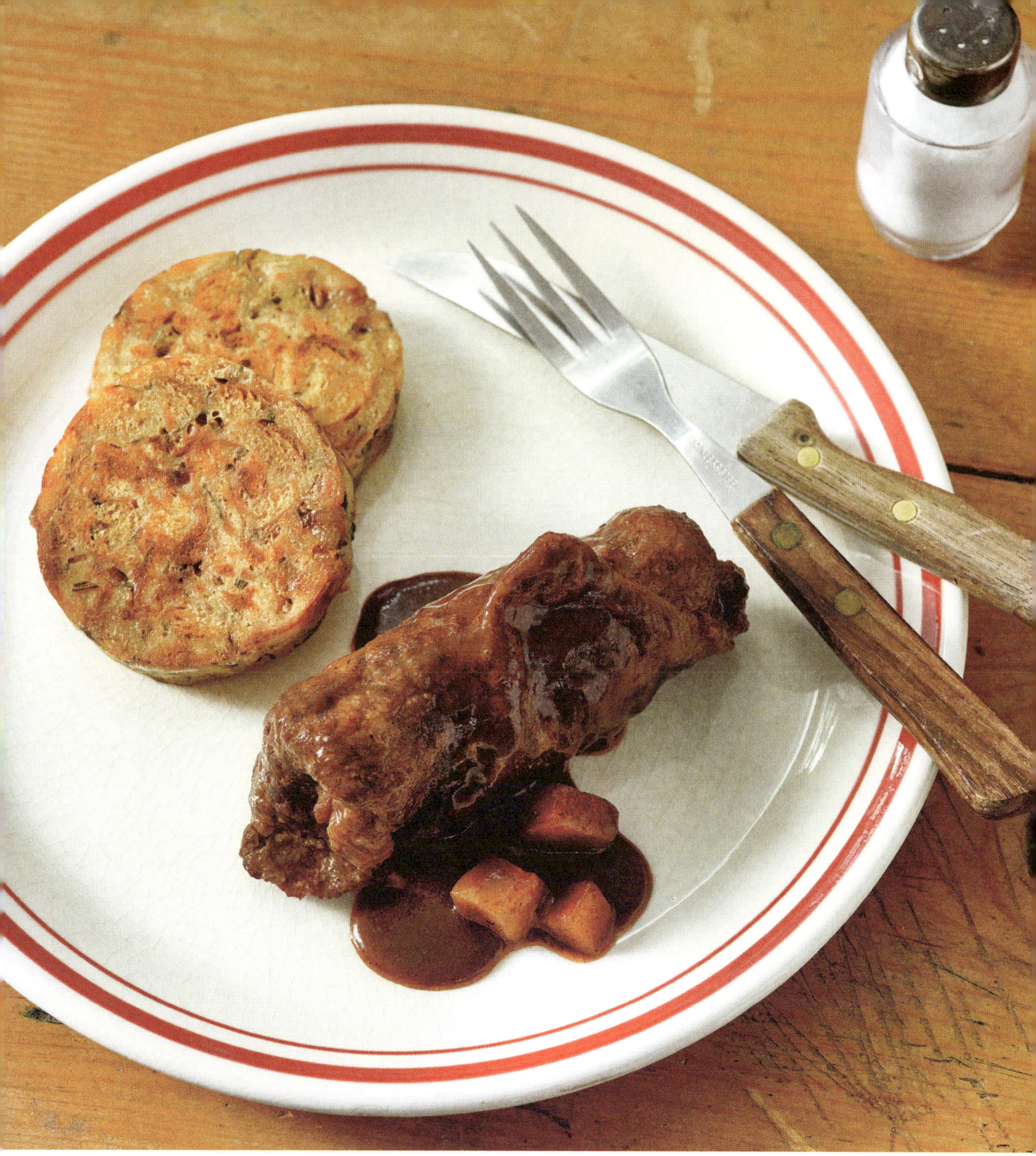

Für mehr Sämigkeit und Glanz in der Sauce 50 g eiskalte Butterwürfel unter Rühren schmelzen lassen.

Anrichten

Die Rouladen auf die vorgewärmten Teller legen und mit der Sauce übergießen. Die gewählte Beilage daneben anrichten.

Ossobuco

Für 4 Personen | Zubereitungszeit: ca. 5 ½ Stunden

Für das Ossobuco

- 6 Beinscheiben vom Kalb (à 160–170 g)
- Salz
- frisch gemahlener schwarzer Pfeffer
- Weizenmehl Type 405 zum Mehlieren
- 6 EL Olivenöl
- 100 g weiße Zwiebeln
- 100 g geputzter Staudensellerie
- 100 g geschälte Karotten
- 2 Knoblauchzehen
- 1 EL abgezupfte Rosmarinnadeln
- 250 ml trockener Weißwein
- 125 ml Kalbsfond oder Gemüsebrühe

Ossobuco

Die Beinscheiben am Rand mehrmals einschneiden, damit sie sich beim Braten nicht wölben. Mit Salz und Pfeffer würzen und auf beiden Seiten leicht mit Mehl bestauben. 2 EL Olivenöl in einer Pfanne erhitzen und die Beinscheiben auf beiden Seiten scharf goldbraun anbraten. Die Zwiebel abziehen und zusammen mit dem Sellerie und den Karotten gleichmäßig fein hacken. Die Knoblauchzehen abziehen und zerdrücken. In einer ofenfesten Kasserolle das restliche Olivenöl (4 EL) erhitzen, das Gemüse, die Zwiebel und den Knoblauch hineingeben und auf der untersten Schiene 15 Minuten im auf 180 °C vorgeheizten Backofen garen. Dann den Rosmarin untermischen. Den Ofen auf 160 °C herunterschalten. Die Beinscheiben auf das Gemüsebett legen. Mit dem Wein und dem Fond aufgießen und die Kasserolle mit Alufolie verschließen. Die Beinscheiben 60 Minuten im Backofen garen. Den Backofen auf 130 °C herunterschalten und weitere drei Stunden abgedeckt garen lassen, dann die Alufolie entfernen und weitere 60 Minuten offen garen, bis die Sauce eingedickt ist.

Tipp

Sollte die Sauce noch nicht die gewünschte, dickflüssige Konsistenz haben, die Beinscheiben herausnehmen und die Sauce mit dem Gemüse durch ein Sieb passieren.
Die Sauce zurück in die Kasserolle geben und so lange Gemüse zugegeben und mit dem Stabmixer pürieren, bis die gewünschte Konsistenz entstanden ist.

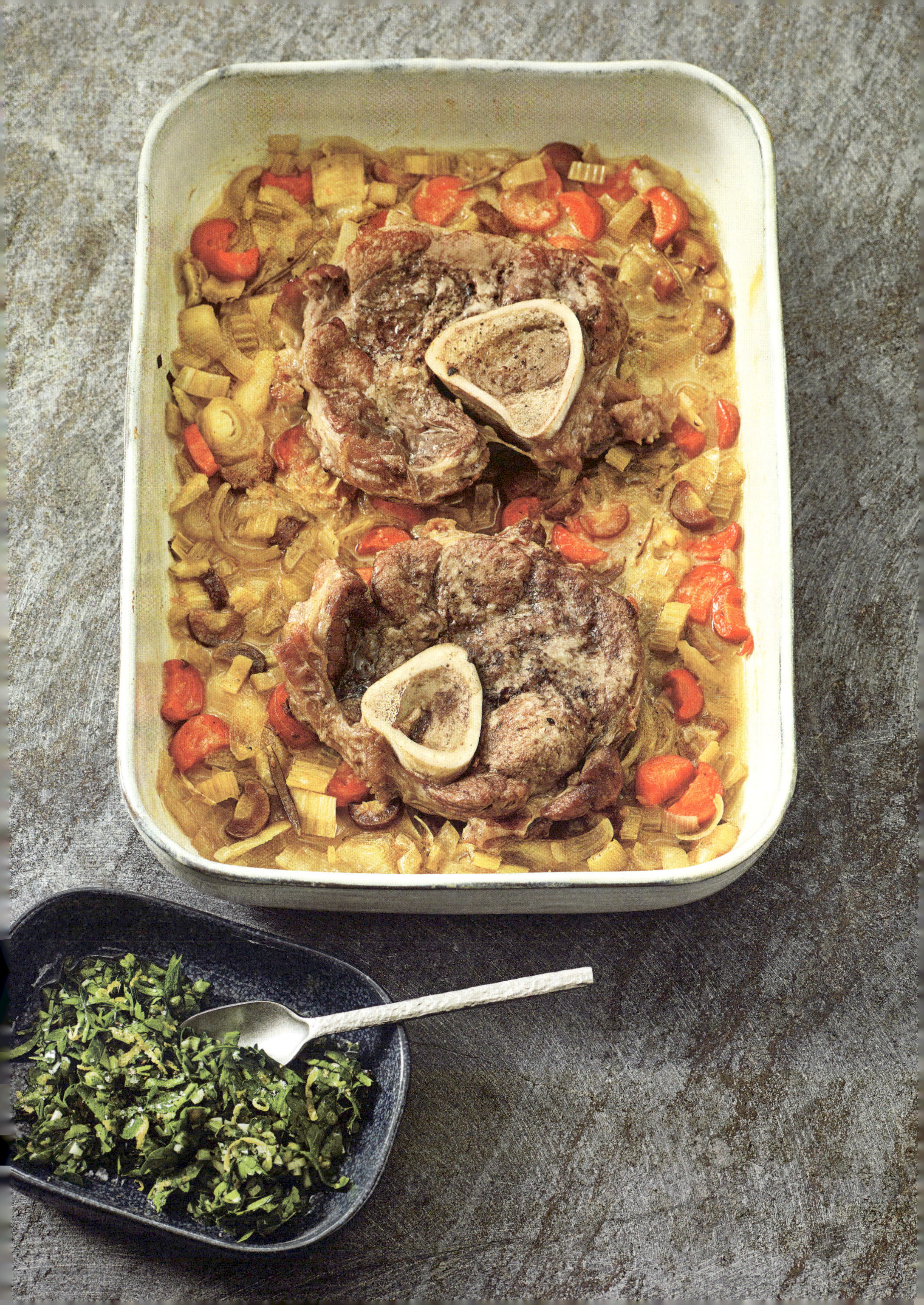

Für die Gremolata

1 Bund glatte Petersilie
Abrieb und Saft einer unbehandelten Zitrone
1–2 Knoblauchzehen
Meersalz
frisch gemahlener schwarzer Pfeffer
1 EL natives Olivenöl extra

Zum Anrichten

Gremolata
frisch geriebener Parmesan
Risotto (optional)
Erbsen (optional)

Gremolata

Die Petersilie waschen, trockenschütteln, die Blättchen abzupfen und grob hacken. Den Knoblauch abziehen und fein hacken. Die Petersilie, den Knoblauch und den Zitronenabrieb vermischen und mit Salz, schwarzem Pfeffer, etwas Zitronensaft und dem Olivenöl abschmecken.

Anrichten

Die Beinscheiben mit frisch geriebenem Parmesan bestreuen und mit der Sauce auf den vorgewärmten Tellern anrichten. Etwas Gremolata darüberträufeln. Die gewählten Beilagen dazu servieren.

Zu singen nach der »Canzone« von Orlando di Lasso

1
Wir machen feine Speise für allerliebsten Schatz.
Wenn kommt auf eine Teller, Schatz bindet um sich Latz.
Und seine Auge' 'leuchte', wenn nimmt am Tisch Platz.
//: Brat, Koch, Zisch, gleich kommt Liebesspeis auf Tisch. ://
2
Zuerst wir wolle binde um uns die weiße Schürz.
Dann hole viele gute und viele scharf' Gewürz.
Wir schneide dünne Scheibe', die wir in Pfanne stürz.
//: Koch, Zisch, Bratz, das wird Liebesspeis für Schatz. ://
3
Schau her, wie Luft wird lieblich,
Schau her, schau her, wie Goulasch dampft.
Pass auf, dass nicht anbrenne,
pass auf, pass auf und rühre sanft.
Sonst musst du zu BurgMacWhoop,
wo man nur FrittFett mampft.
//: Nein, nein, nein, das ist nichts für Liebchen fein. ://

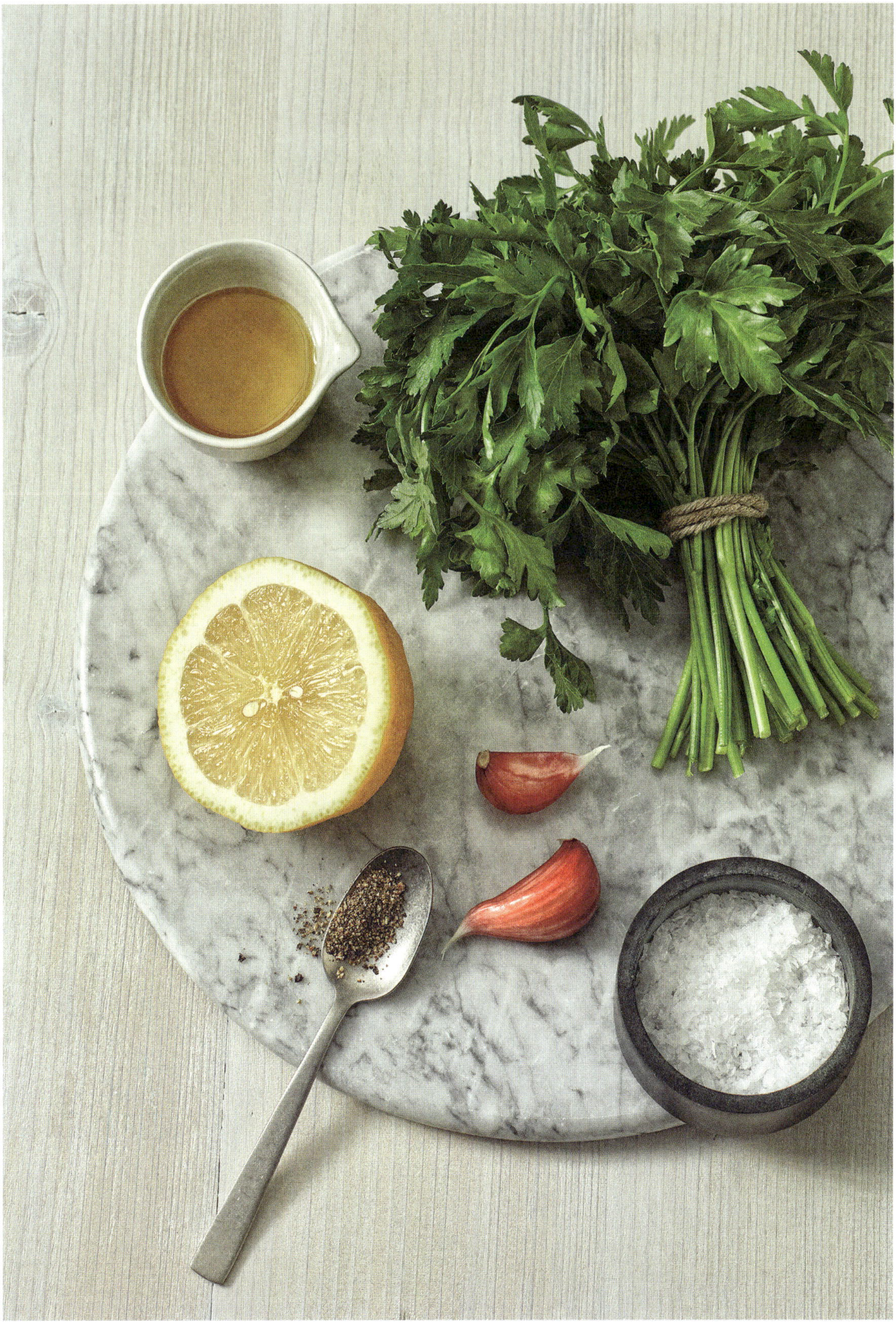

Padrone Spalanzanis Strozzapreti mit Ragù alla siciliana

Eines der typischsten Rezepte aus dem südlichen Italien sind Nudeln mit Ragù. Das Kochen dauert zwar einige Zeit, aber man erhält ein zweigängiges Menü: Pasta mit Ragù (also mit der Sauce), als zweiten Gang das Fleisch.

Für 4 Personen | Zubereitungszeit: ca. 4 ½ Stunden

Für das Ragù alla siciliana

- 100 g durchwachsener Bauchspeck
- 1 kg Rindfleisch (zum Beispiel aus der Schulter)
- frisch gemahlener schwarzer Pfeffer
- 500 g Zwiebeln
- 4 Knoblauchzehen
- 1 Karotte
- 1 Stange Staudensellerie
- 100 g magerer Schweinebauch
- 125 ml Olivenöl
- Salz
- 250 ml trockener Rotwein
- 1 kg frische Tomaten
- 500 ml Fleischbrühe

Ragù alla siciliana

Den Bauchspeck in schmale Streifen schneiden. Den Rinderbraten mit Pfeffer einreiben und mit der Hälfte (50 g) der Speckstreifen spicken. Die Zwiebeln und den Knoblauch abziehen. Die Karotte schälen, den Staudensellerie putzen. Die Zwiebeln, den Knoblauch, die Karotte, den Staudensellerie, den restlichen Bauchspeck (50 g) und den Schweinebauch fein hacken. Das Olivenöl in einem Schmortopf erhitzen und die gehackten Zutaten zusammen mit dem Rinderbraten kräftig anbraten. Mit Salz und Pfeffer würzen. Sobald die Zwiebeln braun werden, mit etwa einem Drittel des Weins ablöschen und diesen komplett einkochen lassen. Dabei immer wieder umrühren. Diesen Vorgang noch zweimal wiederholen. Den Deckel auflegen und das Ragù bei geringer Hitze etwa 2 Stunden zugedeckt köcheln lassen, dabei gelegentlich umrühren und den Braten wenden.

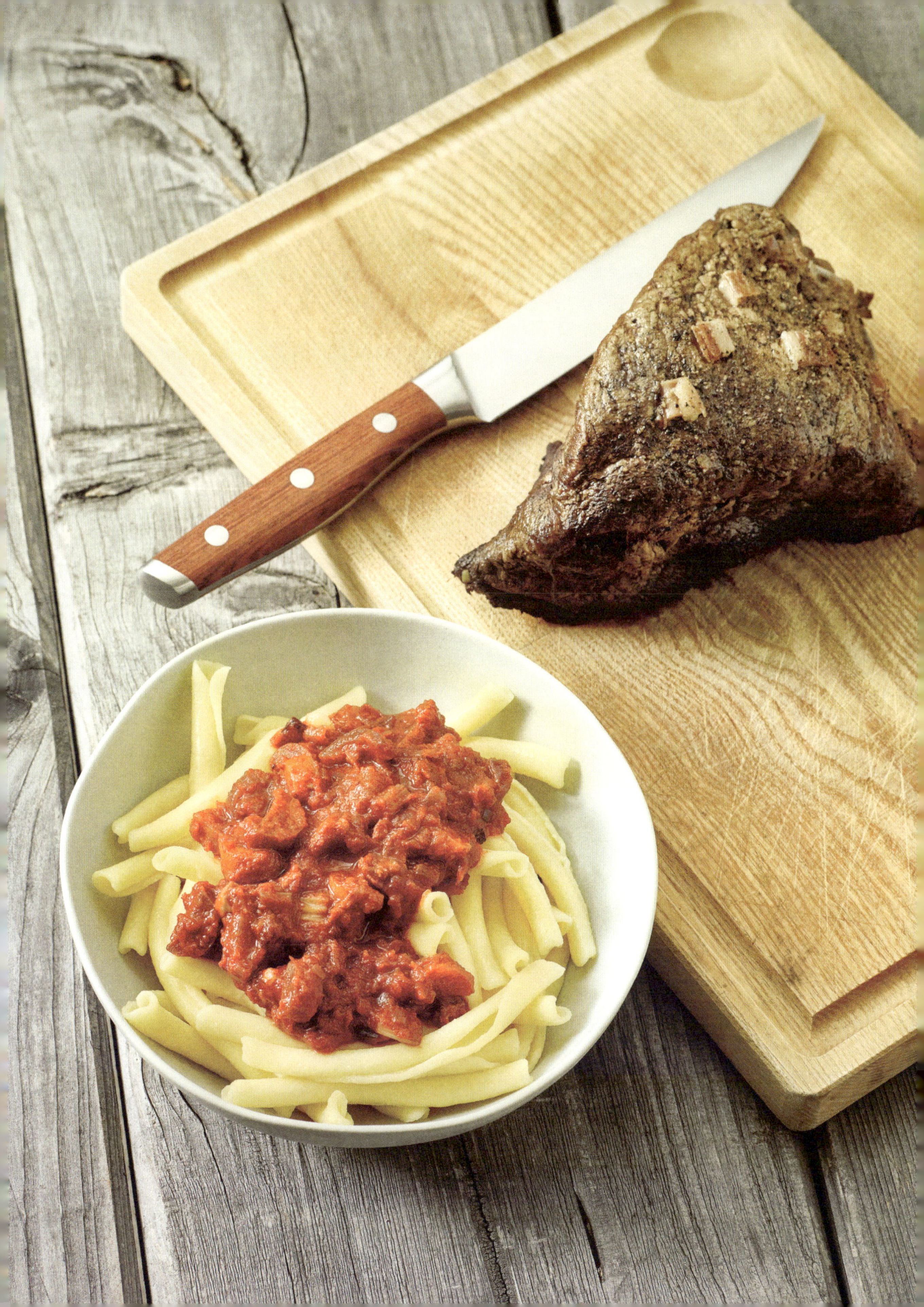

Zum Anrichten

Strozzapreti
etwas natives Olivenöl extra

Während der Braten im Topf schmort die Tomaten auf der Blütenansatzseite mit einem spitzen Messer einritzen. Zum Häuten der Tomaten einen großen Topf mit Wasser zum Kochen bringen. Die eingeritzten Tomaten kurz eintauchen und mit einem Schaumlöffel wieder herausholen. Jetzt sollte sich die Haut der Tomaten leicht abziehen lassen. Die gehäuteten Tomaten klein hacken, in einen Topf geben und aufkochen. Anschließend die Fleischbrühe zugeben und die Tomaten im Topf mit einem Stabmixer oder umgefüllt in einen Standmixer fein pürieren. Dieses Tomatenmark nach und nach löffelweise unter das Ragù rühren und einkochen lassen, bis die Sauce dunkelrot und dicklich wird. So lange wiederholen, bis das Tomatenmark verbraucht ist. Das dauert nochmals ungefähr 2 Stunden. Bei Bedarf etwas heißes Wasser aufgießen, das im geschlossenen Topf immer wieder verkochen soll.

Anrichten

Die Strozzapreti auf vorgewärmte, tiefe Teller verteilen. Zusammen mit dem Ragù alla siciliana – der Sauce – anrichten. (Der Schmorbraten wird als zweiter Gang serviert.)

Liebe Freunde in Deutschland!

Den vollen Genuss an der Leibspeise unserer Familie werdet ihr nur haben, wenn ihr beim Kochen und beim Essen Vincenzo Bellinis Oper »Norma« hört, zur Not geht auch Giuseppe Verdi. Auf keinen Fall Gioacchino Rossini! Wenn ich den Namen dieses Stümpers aus Pesaro schon höre, könnte ich meine Uzi nehmen und wild um mich schießen. Das ist mir auch schon einmal passiert, ich habe dabei meinen lieben Onkel Paolo getroffen. Seitdem leite ich die Familie. Liebe Freunde aus Deutschland, um richtig in Stimmung zu kommen, legt ihr am besten die Arie des Pollione, »Meco all'altar di Venere« auf. Bei den ersten Takten werft ihr die Strozzapreti ins kochende Salzwasser. Ihr lasst sie so lange kochen, bis die Arie zu Ende ist, dann nehmt ihr die Nudeln aus dem Wasser und gebt sie ins Sieb. Während des Duetts »Va, crudele, al Dio spietato« lasst ihr die Nudeln noch im Sieb ziehen, genau zum hohen C gebt ihr sie dann auf die Teller und streut Trüffelscheiben darüber. Das Ragù im Stil der sizilianischen Mafia, also die Sauce, habt ihr schon vorher gemacht, sie wird mit der Pasta serviert. Das Fleisch gibt es als *secondo*. Die Kochzeit für das Ragù im Stil der sizilianischen Mafia dauert etwa vier Stunden, so lange dauert auch »Norma«. Während des Abspülens kann man dann Richard Wagner hören.

Padrone Spalanzani, sizilianischer Mafiaboss, Vorname unbekannt,
*Alter unbekannt, Geburtsort unbekannt, derzeitiger Aufenthaltsort: Toreggio**

* Es lohnt sich nicht, im Atlas nachzuschlagen, wo Toreggio liegt. Man wird den Ort nicht finden, denn offiziell existiert eine Ansiedlung mit diesem Namen nicht. Toreggio steht deswegen auch in keinem Lexikon, und es ist ganz und gar davon abzuraten, danach zu googeln. Denn abgesehen davon, dass man keine Suchergebnisse bekommt, lenkt man die Aufmerksamkeit gewisser italienischer Familien auf sich, die die Spur zurückverfolgen können.

Rindermedaillons mit getrockneten Tomaten

Für 4 Personen | Zubereitungszeit: ca. 30 Minuten

Für die Rindermedaillons

4 Scheiben Rinderfilet (aus dem Mittelstück, à 200 g)
frisch gemahlener schwarzer Pfeffer
70 g Pinienkerne
1 große Zwiebel
2 Knoblauchzehen
2–3 Bund Basilikum
80 g Parmesan
180 g getrocknete Tomaten in Öl (100 g Abtropfgewicht)
1 EL Butterschmalz
Salz
50 ml trockener Rotwein
einige Butterflocken

Zum Anrichten

Ciabatta

Rindermedaillons

Die Rinderfilets mit Küchengarn in Form binden und mit Pfeffer würzen. Die Pinienkerne in einer beschichteten Pfanne ohne Fettzugabe rösten und anschließend grob hacken. Die Zwiebeln und den Knoblauch abziehen und fein hacken. Das Basilikum waschen und trockenschütteln. Die Blätter abzupfen und in Streifen schneiden. Den Parmesan grob raspeln. Die Tomaten abtropfen lassen und dabei das Öl auffangen. Die Tomaten in Streifen schneiden. Das abgetropfte Öl der Tomaten in einem Topf leicht erwärmen und die Zwiebeln und den Knoblauch darin glasig dünsten. Die Tomaten zugeben und leicht anschmoren.

Den Topf vom Herd nehmen, dann die Pinienkerne und das Basilikum zugeben und mit Pfeffer würzen. In einer Grillpfanne das Butterschmalz erhitzen und die Medaillons von beiden Seiten scharf anbraten. Die Medaillons in eine feuerfeste Form legen, das Küchengarn entfernen und das Fleisch salzen. Mit einem Schuss Rotwein den Bratrückstand in der Pfanne ablösen und unter die Tomaten rühren. Die Tomatenmischung auf die Medaillons häufeln, mit dem Parmesan bestreuen und mit Butterflocken belegen. Noch einen Schuss Rotwein zu den Medaillons in die Form gießen. Die Medaillons auf der 2. Schiene von unten in den auf Grillstufe vorgeheizten Backofen schieben und 4–5 Minuten gratinieren.

Anrichten

Die Medaillons auf vorgewärmten Tellern anrichten und mit Ciabatta servieren.

» **Das sind die kleinen Schwestern der Tournedos Rossini,** deshalb empfiehlt sich, beim Kochen die Arie der Rosina »Una voce poco fa« aus dem »Barbier von Sevilla« von Rossini zu hören. Gesungen natürlich nur von Maria Callas, selbstverständlich nur die Londoner Aufnahme von 1957. «

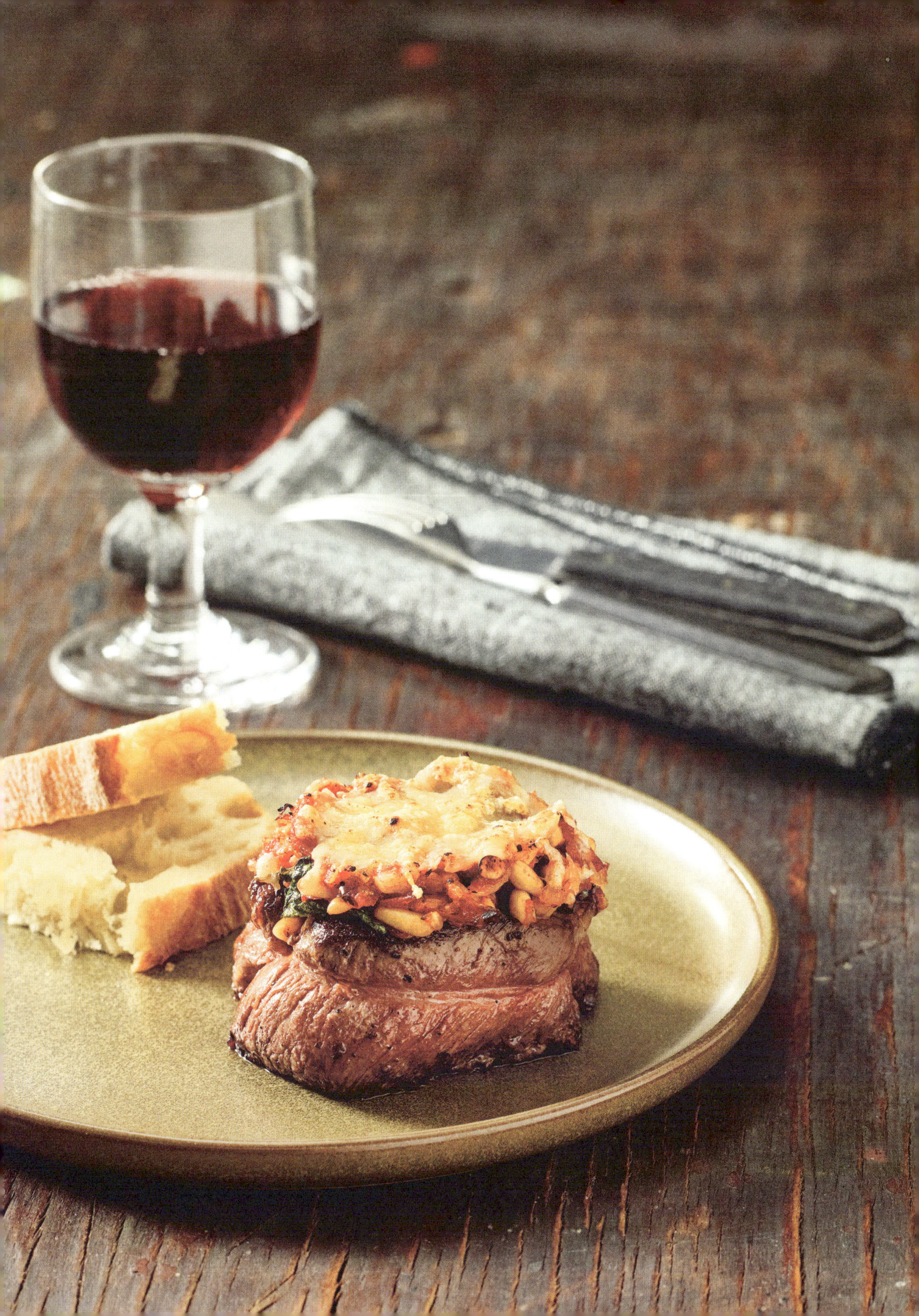

Ursel Graseggers Ochsenbackerl

Für 4 Personen | Zubereitungszeit: ca. 6 Stunden plus 24 Stunden Marinierzeit

Für die Ochsenbackerl

4 Ochsenbacken (à ca. 400 g)
1 EL schwarze Pfefferkörner
ca. 1½ Flaschen (1 l) trockener Rotwein
2 Zwiebeln
½ Sellerieknolle
3 Karotten
1 Stange Lauch
2 EL Butterschmalz
Salz
frisch gemahlener schwarzer Pfeffer
120 ml Sojasauce
ca. 600 ml Rinderfond
1 Bund Thymian
1 Bund glatte Petersilie

Für das Birnen-Chutney

3 reife Birnen
1 EL Olivenöl
1 rote Zwiebel
4 cm frischer Ingwer
1 Chilischote
Salz
brauner Rohrzucker
etwas trockener Weißwein

Ochsenbackerl

Die Ochsenbackerl sauber parieren und in ein gut verschließbares Gefäß einlegen. Mit dem Rotwein aufgießen, sodass die Bäckchen knapp mit Flüssigkeit bedeckt sind. Die Pfefferkörner etwas zerdrücken und dazu geben. Das Gefäß verschließen und die Ochsenbackerl gekühlt 24 Stunden marinieren lassen.

Dann die Ochsenbackerl aus der Marinade nehmen, gut trockentupfen und mit Hilfe von Küchengarn in Form binden. Die Rotweinmarinade beiseitestellen.

Die Zwiebeln abziehen, den Sellerie und die Karotten schälen und den Lauch putzen. Das Gemüse und die Zwiebeln grob würfeln. In einem Bräter das Butterschmalz erhitzen. Die Ochsenbackerl scharf von allen Seiten anbraten, herausnehmen, mit Salz und Pfeffer würzen und beiseitestellen. Dann das Gemüse im Butterschmalz anbraten, mit einem Schuss Rotwein aus der Marinade und etwas Sojasauce ablöschen und alles sirupartig einkochen lassen. Diesen Vorgang noch zweimal wiederholen. Zum Schluss die Ochsenbackerl auf das Gemüse legen, den restlichen Rotwein der Marinade und den Rinderfond angießen,

» **Ursel kniff die Augen kurzsichtig zusammen und warf einen Blick durch die Sichtscheibe des Ofens:** Die Ochsenbackerl bewegten sich leicht zitternd in der Reine mit der blauen Emailleschicht, die Sauce warf Sprechblasen, sie murmelte und maulte leichthin, als würde sie dort drinnen alte Küchengeheimnisse ausplaudern. Ursel nickte zufrieden. Das würde heute Abend das rechte Festmahl werden, eine passende Einstimmung auf die morgige Wanderung zum Goldversteck in den Bergen. «

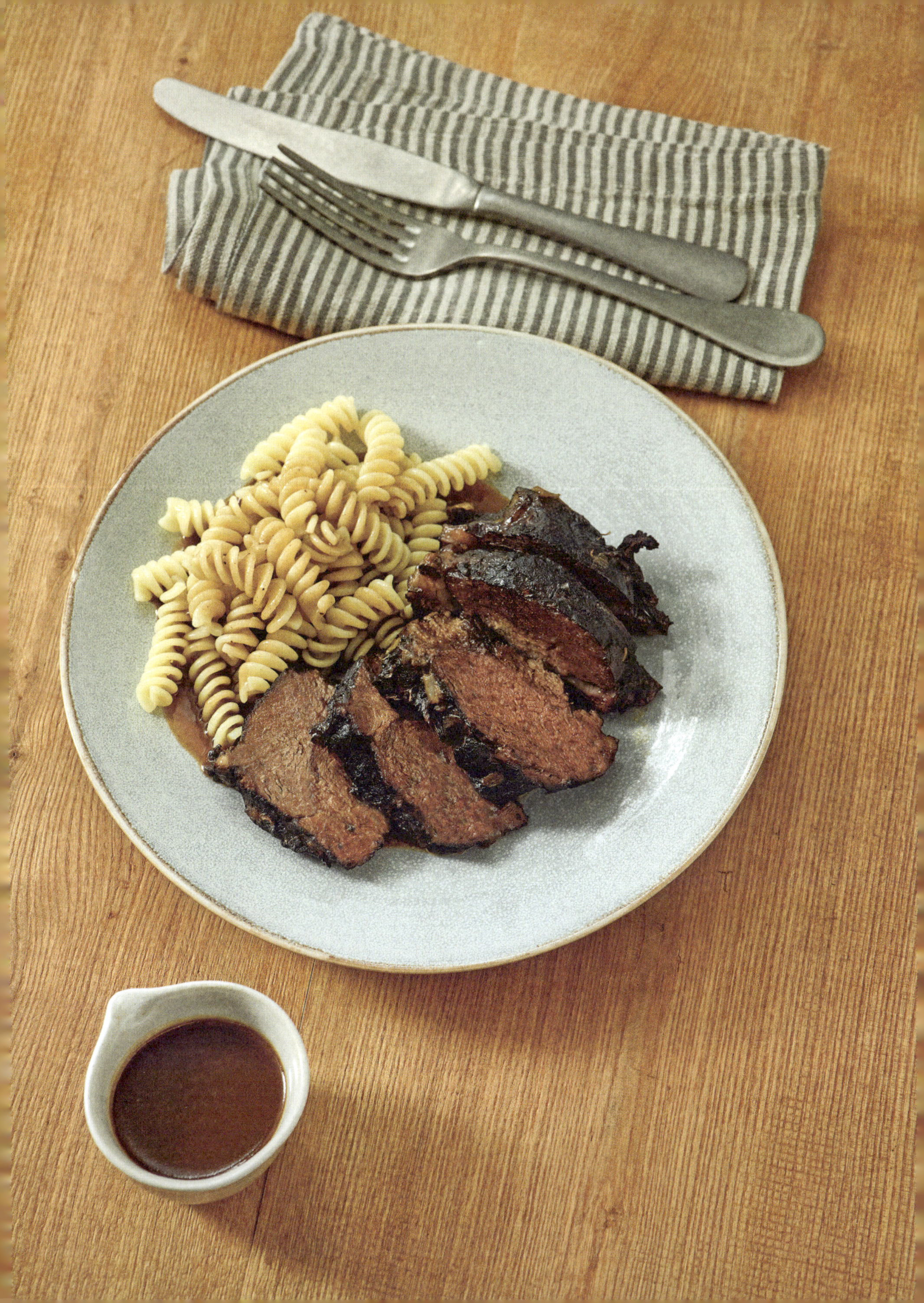

Zum Anrichten

Kartoffel-Sellerie-Stampf oder Nudeln

sodass die Ochsenbackerl vollständig mit Flüssigkeit bedeckt sind. Den Thymian und die Petersilie waschen, etwas trockenschütteln und mit in den Bräter geben. Den Bräter abgedeckt auf der untersten Schiene für mindestens 5 ½ Stunden in den auf 120–130 °C vorgeheizten Backofen stellen.

Am Ende der Garzeit die Ochsenbackerl aus dem Bräter nehmen und abgedeckt bei 80 °C im Backofen warm stellen. Die Sauce durch ein feines Sieb in eine Kasserolle passieren und etwa 45 Minuten einkochen, bis sie eine sämige Konsistenz hat. Gegebenenfalls nochmals mit Salz und Pfeffer abschmecken.

Birnen-Chutney

Während die Ochsenbackerl im Bräter schmoren, die Birnen schälen, vom Kerngehäuse befreien und in Würfel schneiden. Die Zwiebel, die Chilischote und den Ingwer fein hacken. In einer kleinen Kasserolle die Birnenwürfel in wenig Olivenöl leicht anschwitzen. Die Zwiebeln und den Ingwer dazugeben. Mit Salz, Zucker und Chili würzen und mit einem kleinen Schuss Weißwein ablöschen. Das Birnen-Chutney zum Abkühlen in ein Schälchen geben.

Anrichten

Die Ochsenbackerl in Scheiben schneiden und auf den vorgewärmten Tellern anrichten. Etwas Sauce darübergießen, den Rest in einer Sauciere dazustellen. Das Birnen-Chutney und die gewählten Beilagen dazu servieren.

Tipp

Für eine perfekte Rotweinsauce sollte immer ein Rotwein guter Qualität gewählt werden.
Am besten nimmt man zum Kochen den gleichen Rotwein, den man hinterher auch zum Essen trinken möchte.

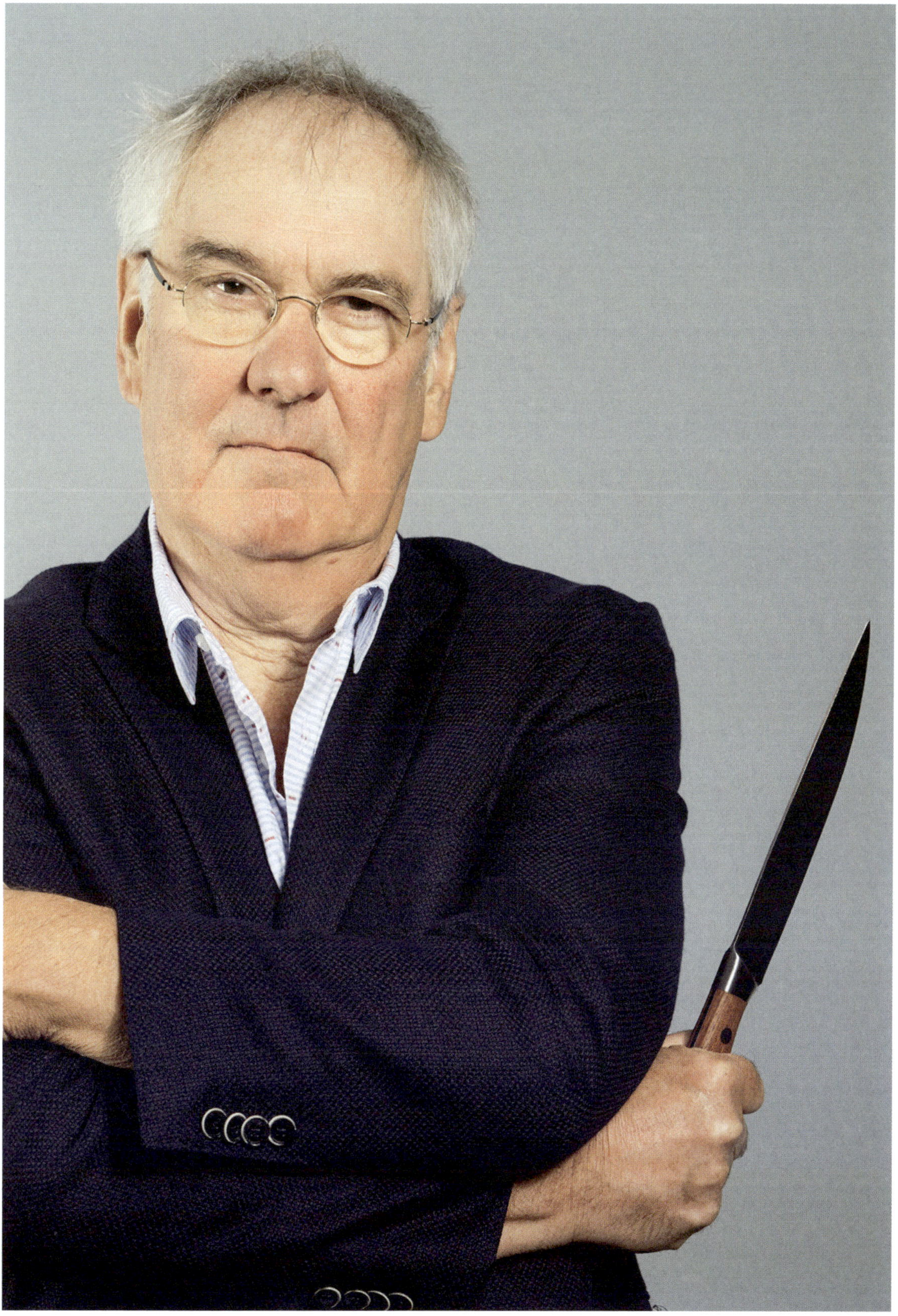

Arista

Für 4 Personen | Zubereitungszeit: ca. 3 Stunden

Für den Arista

4 Knoblauchzehen
6 Zweige Rosmarin
1 TL Fenchelsamen
Schalenabrieb von ½ unbehandelten Zitrone
Meersalz
frisch gemahlener schwarzer Pfeffer
frisch gemahlene Muskatnuss
3–4 EL Olivenöl
1,5 kg Schweinerollbraten (aus der Nuss oder Schulter)
200 ml trockener Weißwein
1,5 kg kleine festkochende Kartoffeln

Zum Anrichten

Tomatensalat mit roten Zwiebeln und Basilikum

Arista

Die Knoblauchzehen abziehen, zerdrücken und in eine kleine Rührschüssel füllen. Die Rosmarinzweige waschen, trockentupfen und die Nadeln von 2 Zweigen abzupfen, es werden ca. 2 EL benötigt. Die Rosmarinnadeln (alternativ 1 EL getrockneter Rosmarin), die Fenchelsamen, Pfeffer und Meersalz in einen Mörser geben. Alles sehr fein zerstoßen. Die Kräuter-Salz-Mischung mit Muskatnuss würzen und mit 1–2 EL Olivenöl und dem Zitronenabrieb zum zerdrückten Knoblauch geben. Alles gut zu einer grünen Paste vermischen. Das Fleisch gleichmäßig mit der Paste einreiben. Die restlichen Rosmarinzweige (4 Stück) etwas zuschneiden und durch das Gitter des Bratennetzes fädeln, sodass sie direkt am Fleisch anliegen. Das Fleisch in einen Bräter legen und mit etwas Olivenöl beträufeln. Den Bräter auf der untersten Schiene für 2 Stunden 15 Minuten in den auf 170 °C vorgeheizten Backofen schieben. Während des Bratens das Fleisch gelegentlich wenden, mit dem ausgetretenen Bratensaft begießen. Dabei nach und nach den Weißwein angießen, damit das Fleisch saftig bleibt.

Die Kartoffeln waschen, trocknen und nach Belieben schälen. Dann in Spalten schneiden. Nach etwa 90 Minuten Garzeit die Kartoffeln zum Braten geben und für 45 Minuten im Bratensaft mitgaren. Eventuell noch etwas Wasser angießen, damit am Ende genug Flüssigkeit für eine Sauce vorhanden ist.

Die Temperatur auf 200 °C erhöhen und den Braten noch etwa 15 Minuten im Ofen lassen, bis er eine schöne goldbraune Farbe hat. Den Braten aus dem Bräter nehmen und abgedeckt 5 Minuten ruhen lassen. Vor dem Servieren das Netz und die Rosmarinzweige entfernen und das Fleisch in dünne Scheiben schneiden.

Anrichten

Die Fleischscheiben auf den vorgewärmten Tellern anrichten und mit dem Bratensaft übergießen. Die Kartoffeln daneben anrichten. Den Tomatensalat dazu servieren.

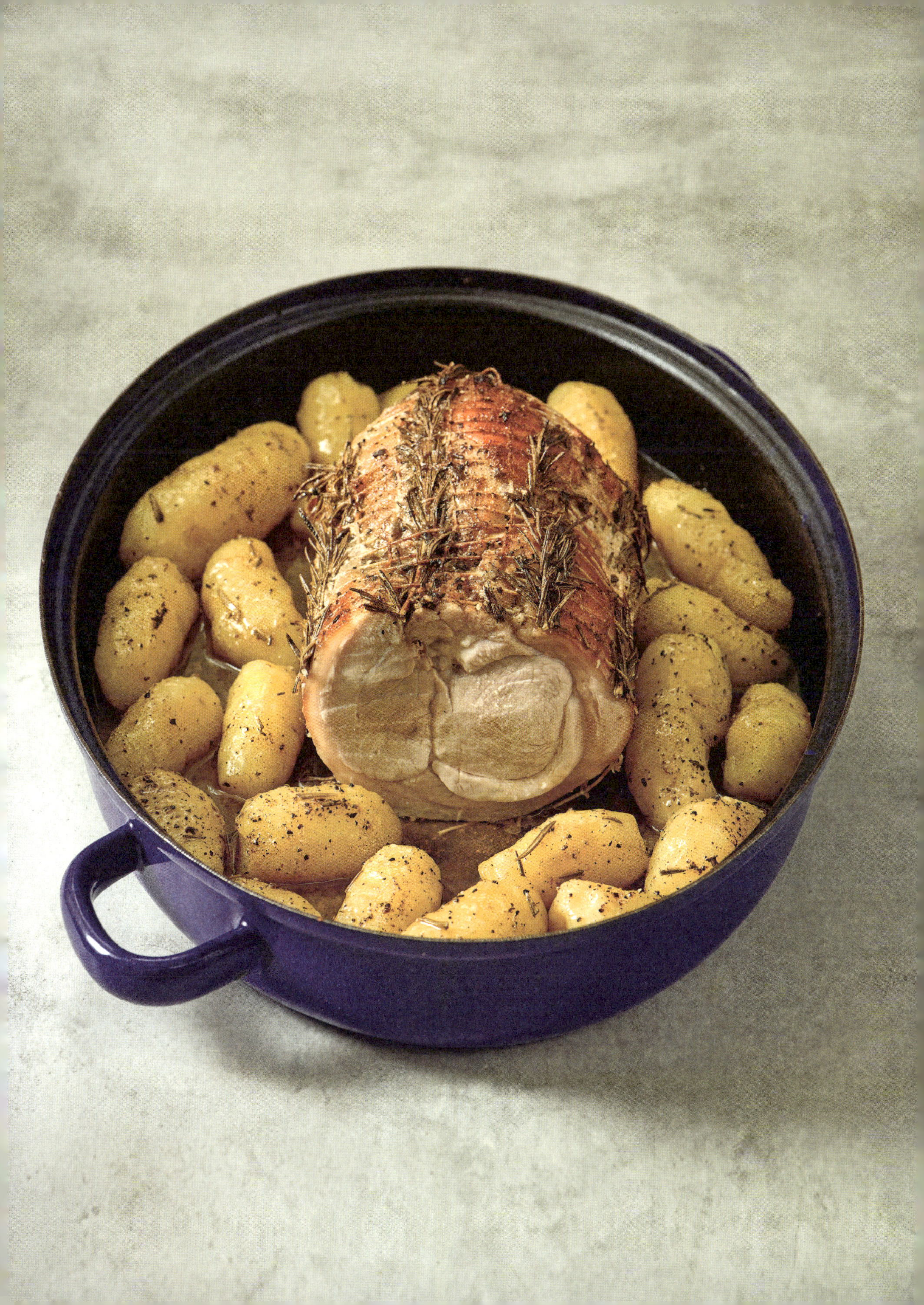

Portugiesisches Schweinefleisch mit Muscheln

Für 4 Personen | Zubereitungszeit: ca. 45 Minuten plus mindestens 2 Stunden Marninierzeit

Für das portugiesische Schweinefleisch mit Muscheln

800 g Schweinefleisch (aus der Keule)
4 Knoblauchzehen
1 EL Rosenpaprika
3 EL Paprikapaste (alternativ Ajvar)
2 getrocknete Lorbeerblätter
2 EL Olivenöl
300 ml trockener Weißwein
Salz
frisch gemahlener schwarzer Pfeffer
1 kg festkochende Kartoffeln
4 EL Butterschmalz
200 g küchenfertige Venusmuscheln

Zum Anrichten

Saft von 1 Zitrone
12 halbierte, schwarze Oliven, entsteint

Portugiesisches Schweinefleisch mit Muscheln

Das Fleisch in 3 cm große Würfel schneiden. Den Knoblauch abziehen und in einem Mörser zu einer Paste zerdrücken. Die Lorbeerblätter zerbröseln. Die Knoblauchpaste, das Paprikapulver, die Paprikapaste, die zerbröselten Lorbeerblätter, das Olivenöl, den Wein, Salz und Pfeffer zu einer Marinade verrühren. Die Fleischwürfel in einer großen Schüssel mit der Marinade gut vermengen. Die Schüssel abgedeckt kühl stellen und die Marinade mindestens 2 Stunden einziehen lassen.

Die Kartoffeln schälen, in 2 cm große Würfel schneiden und etwa 15 Minuten in kaltes Wasser legen, um den Stärkegehalt zu senken. Vor der Weiterverwendung die Kartoffeln gut abtropfen lassen und zwischen 2 Lagen Küchenpapier gut abtrocknen. In einer tiefen Pfanne 2 EL Butterschmalz erhitzen und die gut abgetrockneten Kartoffelwürfel goldbraun und knusprig braten. Die Pfanne beiseitestellen.

Die Muscheln waschen, gegebenenfalls Bartfasern entfernen und bereits geöffnete Muscheln, die sich auch nach leichtem Klopfen nicht schließen, aussortieren. In einer großen Pfanne mit Deckel das restliche Butterschmalz (2 EL) erhitzen und die marinierten Fleischwürfel goldbraun anbraten und bei mittlerer Hitze fertig garen. Dann die Marinade zugießen und 2 Minuten weiterköcheln lassen. Anschließend die Muscheln zum Fleisch geben und den Deckel auf die Pfanne legen. Nach 3 Minuten Garzeit kontrollieren, ob sich alle geöffnet haben. Nicht geöffnete Muscheln wegwerfen. Vor dem Servieren nochmals mit Salz und Pfeffer abschmecken und die knusprigen Kartoffelwürfel unterheben.

Anrichten

Das Schweinefleisch auf vorgewärmte Teller verteilen, mit einem Spritzer Zitronensaft beträufeln und die halbierten Oliven darüberstreuen.

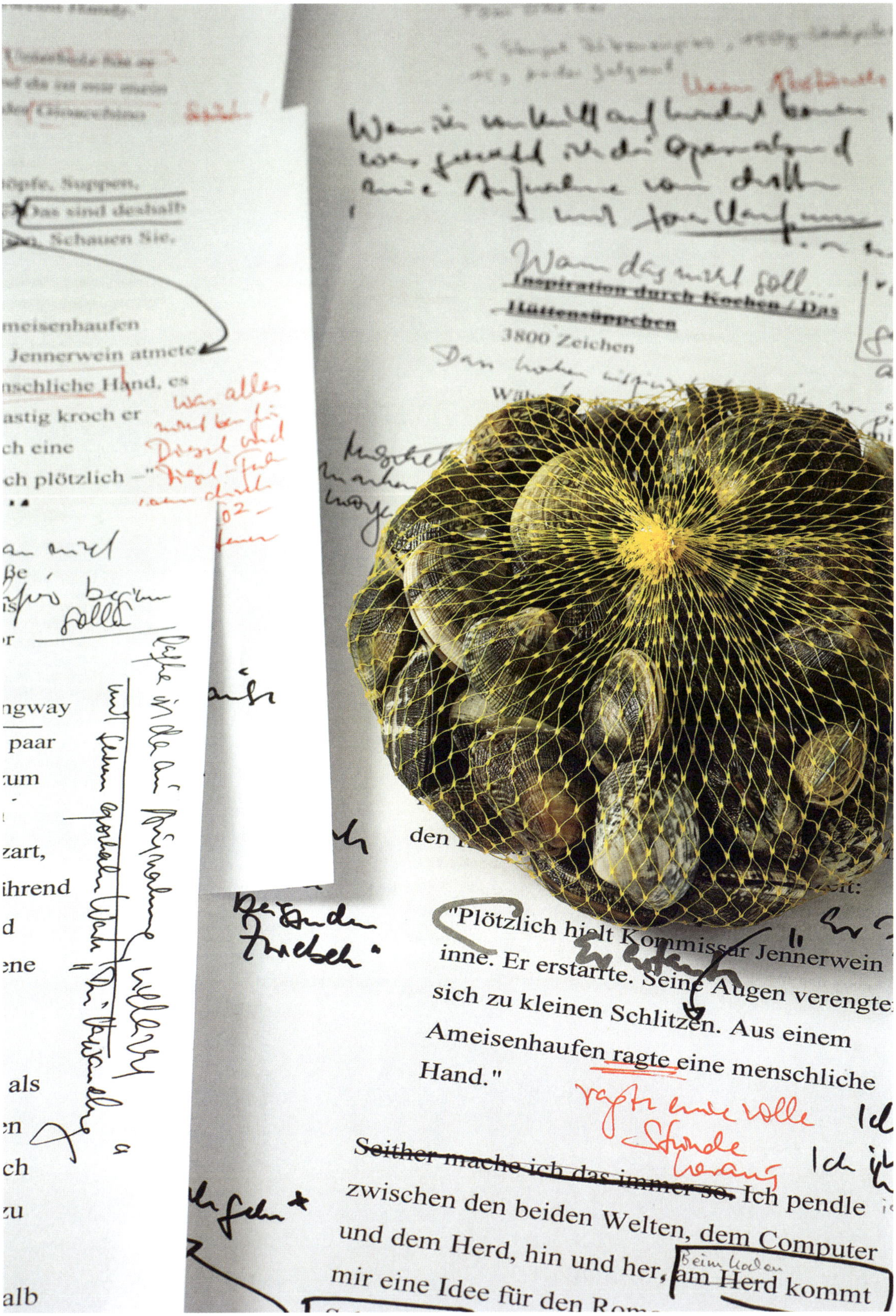
Inspiration durch Kochen / Das
Hüttensüppchen
3800 Zeichen
"Plötzlich hielt Kommissar Jennerwein
inne. Er erstarrte. Seine Augen verengten
sich zu kleinen Schlitzen. Aus einem
Ameisenhaufen ragte eine menschliche
Hand."
Seither mache ich das immer so. Ich pendle
zwischen den beiden Welten, dem Computer
und dem Herd, hin und her, am Herd kommt
mir eine Idee für den Rom

Szegediner Gulasch

Für 4 Personen | Zubereitungszeit: ca. 3 Stunden plus 2 Stunden Marinierzeit

Für das Szegediner Gulasch

500 g Schweinefleisch aus der Schulter
2 EL neutrales Pflanzenöl
2 EL Pimentón de la Vera dulce (geräuchertes, mildes Paprikapulver)
½ TL Pimentón de la Vera picante (geräuchertes, scharfes Paprikapulver)
125 g durchwachsener Bauchspeck
250 g Zwiebeln
3 Knoblauchzehen
400 g frische Tomaten
2 EL Butterschmalz
1 TL Tomatenmark
150 ml trockener Rotwein
Salz
frisch gemahlener schwarzer Pfeffer
1 TL Kümmelsamen
1 Lorbeerblatt
2 Zweige Thymian
Gemüsebrühe nach Bedarf
350 g Sauerkraut
3 Stengel glatte Petersilie

Zum Anrichten

125 g saure Sahne

Szegediner Gulasch

Das Fleisch in mundgerechte Stücke schneiden und in eine Schüssel geben. Das Öl und die beiden Paprikasorten zu einem Würzöl vermischen. Die Fleischwürfel mit dem Paprikaöl vermischen und abgedeckt im Kühlschrank 2 Stunden marinieren.

Den Speck klein würfeln. Die Zwiebeln abziehen und in Streifen schneiden. Den Knoblauch abziehen und mit der flachen Seite eines großen Messers andrücken. Die Tomaten auf der Blütenansatzseite mit einem spitzen Messer einritzen. Zum Häuten der Tomaten einen großen Topf mit Wasser zum Kochen bringen. Die eingeritzten Tomaten kurz eintauchen und mit einem Schaumlöffel wieder herausholen. Jetzt sollte sich die Haut der Tomaten leicht abziehen lassen. Die Tomaten würfeln.

Das Butterschmalz in einem Schmortopf erhitzen, das Fleisch portionsweise scharf anbraten und dann wieder herausnehmen. Die Speckwürfel, den Knoblauch und die Zwiebeln zugeben und glasig schwitzen. Das Tomatenmark zufügen und kurz mitbraten. Anschließend das Fleisch wieder in den Topf geben. Mit dem Rotwein ablöschen und den Kümmel sowie das Lorbeerblatt dazugeben. Mit Salz und Pfeffer würzen. Die Tomatenwürfel und den Thymian zugeben und alles zusammen zugedeckt bei milder Hitze etwa 2 Stunden köcheln lassen. Gelegentlich kontrollieren und bei Bedarf etwas Gemüsebrühe zugeben.

Das zerpflückte Sauerkraut zugeben und nochmals 30 Minuten weiterköcheln. Die Petersilie waschen, trockenschütteln, die Blätter abzupfen und fein hacken. Vor dem Servieren nochmals mit Salz und Pfeffer abschmecken und die gehackte Petersilie dazugeben.

Anrichten

Das Szegediner Gulasch auf vorgewärmte, tiefe Teller verteilen und jeweils mit einem Klecks saurer Sahne servieren.

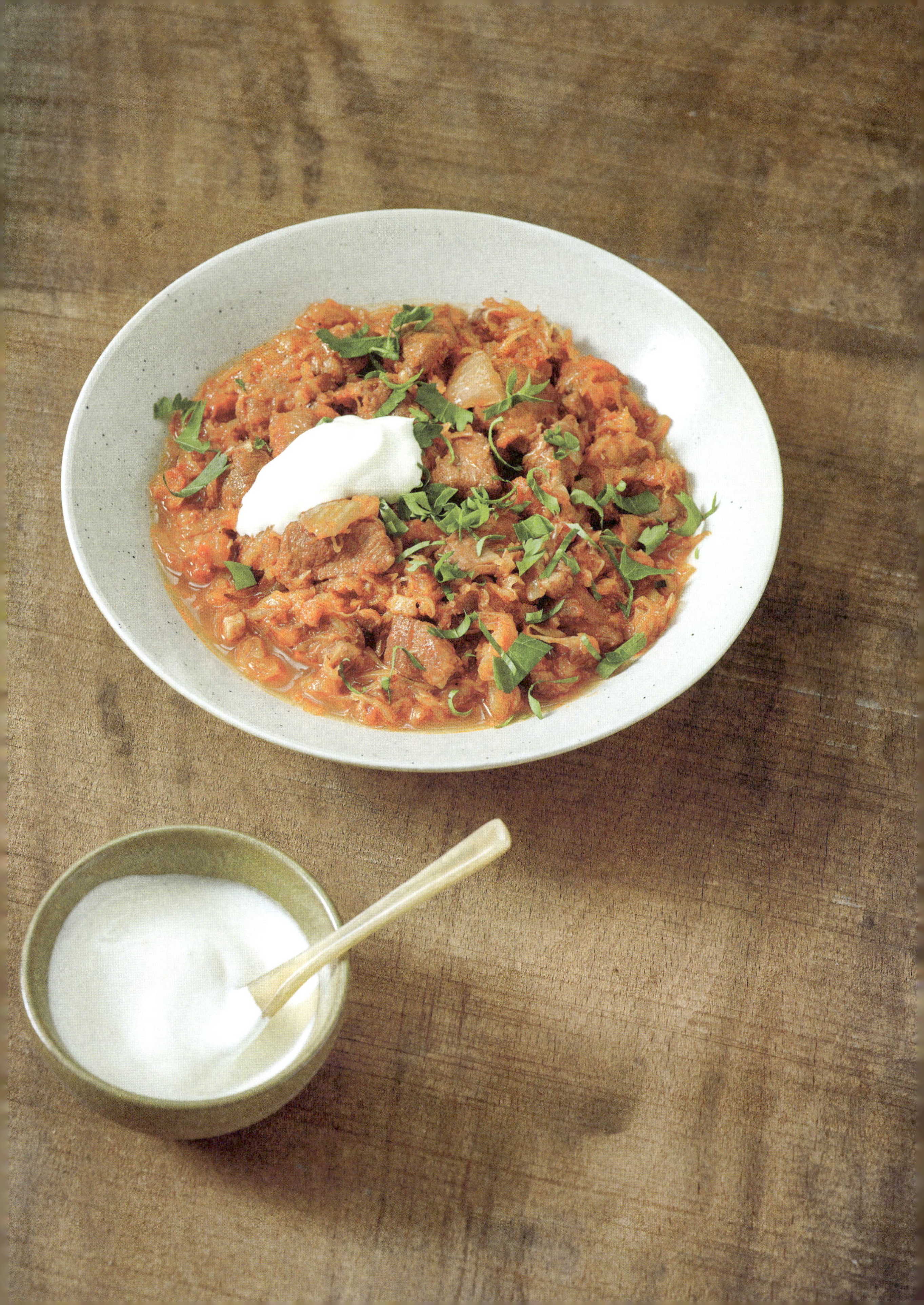

Niederbayrisches Kümmelfleisch

Für 4 Personen | Zubereitungszeit: ca. 1 Stunde

Für das Kümmelfleisch

500 g Schweinefleisch (aus der Keule)
1 Zwiebel
3 El Butterschmalz
1 EL Kümmelsamen
100 g geriebenes Schwarzbrot
300 ml Dunkelbier
Salz
frisch gemahlener schwarzer Pfeffer
125 g saure Sahne

Zum Anrichten

Salzkartoffeln
gemischter Salat

Kümmelfleisch

Das Fleisch in gleichmäßig große Würfel schneiden. Die Zwiebel abziehen und fein hacken.

Das Butterschmalz in einem Schmortopf erhitzen und die Fleischwürfel und die Zwiebeln unter Rühren kräftig anbraten. Den Kümmel und das geriebene Brot dazugeben und mit dem Bier ablöschen. Mit Salz und Pfeffer würzen. Den Topf abdecken und das Kümmelfleisch bei milder Hitze 45 Minuten schmoren. Dabei gelegentlich kontrollieren und bei Bedarf noch etwas Bier nachgießen. Vor dem Servieren die saure Sahne unterrühren.

Anrichten

Das Kümmelfleisch auf vorgewärmte Teller verteilen. Die Beilagen mit einem Glas Dunkelbier dazu servieren.

» **Das Spurenverwischen ist eine hohe Kunst.** Da macht jeder Fehler. Denn das Spurenverwischen der gemachten Spuren macht mehr Spuren, als die gemachten Spuren gemacht haben.

Hansjochen Becker, niederbayrischer Spurensicherer in Jennerweins Team mit einem Faible für Deftiges «

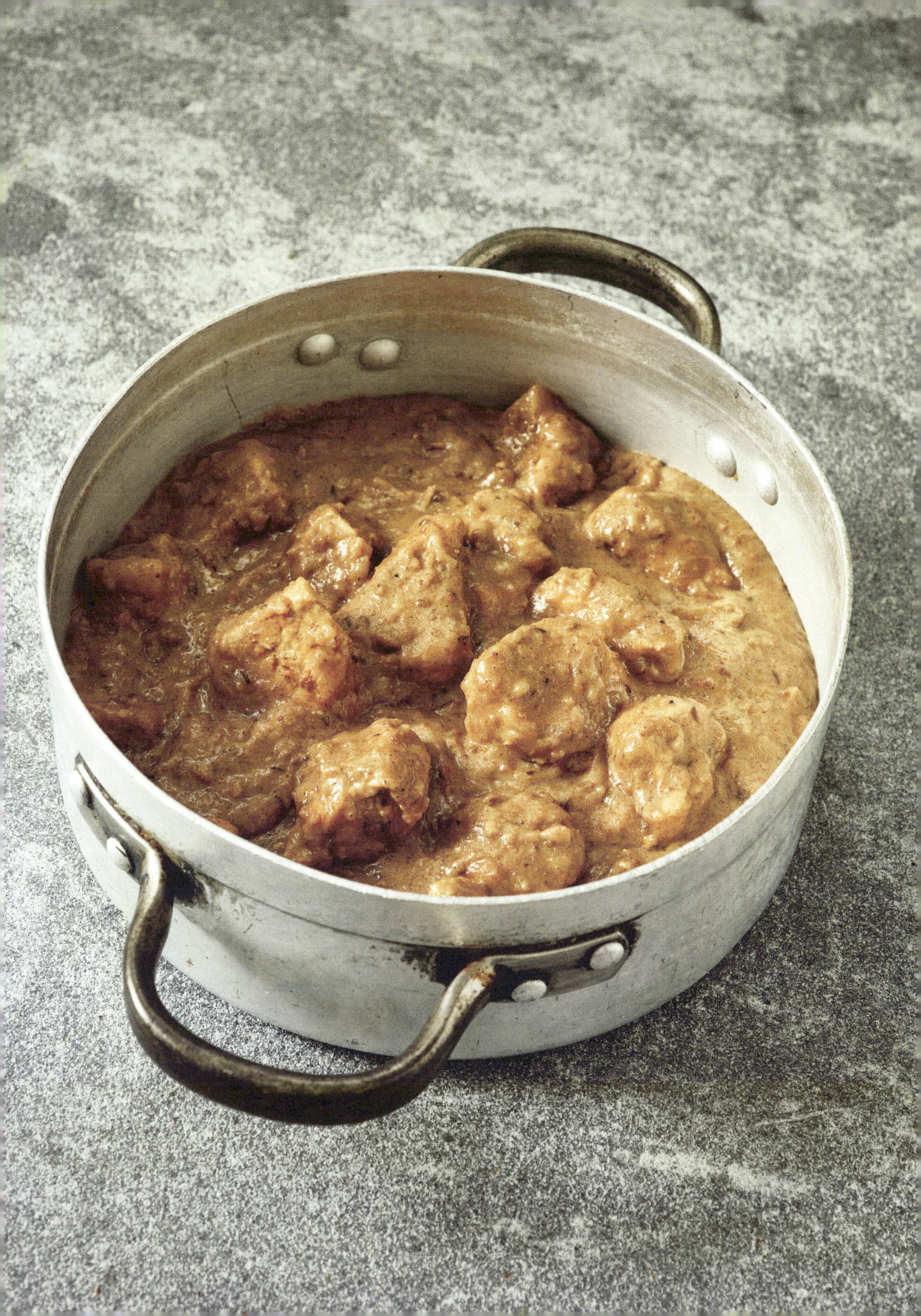

Tortilla mit Spargel und Chorizo

Für 4 Personen | Zubereitungszeit: ca. 40 Minuten

Für die Tortilla

500 g Spargel (grüner, dünner weißer oder gemischt)
1 Zwiebel
½ Bund glatte Petersilie
1 TL Kurkuma
8 Eier
Salz
frisch gemahlener schwarzer Pfeffer
2 EL Olivenöl
200 g Chorizo (nicht zu dünn geschnitten)

Tortilla

Den weißen Spargel vollständig, den grünen Spargel nur im unteren Drittel schälen. Die unteren, angetrockneten Enden abschneiden. Die Spargelstangen schräg in 4 cm lange Stücke schneiden. Die Zwiebel abziehen, halbieren und in Streifen schneiden. Die Petersilie waschen, trockenschütteln, die Blätter abzupfen und fein hacken. Die Eier mit ⅔ der Petersilie in einer Schüssel gut verrühren und mit Kurkuma, Salz und Pfeffer würzen. In einer großen, ofenfesten Pfanne das Öl erhitzen und die Chorizo mit der Zwiebel unter Rühren 3 Minuten braten. Die Spargelstücke mit in die Pfanne geben und bei mittlerer Temperatur den Spargel 8 Minuten bissfest braten. Die Eimasse in die Pfanne gießen und die Pfanne für ca. 15 Minuten auf der mittleren Schiene in den auf 180 °C vorgeheizten Backofen (Ober-/Unterhitze) stellen. Vor dem Servieren die Tortilla vierteln.

Anrichten

Jeweils ein Tortillaviertel auf die vorgewärmten Teller legen und mit der restlichen Petersilie bestreut servieren.

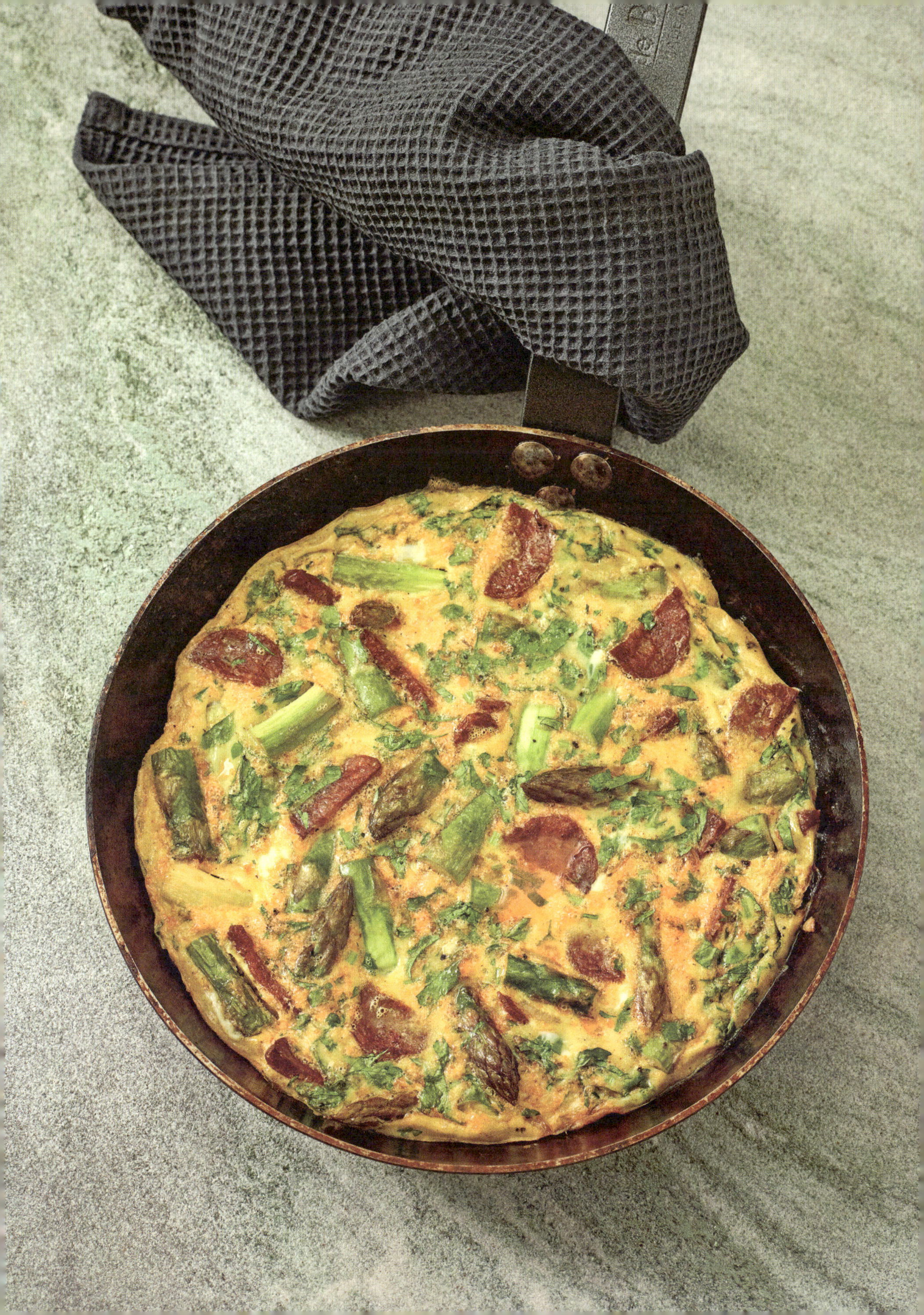

Spargelröllchen

Für 4 Personen | Zubereitungszeit: ca. 30 Minuten

Für die Spargelröllchen

12 dicke Stangen weißer Spargel
12 Scheiben Käse
(zum Beispiel Gouda)
12 Scheiben gekochter Schinken
Weizenmehl Type 405
2 Eier
Semmelbrösel
5 EL Butterschmalz

Zum Anrichten

gemischter Salat

Spargelröllchen

Den Spargel schälen und gegebenenfalls die holzigen Enden abschneiden. Die Spargelstangen einzeln zuerst in Käsescheiben, dann in Schinkenscheiben einwickeln. Eine Panierstraße aufbauen und die eingewickelten Spargelstangen mit Mehl, verquirltem Ei und Semmelbrösel panieren. Das Butterschmalz in einer großen Bratpfanne erhitzen und die Spargelröllchen möglichst schwimmend braten.

Anrichten

Je drei Spargelröllchen auf die vorgewärmten Teller legen und zusammen mit dem Salat servieren.

Tipp

Für eine vegetarische Variante kann der Schinken einfach weggelassen werden.

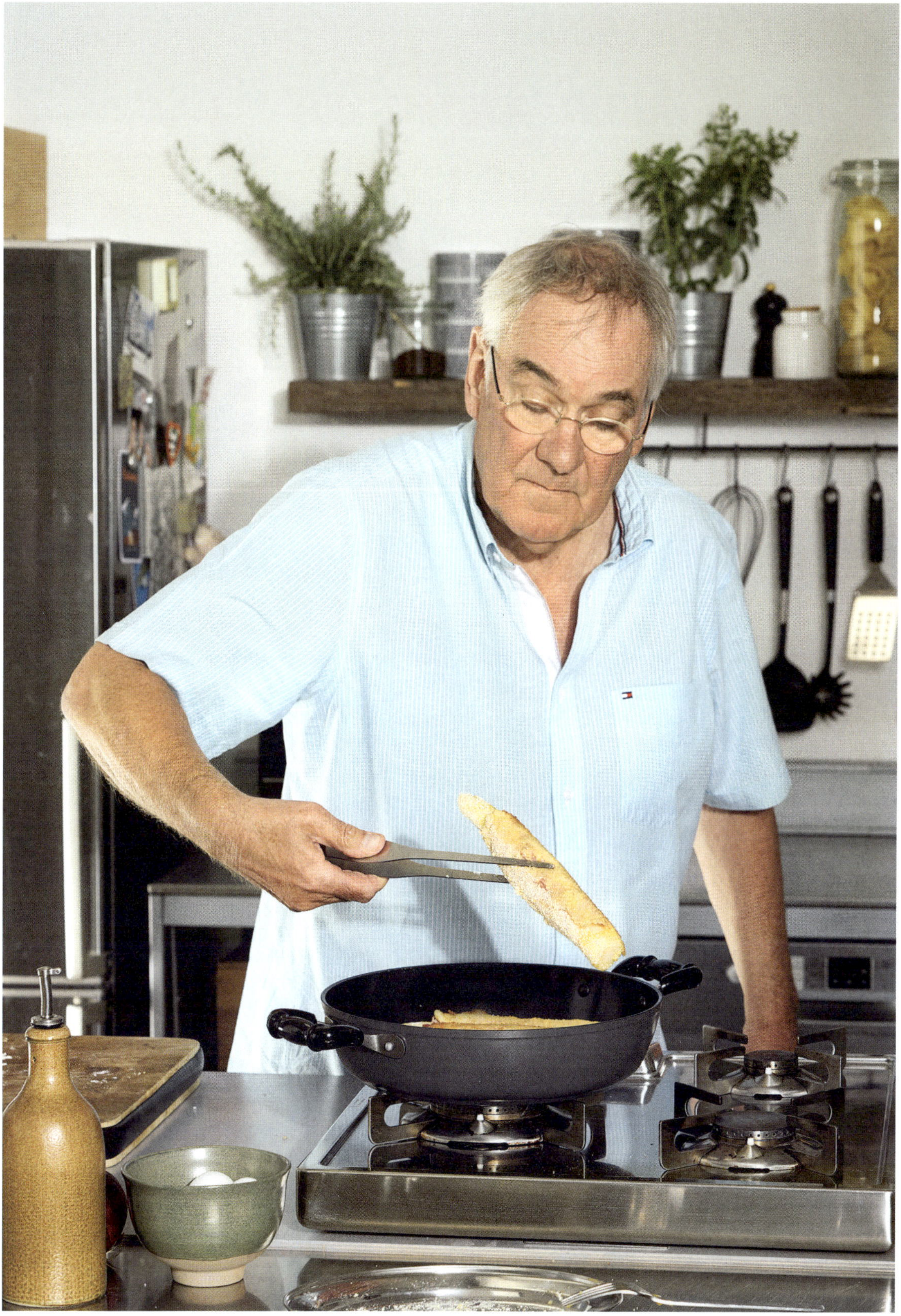

Lamm-Bolognese nach Mama Jennerwein

Für 4 Personen | Zubereitungszeit: ca. 3–6 Stunden

Für die Lamm-Bolognese

2 große Zwiebeln
3 Karotten
3 Stangen Staudensellerie
125 g Butter
1 Schuss Olivenöl
600 g frische Eiertomaten (San Marzano, alternativ Konserve)
1 kg Lammhackfleisch
1 Schuss trockener Weißwein
400 ml Milch
3 Knoblauchzehen
3 Peperoncini
½ TL Selleriesamen
Meersalz
frisch gemahlener schwarzer Pfeffer

Zum Anrichten

al dente gekochte Spaghetti

Lamm-Bolognese

Die Zwiebeln abziehen, die Karotten schälen und den Staudensellerie putzen. Das Gemüse fein würfeln. Die Butter zusammen mit dem Olivenöl in einer Pfanne bei mittlerer Temperatur erhitzen und die Gemüsewürfel darin glasig schwitzen. Das Gemüse bei niedriger Temperatur in etwa 30 Minuten weich dünsten. Dabei darauf achten, dass das Gemüse nicht zu heiß wird und anfängt zu braten. Das entstandene Sofritto beiseitestellen.

Die Tomaten auf der Blütenansatzseite mit einem spitzen Messer einritzen. Zum Häuten der Tomaten einen großen Topf mit Wasser zum Kochen bringen. Die eingeritzten Tomaten kurz eintauchen und mit einem Schaumlöffel wieder herausholen. Jetzt sollte sich die Haut der Tomaten leicht abziehen lassen. Die Tomaten grob hacken.

In einer Pfanne das Lammhackfleisch scharf anbraten, mit dem Weißwein ablöschen und dabei Bratrückstände vom Pfannenboden ablösen. Die Milch aufgießen und aufkochen lassen. Anschließend die Tomaten zugeben und erneut aufkochen. Den Knoblauch abziehen. Die Peperoncini waschen, nach Belieben entkernen und zerstampfen. Das Sofritto, den Knoblauch und die Peperoncini zum Fleisch geben. Die Selleriesamen mörsern und ebenfalls zugeben. Die Sauce unter gelegentlichem Umrühren mindestens 2 Stunden, besser 5 Stunden köcheln lassen. Zum Schluss mit Salz und Pfeffer abschmecken.

Anrichten

Die Spaghetti auf vorgewärmte, tiefe Teller verteilen und die Lamm-Bolognese darüberschöpfen.

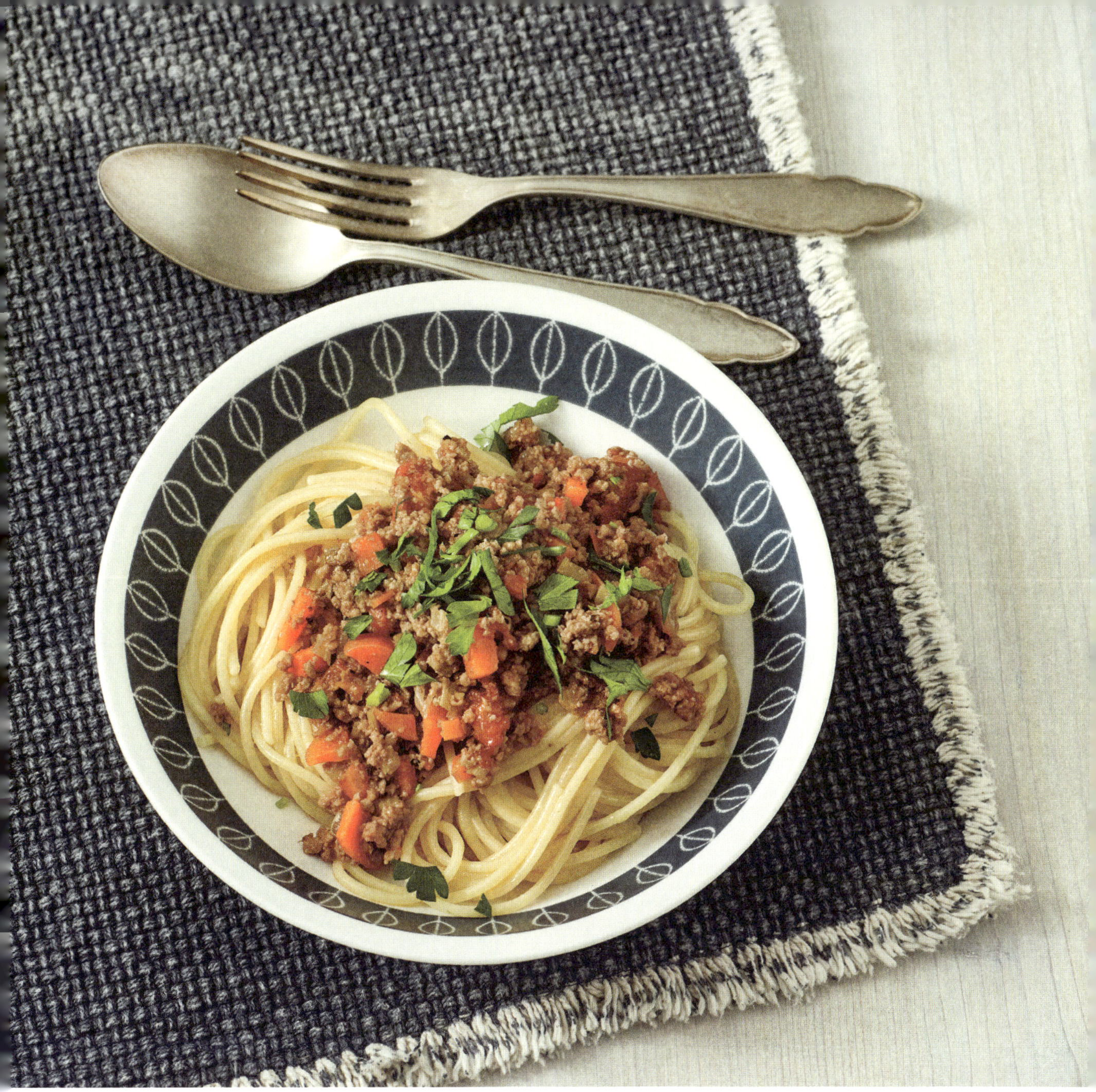

» **Als Jennerwein das Rezept mit dem Foto der Lamm-Bolognese sah, stieg sofort eine Kindheitserinnerung in ihm auf.** Seine Mutter machte die beste Lamm-Bolo der Welt. Jennerwein, der momentan eigentlich im nüchternen Ermittlermodus war, lief das Wasser im Mund zusammen. Schon glaubte er den eleganten, feinwürzigen Geruch der Bolognese zu vernehmen und das sanfte Zischen zu hören, wenn die Mutter ein Stück gelbsatte Bauernbutter auf die glänzenden heißen Nudeln gleiten ließ. Jennerwein konnte sich nicht dagegen wehren. Er schluckte. Entschlossen ging er um den Herd herum … Dort lag ein weiteres Mordopfer, zusammengekauert, mit verdrehten Gliedmaßen. «

Zimt-Dattel-Couscous mit Lamm-Spießchen

Für 4 Personen | Zubereitungszeit: ca. 45 Minuten

Für den Zimt-Dattel-Couscous

100 g Datteln
6 EL geschälte Mandelkerne
60 g Sultaninen
½ TL gemahlener Zimt
350 ml Gemüsebrühe
180 g Instant-Couscous
2 EL neutrales Pflanzenöl
2 EL Butter
Saft von 1 Orange
Salz
frisch gemahlener schwarzer Pfeffer
Cayenne-Pfeffer
gemahlener Kreuzkümmel
Ras al-Hanout (nordafrikanische Gewürzmischung; siehe Rezept Seite 183)

Für die Lamm-Spießchen

400 g Lammfleisch (aus der Haxe oder dem Rücken)
4 EL Olivenöl
4 Knoblauchzehen, fein gehackt
Salz
frisch gemahlener schwarzer Pfeffer
Cayennepfeffer
Paprikapulver
Ras al-Hanout
3 EL neutrales Pflanzenöl
1 Zwiebel
1 Bund glatte Petersilie

Zimt-Dattel-Couscous

Die Datteln in Streifen schneiden. Die Mandelkerne grob hacken. Den Zimt mit der Brühe aufkochen. Den Couscous und das Öl zugeben und bei ausgeschalteter Platte zugedeckt 4 Minuten quellen lassen. 2 EL Butter in einer Pfanne erhitzen und die gehackten Mandeln, die Sultaninen und die Dattelstreifen darin anrösten. Mit dem Orangensaft ablöschen und mit Salz, Pfeffer, Cayennepfeffer, Kreuzkümmel und Ras al-Hanout nach Geschmack würzen. Den Pfanneninhalt unter den Couscous mischen und dabei mit der Gabel auflockern.

Lamm-Spießchen

Das Lammfleisch in Würfel schneiden und in eine Schale füllen. 3 EL Olivenöl mit den Gewürzen sowie der Hälfte des fein gehackten Knoblauchs verrühren und das Würzöl dann gut mit den Fleischwürfeln vermengen. Die Fleischstücke auf Spieße stecken. Eine Grillpfanne mit dem Pflanzenöl einfetten und erhitzen. Die Fleischspieße rundherum braten.

Die Zwiebel abziehen, halbieren und in feine Streifen schneiden. Das restliche Olivenöl (1EL) in einer Pfanne erhitzen. Die Zwiebelstreifen und den restlichen Knoblauch darin glasig schwitzen. Die Petersilie waschen, trockenschütteln, die Blätter abzupfen und fein hacken. Die Petersilie in die Pfanne geben und kurz mitbraten.

Anrichten

Den Couscous auf vorgewärmte Teller verteilen und die Lamm-Spießchen darauf anrichten. Die Petersilien-Zwiebel-Mischung darübergeben. Nach Belieben mit Tomaten- und Zitronenvierteln garniert servieren.

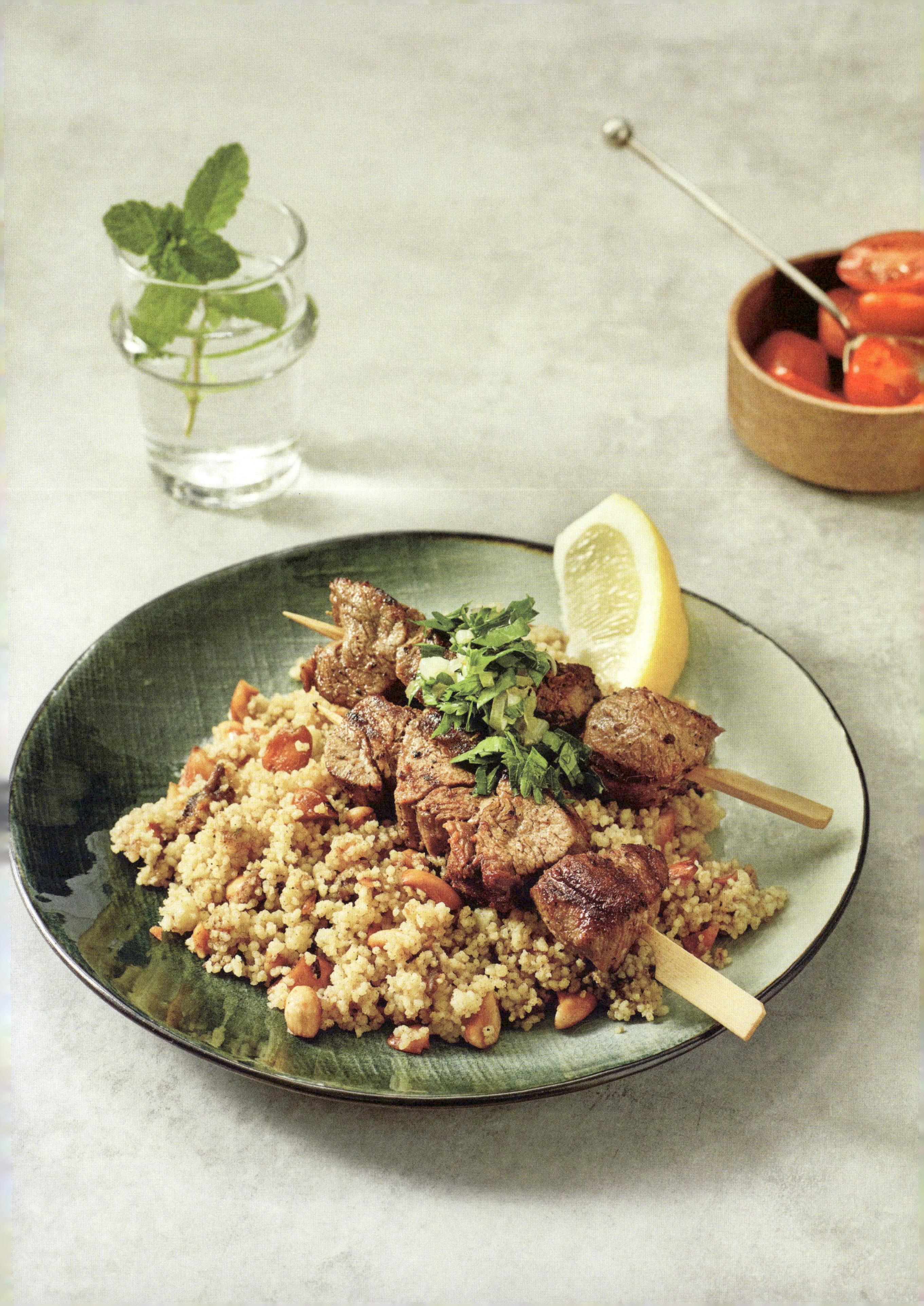

Rosa gebratener Rehrücken

Für 4 Personen | Zubereitungszeit: ca. 3 Stunden

Für den Rehrücken

1,8 kg Rehrücken mit Knochen
2 Zwiebeln
2 Karotten
180 g Knollensellerie
2 EL Olivenöl
1 EL Puderzucker
2 EL Tomatenmark
400 ml kräftiger trockener Rotwein
100 ml dunkler Portwein
2 l leicht gesalzener Wildfond (alternativ Gemüse- oder Kalbsfond)
2 TL Speisestärke (optional)
6 Pimentkörner
1 Lorbeerblatt
10 Wacholderbeeren
5 getrocknete Zimtblüten (alternativ ½ Zimtstange)
Schalenabrieb von ½ unbehandelten Zitrone
Schalenabrieb von ½ unbehandelten Orange
1 EL eingemachte Preiselbeeren
Salz
frisch gemahlener schwarzer Pfeffer
15 g kalte Butterflocken
2 EL neutrales Pflanzenöl
2 EL Butter
2 TL Wildgewürz plus optional etwas mehr für die Sauce

Rehrücken

Den Rehrücken auf beiden Seiten mit einem Ausbeinmesser sauber parieren und die Abschnitte (Parüren) beiseitestellen. Dann die Muskelstränge vom Knochen lösen und die Lachse beiseitestellen. Den Rehrücken wenden und die beiden Filetstränge auf der Unterseite auslösen. Die Filetstränge zu den Rehlachsen legen und abgedeckt beiseitestellen.

Für die Sauce die Knochen vorsichtig mit einem Küchenbeil in Stücke hacken und zusammen mit den beiseitegestellten Parüren auf einem Backblech ausgebreitet im auf 220 °C vorgeheizten Backofen (Ober-/Unterhitze) auf der mittleren Schiene für 30 Minuten bräunen. Die Zwiebeln abziehen, die Karotten und den Sellerie schälen. Das Wurzelgemüse in etwa 2 cm große Würfel schneiden. 2 EL Olivenöl in einem großen Schmortopf bei mittlerer Temperatur erhitzen, das Gemüse darin anbraten und dann herausnehmen. Den Puderzucker in den Topf geben und karamellisieren lassen. Das Tomatenmark zugeben und unter Rühren anbräunen. Anschließend mit je ein Drittel des Rotweins und des Portweins ablöschen und sirupartig einkochen lassen. Diesen Vorgang noch zweimal wiederholen. Die gebräunten Knochen aus dem Backofen sowie das angebratene Gemüse zugeben, mit dem Wildfond auffüllen und knapp unter dem Siedepunkt 2–2,5 Stunden köcheln lassen.

Die Sauce dann durch ein Sieb in einen Topf gießen, dabei das Gemüse gut ausdrücken. Die Sauce auf die Hälfte einkochen lassen. Bei Bedarf die Speisestärke in 2 EL kaltem Wasser auflösen und unter Rühren in

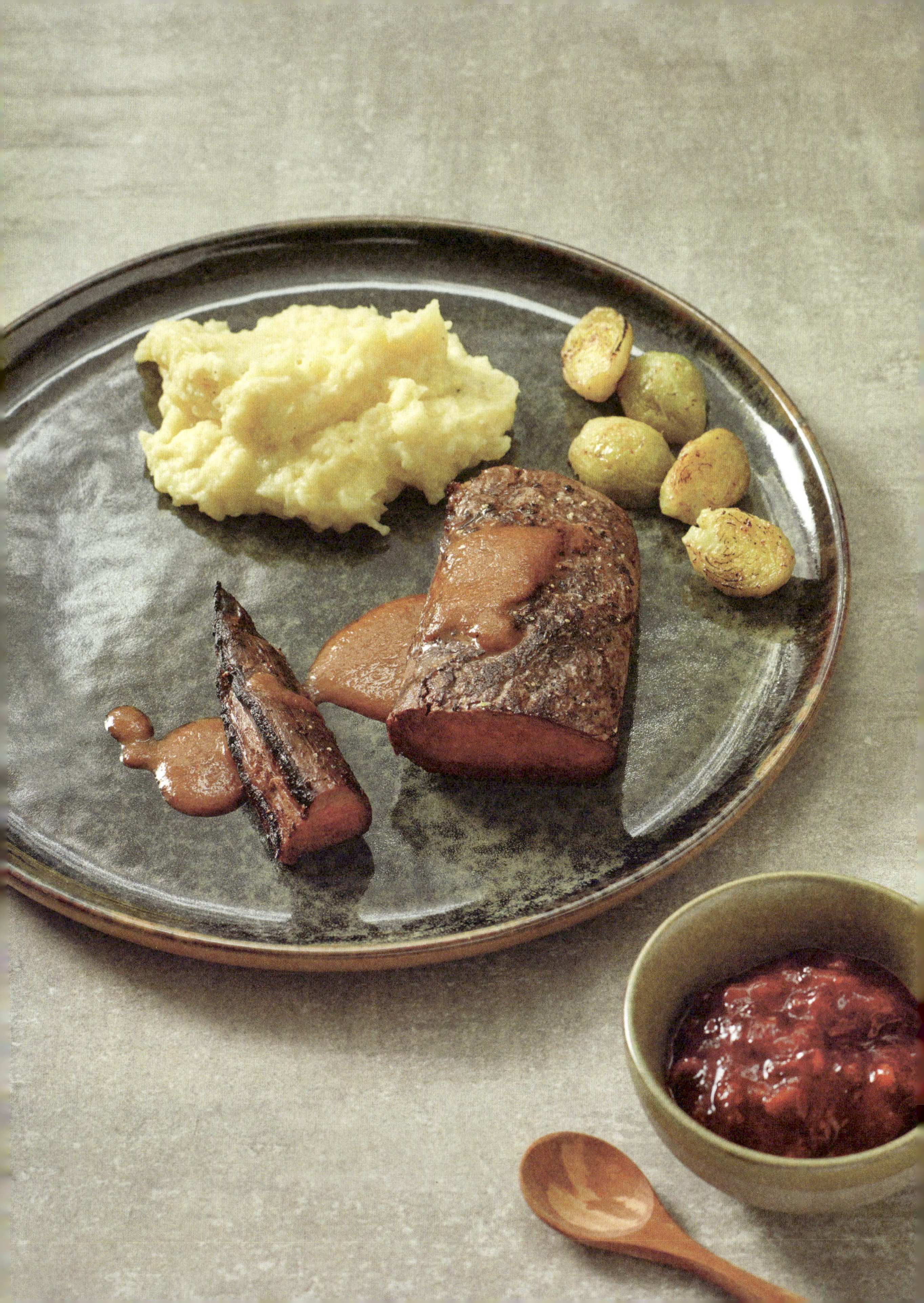

Zum Anrichten

Kartoffel-Sellerie-Püree
Rosenkohl
eingemachte Preiselbeeren (optional)

die kochende Sauce geben. Die Pimentkörner, den Lorbeer, die leicht angedrückten Wacholderbeeren und die Zimtblüten in ein Gewürzsäckchen füllen und in die Sauce geben. Die abgeriebene Zitronen- und Orangenschale zufügen und die Sauce noch weiter 5 Minuten köcheln lassen. Das Gewürzsäckchen entfernen und die Preiselbeeren unterrühren. Die Sauce mit Salz, Pfeffer und nach Geschmack mit etwas Wildgewürz abschmecken. Zum Schluss die kalten Butterflocken unterrühren (Die Sauce sollte dann nicht mehr kochen).

Für den Rehrücken 2 EL Pflanzenöl in einer Pfanne erhitzen und die Rehlachse bei etwas über mittlerer Hitze rundherum anbraten. Das Fleisch aus der Pfanne nehmen, auf das Backofengitter auf der mittleren Schiene in den auf 100 °C vorgeheizten Backofen (Ober-/Unterhitze) legen und 45 Minuten ziehen lassen, dabei ein Abtropfblech unter das Gitter schieben.

Kurz vor dem Servieren die Butter in einer Pfanne zerlassen, mit Wildgewürz, Salz und Pfeffer kräftig würzen und die Filetstränge kurz darin anbraten. Die Hitze reduzieren und die Rehlachse aus dem Ofen bei mittlerer Hitze darin wälzen. Zum Servieren die Rehlachse und -filets jeweils quer halbieren.

Anrichten

Das Kartoffel-Sellerie-Püree und den Rosenkohl auf den vorgewärmten Tellern anrichten. Die Fleischtranchen anlegen und etwas von der Sauce darüberträufeln. Die restliche Sauce in einer Sauciere auf den Tisch stellen. Nach Belieben noch eine Schale mit Preiselbeeren dazu reichen.

Tipp

Das Auslösen der Rehlachse und -filets sowie das Hacken der Knochen kann man auch auf Nachfrage beim Fleischverkäufer vorbereiten lassen.

Kaninchenkeulen

Für 4 Personen | Zubereitungszeit: ca. 3 Stunden plus 2 Tage Marinierzeit

Für die Kaninchenkeulen

4 Zweige Rosmarin
10 Zweige Thymian
4 Knoblauchzehen
10 Gewürznelken
15 Pimentkörner
25 Pfefferkörner
24 Wacholderbeeren
2 TL Bockshornkleesamen
4 Kaninchenkeulen
100 ml Olivenöl
2 Karotten
4 Schalotten
4 mittlere Zwiebeln
4 EL Butterschmalz
Salz
frisch gemahlener schwarzer Pfeffer
4 EL Tomatenmark
150 ml dunkler Portwein
500 ml trockener Rotwein
500 ml Waldpilzfond
4 EL Johannisbeergelee

Kaninchenkeulen

Den Rosmarin und den Thymian waschen und trockenschütteln. Die Rosmarinadeln bzw. Thymianblättchen abzupfen und fein hacken. Den Knoblauch abziehen und in feine Scheiben schneiden. Die Nelken, den Piment, die Pfefferkörner und die Hälfte der Wacholderbeeren grob mörsern. Die Kräuter und Gewürze gut mit den Bockshornkleesamen zu einer Würzmischung vermischen. Die Kaninchenkeulen parieren und auf allen Seiten mit der Würzmischung einreiben. Die Keulen zusammen mit dem Olivenöl in einen Gefrierbeutel geben und diesen gut verschließen. Das Fleisch im Kühlschrank zwei Tage marinieren.

Dann die Kaninchenkeulen aus dem Beutel nehmen. Die Marinade vorsichtig abstreifen, auffangen und beiseitestellen. Die Zwiebeln abziehen, die Karotten und den Sellerie schälen. Das Wurzelgemüse in etwa 2 cm große Würfel schneiden. In einem Bräter das Butterschmalz erhitzen und die Keulen von allen Seiten nicht zu heiß anbraten. Wieder herausnehmen und beiseitestellen. Dann das Wurzelgemüse anbraten.

Das Tomatenmark zufügen und kurz mitrösten. Anschließend mit je einem Drittel des Rotweins und des Portweins ablöschen und sirupartig einkochen lassen. Diesen Vorgang noch zweimal wiederholen. Danach mit dem Waldpilzfond aufgießen. Die Keulen zusammen mit der beiseitegestellten Marinade in den Bräter geben. Die restlichen Wacholderbeeren (12 Stück) andrücken und dazugeben. Nur leicht mit Salz und Pfeffer würzen.

Zum Anrichten

Kartoffelpüree oder Semmelknödel
Wirsinggemüse oder Rotkohl

Den geschlossenen Bräter auf der zweiten Schiene von unten in den auf 200 °C vorgeheizten Backofen (Ober-/Unterhitze) stellen und die Temperatur sofort auf 160 °C reduzieren. Nach 1 Stunde die Temperatur auf 130 °C zurückschalten und nochmals 1,5–2 Stunden (je nach Größe der Keulen) schmoren lassen.

Die Keulen herausnehmen und abgedeckt im ausgeschalteten Backofen warm halten. Die Bratensauce mit einem Stabmixer oder umgefüllt in einen Standmixer pürieren (durch das Gemüse erhält die Sauce Bindung). Die Sauce nochmals aufkochen und mit Johannisbeergelee abrunden. Vor dem Servieren mit Salz und Pfeffer abschmecken.

Anrichten

Die Keulen auf die vorgewärmten Teller verteilen und mit reichlich Sauce übergießen. Die gewählten Beilagen daneben anrichten.

» **Der freundliche Oberkellner Jacques brachte uns eine lecker aussehende Suppe, in der herrliche Steinpilze schwammen.** Und dann die Überraschung! Es waren überhaupt keine Steinpilze, sondern Rinderfiletspitzen, die wie Steinpilze zugeschnitten und gefärbt worden waren. Täuschend echt! Das ist die Philosophie von Hubschmidt's, sagte Jacques: Nichts ist, wie es scheint. Ein saftiges Steak, und als wir hineinbissen, bestand es aus Milchschokolade. Zwei Kugeln Zitroneneis mit Sahne, aber es waren Selleriestücke mit Meerrettichsauce. Und dann Kaninchenkeulen – die Überraschung war diesmal die, dass es wirklich Kaninchenkeulen waren!

Hubert S., Tatverdächtiger «

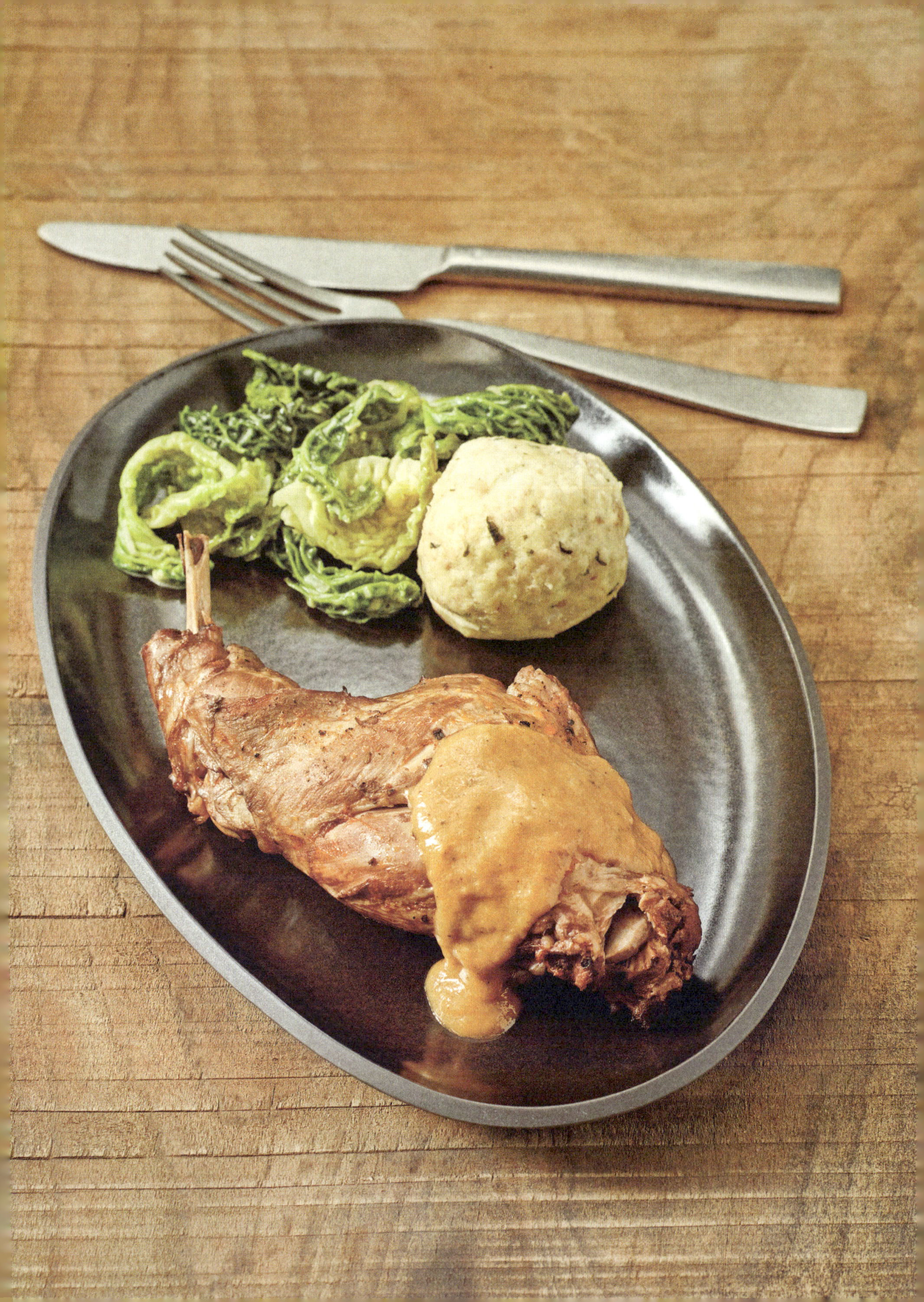

Wildschweinragout mit Trockenpflaumen

Für 4 Personen | Zubereitungszeit: ca. 4 Stunden plus 1 Tag Marinierzeit

Für das Wildschweinragout

1,5 kg Wildschweinschulter ohne Knochen
1 Flasche trockener Rotwein
100 g entsteinte Trockenpflaumen
25 ml Armagnac
Salz
frisch gemahlener schwarzer Pfeffer
Wildgewürz (optional)
etwas Weizenmehl zum Mehlieren
4 Zwiebeln
2 Knoblauchzehen
3 Karotten
1 kleine Petersilienwurzel
3 Stangen Staudensellerie
3 EL Butterschmalz
2 EL Tomatenmark
150 ml Milch
500 ml Wildfond oder Gemüsebrühe
4 Eiertomaten
1 Zweig Rosmarin
5 Zweige Thymian
1 Bund glatte Petersilie
10 Pfefferkörner
10 Wacholderbeeren
3 Lorbeerblätter
1 TL Lebkuchengewürz
300 ml dunkler Portwein

Wildschweinragout

Das Fleisch parieren, in 3 cm große Würfel schneiden, in eine Schüssel füllen und den Rotwein darübergießen. Das Fleisch sollte vollständig von der Marinade bedeckt sein. Die Schüssel zum Marinieren abgedeckt für 24 Stunden in den Kühlschrank stellen.

Die Trockenpflaumen längs vierteln, in einer kleinen Schale mit dem Armagnac übergießen und abgedeckt bis zur weiteren Verwendung marinieren.

Das marinierte Fleisch gut abtropfen lassen, die Marinade auffangen und beiseitestellen. Die Fleischwürfel mit Salz, Pfeffer und Wildgewürz würzen und leicht mit Mehl bestäuben. Die Zwiebeln und den Knoblauch abziehen, die Karotten und die Petersilienwurzel schälen, den Staudensellerie putzen. Das Gemüse in kleine Würfel schneiden, den Knoblauch hacken.

Das Butterschmalz in einem schweren, gusseisernen Bräter erhitzen und die Fleischwürfel darin kräftig anbraten. Die Zwiebeln, den Knoblauch und das Gemüse zugeben und 2 Minuten weiterrösten. Das Tomatenmark zugeben und unter Rühren 4 Minuten mitrösten. Die Rotweinmarinade mit dem Portwein mischen. Mit etwa einem Drittel der Flüssigkeit das Bratgut ablöschen und diesen Fond sirupartig einkochen. Diesen Vorgang noch zweimal wiederholen.

Tipp

Wildgewürz kann auch gut selbst hergestellt werden. Ich verwende eine Mischung aus Wacholderbeeren, Pfeffer, Kakaopulver, Piment, Koriander, Knoblauch, Zimtblüten, Orangenschale, Gewürznelken, Thymian, Kardamomsaat.

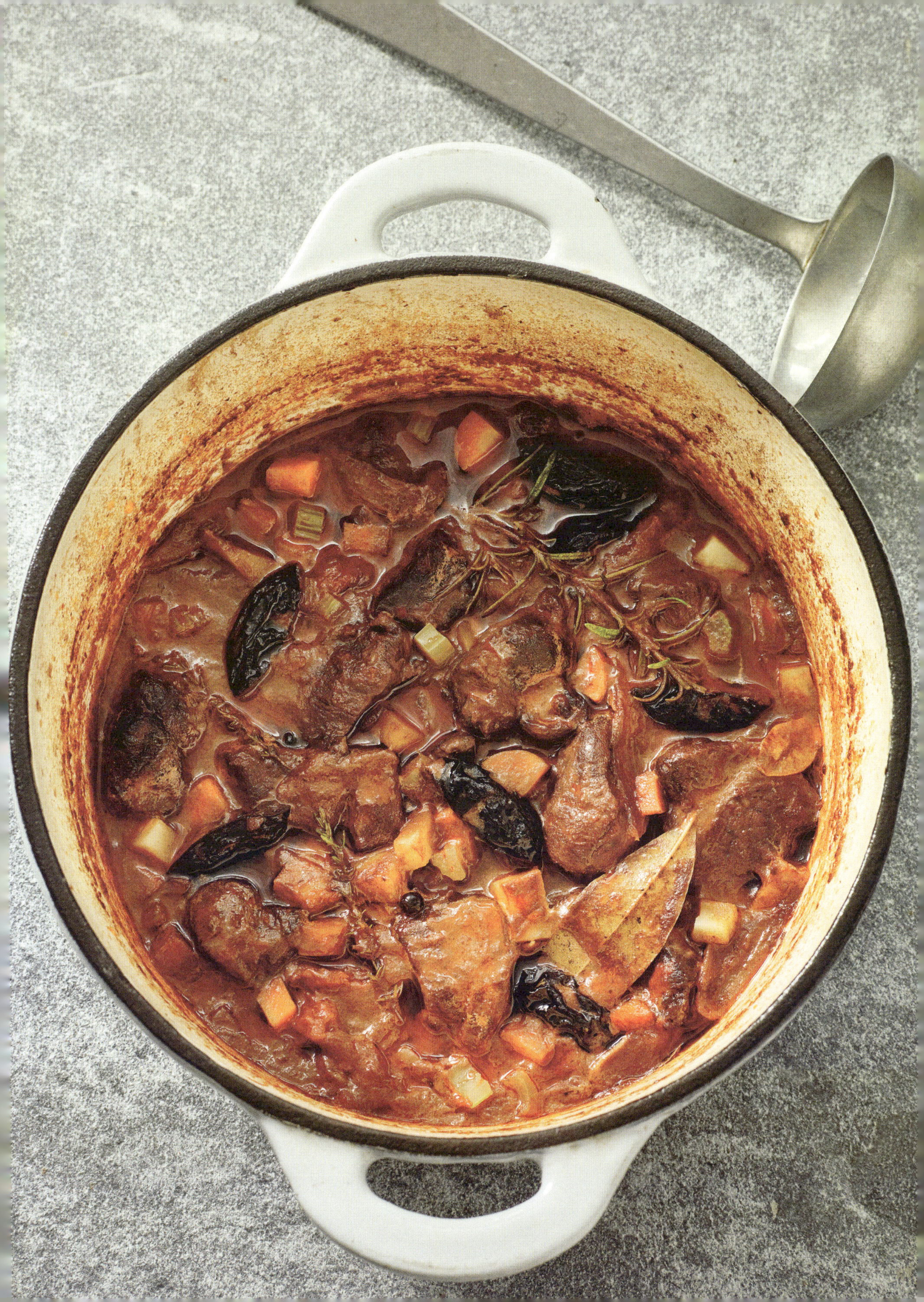

Zum Anrichten
Bandnudeln

Die Milch und den Wildfond zusammen erhitzen. Die Tomaten auf der Blütenansatzseite mit einem spitzen Messer einritzen. Zum Häuten der Tomaten einen großen Topf mit Wasser zum Kochen bringen. Die eingeritzten Tomaten kurz eintauchen und mit einem Schaumlöffel wieder herausholen. Jetzt sollte sich die Haut der Tomaten leicht abziehen lassen. Die gewaschenen Kräuter, die Gewürze und die Tomaten zusammen mit der Milch zum Fleisch geben. Das Ragout offen 3 ½ Stunden sanft köcheln lassen, dabei gelegentlich umrühren. Abschließend die Armagnac-Pflaumen dazugeben und das Ragout mit Salz, Pfeffer und nach Belieben Lebkuchengewürz abschmecken.

Anrichten

Die Bandnudeln auf vorgewärmte tiefe Teller verteilen und reichlich Ragout darüberschöpfen.

Der Opa und die Wildsau

Meine Vorfahren, die vielen Mitglieder der weitverzweigten Familie Hölleisen, haben sich über Generationen hinweg mit Wildern über Wasser gehalten. Aber Gewehre waren teuer, Patronen rar. Ein kühner Vorfahre von mir, der Hölleisen Sylvester, hatte nun eine Idee. Er streute unter einer hohen Tanne Futter aus, dann stieg er hinauf auf den Baum. Als die hungrige Wildschweinherde kam, ließ er sich todesmutig auf das größte Tier herabfallen. Er wollte das kapitale Stück mit seinen Riesenpratzen erwürgen, doch das gelang nicht so recht. Der Keiler schüttelte sein prächtiges Gewaff und versuchte ihn abzuwerfen. Jetzt gab ihm der Großvater die Sporen, um auf ihm heimzureiten. Der Leitkeiler jedoch tat nicht dergleichen, sondern jagte mit dem Großvater auf dem Buckel in Richtung Höllental-Schlucht und stürzte mitsamt ihm in die Klamm. Unten hat man nicht mehr gewusst, wer Wildsau und wer Opa war.

Franz Hölleisen, Polizeiobermeister

Gamsrücken in der Salzkruste

Für 4 Personen | Zubereitungszeit: ca. 45 Minuten

Für den Gamsrücken

800 g ausgelöster Gamsrücken
2 Eiweiß
1 kg Meersalz
frisch gemahlener schwarzer Pfeffer

Zum Anrichten

Preiselbeeren
Ratatouille oder gebratene Pilze

Gamsrücken

Den Gamsrücken sauber parieren. Die Eiweiße leicht anschlagen und mit dem Salz verrühren, bei Bedarf etwas kaltes Wasser zugeben. Auf einem Backblech ca. 1 cm der Salzmasse in Form des Gamsrückens verteilen. Das Fleisch von allen Seiten pfeffern und darauflegen. Die restliche Salzmasse so auf dem Gamsrücken verteilen, dass er von allen Seiten gut abgedeckt ist, und gut andrücken. Den Gamsrücken auf der mittleren Schiene im auf 200 °C vorgeheizten Backofen (Ober-/Unterhitze) 20–30 Minuten (je nach Dicke des Fleischs) garen. Danach 3–5 Minuten ruhen lassen. Die Salzkruste rundherum mit einem Sägemesser aufbrechen, das Fleisch herausnehmen und das Fleisch in Tranchen schneiden.

Anrichten

Die Beilagen auf den vorgewärmten Tellern anrichten und den Gamsrücken anlegen. Die Preiselbeeren und die gewählten Beilagen dazu reichen.

» **Gams auf Rot**
Ein Bauerntheaterstück in sieben Sekunden

Im Spielcasino eines alpenländischen Kurorts. Gut gekleidete Gäste sitzen und stehen um den Spieltisch.
Croupier Faites vos jeux!
Die Spieler setzen ihre Jetons. Ein Mann mit Schnauzbart, kariertem Hemd und genagelten Schuhen greift in seinen Rucksack, zieht eine Gemse heraus und wirft sie auf den Roulettetisch.
Wilderer Gams auf Rot!
Croupier Rien ne va plus! «

Coq au Vin

Für 4 Personen | Zubereitungszeit: ca. 2 Stunden

Für den Coq au Vin

6 ganze Hähnchenschenkel
Salz
frisch gemahlener schwarzer Pfeffer
etwas Weizenmehl Type 405 zum Mehlieren
200 g Schalotten
250 g frische kleine Champignons
100 g durchwachsener Bauchspeck
1 Bund glatte Petersilie
2 EL Butterschmalz
20 ml Cognac
750 ml trockener kräftiger Rotwein
1 Zweig Thymian
1 Zweig Rosmarin
1 getrocknetes Lorbeerblatt
3 Knoblauchzehen
frisch geriebene Muskatnuss
Zucker
½ unbehandelte Orange

Zum Anrichten

Baguette

Coq au Vin

Die Hähnchenschenkel parieren und dann auf allen Seiten mit Salz und Pfeffer würzen. Etwas Mehl in ein kleines Sieb geben und die Hähnchenschenkel rundum dünn mit Mehl bestauben. Die Schalotten abziehen, die Champignons putzen und beides nach Belieben halbieren oder vierteln. Den Speck in feine Streifen schneiden. Die Petersilie waschen, trockenschütteln, die Blätter abzupfen, dabei auch die Stengel beiseitestellen.

In einem weiten Topf 1 EL Butterschmalz erhitzen. Die Schalotten, den Speck und die Champignons hineingeben und bei mittlerer Hitze unter häufigem Rühren ca. 5 Minuten braten. Dann aus dem Topf nehmen und beiseitestellen. Das restliche Butterschmalz (1EL) erhitzen, die Hähnchenschenkel rundum schön bräunen, mit dem Cognac ablöschen und einkochen lassen. Mit dem Rotwein aufgießen. Anschließend den Thymian und Rosmarin waschen, etwas trockenschütteln und zusammen mit den beiseitegestellten Petersilienstengeln und dem Lorbeerblatt in die Sauce geben.

Den Knoblauch abziehen, grob hacken und ebenfalls zugeben. Mit Salz, Pfeffer, etwas Muskat und 1 Prise Zucker würzen. Den Coq au Vin zugedeckt ca. 1 ¼ Stunden bei milder Hitze schmoren. Die Schale der Orange vorsichtig abschneiden, sodass das Weiße der Schale an der Orange bleibt. Die äußere Schale in der letzten Viertelstunde in der Sauce mitköcheln lassen. Dann die Hähnchenkeulen, das Lorbeerblatt, den Thymian, den Rosmarin, die Petersilienstengel und die Orangenschale herausnehmen. Die Hähnchenkeulen abgedeckt warm stellen, den Rest verwerfen. Die Sauce bei hoher Hitze auf die gewünschte Konsistenz einkochen lassen und mit Salz, Pfeffer und Muskat abschmecken. Die Hähnchenschenkel wieder in die Sauce legen und die beiseitegestellte Schalotten-Champignon-Speck-Mischung komplett darauf verteilen. Den Topf abdecken und die Hähnchenschenkel weitere 20 Minuten sanft garen. Die beiseitegestellten Petersilienblätter grob hacken und vor dem Servieren auf das Hähnchen streuen.

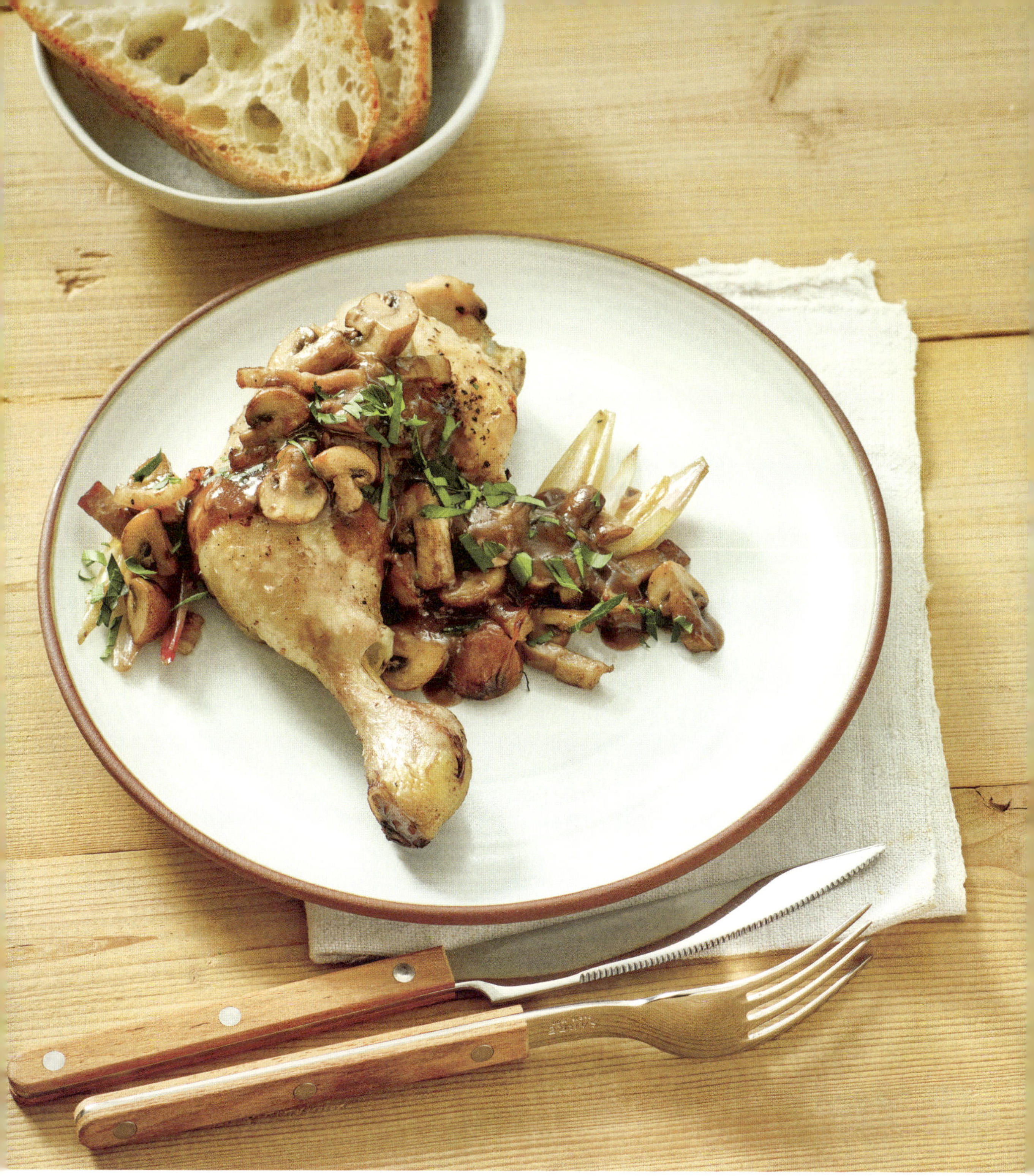

Anrichten

Die Hähnchenkeulen auf die vorgewärmten tiefen Teller verteilen und die Schalotten-Champignon-Speckmischung sowie reichlich Sauce darübergeben. Das Baguette dazu servieren.

Wachtelbrüstchen mit Traubensauce

Für 4 Personen | Zubereitungszeit: ca. 30 Minuten

Für die Traubensauce

1 Schalotte
etwas Olivenöl
150 ml frisch gepresster Orangensaft
20 ml trockener Rotwein
1 Spritzer Aceto balsamico
1 Prise brauner Rohrzucker
Salz
frisch gemahlener schwarzer Pfeffer
ca. 50 ml flüssige Schlagsahne
100 g rote kernlose Trauben

Für die Wachtelbrüstchen

12 Wachtelbrüste (mit Haut, à 40 g)
Salz
frisch gemahlener schwarzer Pfeffer
1 TL Orangenblütenhonig
1 EL Butterschmalz

Zum Anrichten

gebratene Polenta-Schnitten

Traubensauce

Die Schalotte abziehen und fein würfeln. Etwas Olivenöl in einer Pfanne erhitzen und die Schalottenwürfel darin glasig schwitzen, dann mit dem Orangensaft ablöschen. Mit dem Rotwein und Balsamicoessig aufgießen, alles zusammen aufkochen und etwas reduzieren lassen.

Die Hitze reduzieren und die Sauce mit dem braunen Zucker, Salz und Pfeffer abschmecken und einen kleinen Schuss Schlagsahne zufügen. Die Trauben waschen, trocknen, halbieren und in die Sauce geben.

Wachtelbrüstchen

Die Wachtelbrüste nur ganz leicht salzen und pfeffern, auf der Hautseite dünn mit Honig einreiben. Das Butterschmalz in einer Pfanne erhitzen und die Wachtelbrüstchen rundherum außen goldbraun, innen medium anbraten. Die Wachtelbrüstchen mit einem Stück Küchenpergament abdecken und im auf 60 °C vorgeheizten Backofen (Ober-/Unterhitze) kurz ruhen lassen.

Anrichten

Die Wachtelbrüstchen auf die vorgewärmten Teller verteilen, etwas Sauce darübergeben und die Trauben darauf anrichten. Die gebratenen Polenta-Schnitten in Dreiecke schneiden und danebensetzen.

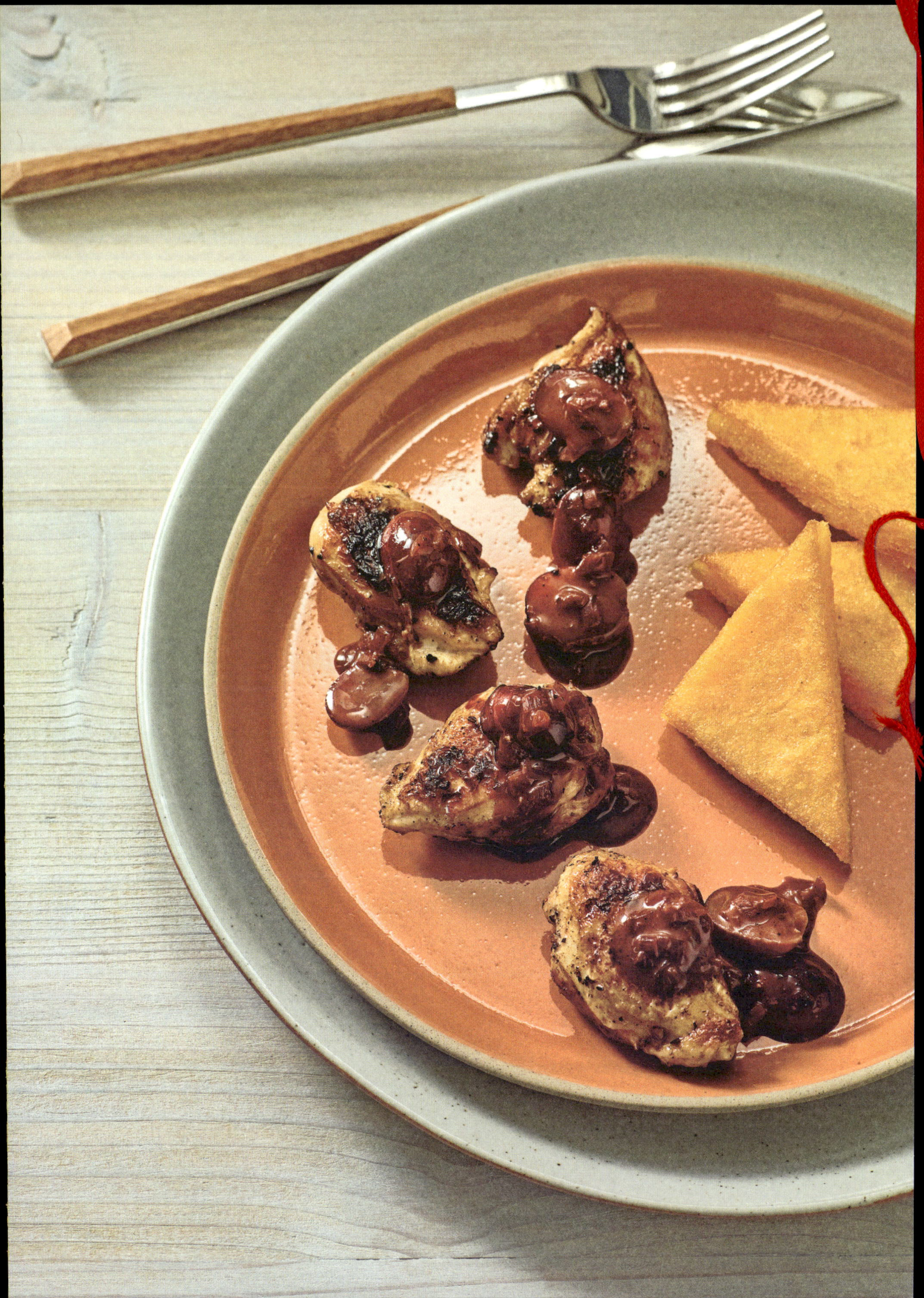

Ente spanisch mit Pfirsichen

Für 4 Personen | Zubereitungszeit: ca. 3 Stunden

Für die Ente spanisch

8 mittelgroße Pfirsiche
750 ml trockener Weißwein
2 EL Zucker
100 ml Olivenöl plus etwas mehr für den Bräter
Salz
frisch gemahlener schwarzer Pfeffer
1 TL gemahlene Gewürznelke
1 TL gemahlener Zimt
1 küchenfertige Ente (ca. 2 kg)
1 Scheibe geröstetes Weißbrot

Zum Anrichten

Baguette

Ente spanisch

Die Pfirsiche auf der Blütenansatzseite mit einem spitzen Messer einritzen. Zum Häuten der Pfirsiche einen großen Topf mit Wasser zum Kochen bringen. Die eingeritzten Pfirsiche kurz eintauchen und mit einem Schaumlöffel wieder herausholen. Jetzt sollte sich die Haut leicht abziehen lassen. Die gehäuteten Pfirsiche in einen Topf, in dem sie nebeneinander Platz finden, setzen. Den Weißwein angießen und den Zucker einrieseln lassen. Die Pfirsiche 10 Minuten bei geringer Temperatur gar ziehen lassen (pochieren), dann vom Herd nehmen und bis zur Weiterverwendung im Weinsud ca. 2 Stunden marinieren lassen.

Das Olivenöl mit Salz, Pfeffer, dem Nelkenpulver und dem Zimt verrühren und die Ente innen und außen mit dem Würzöl bestreichen. Die Ente mit Küchengarn in Form binden.

Einen Bräter mit Olivenöl auspinseln und die Ente mit dem Rücken nach oben hineinlegen. Nochmals mit dem Würzöl bestreichen und im auf 200 °C vorgeheizten Backofen (Ober-/Unterhitze) 2 ½ Stunden braten. Zwischendurch die Ente immer wieder mit dem Bratfond und einigen Schöpflöffeln Pfirsich-Wein-Sud begießen. Bei Bedarf 10 Minuten vor Ende der Bratzeit die Temperatur auf 250 °C erhöhen, damit die Ente eine schöne braune und knusprige Haut bekommt. Die gare Ente aus dem Bräter heben und im auf 80 °C abgekühlten Backofen warm stellen.

Die Pfirsiche aus dem Weinsud nehmen. Den Entenbratfond durch ein Haarsieb in eine Kasserolle gießen und entfetten. Den Pfirsich-Wein-Sud dazugeben und alles einkochen lassen. Das Weißbrot in einen Mörser bröseln, mit etwas Sauce zerstampfen und zur Bindung der Sauce unterrühren. Die Sauce unter Rühren sämig einkochen. Mit Salz und Pfeffer würzen. Die Pfirsiche halbieren und in die Sauce geben. Die Ente tranchieren.

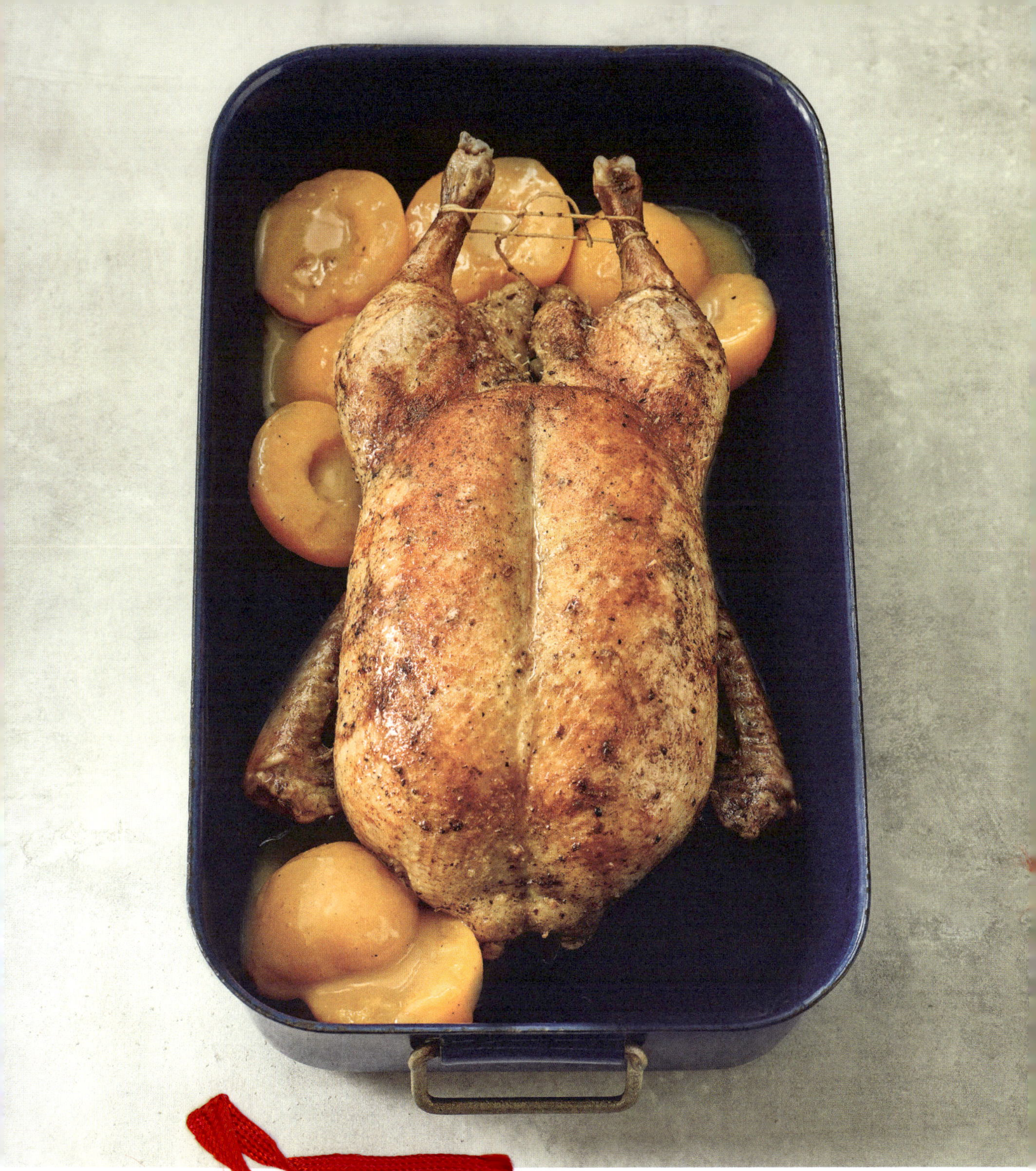

Anrichten

Die Ententranchen auf die vorgewärmten Teller legen und die Sauce darübergeben. Die Pfirsiche daneben anrichten. Das Baguette dazu reichen.

Paella mit Aioli

Die klassische Paella wird auf Holzfeuer zubereitet. Gut geeignet ist auch ein ringförmiger Paellagasbrenner.

Für 4 Personen | Zubereitungszeit: ca. 45 Minuten

Für die Paella

250 g Tomaten
1 grüne Paprikaschote
400 g Puten- oder Hühnchenbrust
120 g Chorizo
100 g grüne Bohnen
2 Knoblauchzehen
Kurkuma
Pimentón de la Vera (geräuchertes, scharfes Paprikapulver)
gemahlene Fenchelsamen
feiner Zitronenabrieb
Nelkenpulver
ca. 1,25 l Fischfond
ca. 0,3 g Safran
3 EL Olivenöl
4 küchenfertige Riesengarnelen
200 g küchenfertige, kleine Tintenfische
350 g Paellareis
Salz
frisch gemahlener schwarzer Pfeffer
200 g vorgegarte Miesmuscheln (in der Schale)

Paella

Die Tomaten auf der Blütenansatzseite mit einem spitzen Messer einritzen. Zum Häuten der Tomaten einen großen Topf mit Wasser zum Kochen bringen. Die eingeritzten Tomaten kurz eintauchen und mit einem Schaumlöffel wieder herausholen. Jetzt sollte sich die Haut der Tomaten leicht abziehen lassen. Die Tomaten würfeln. Die Paprikaschote waschen, halbieren und entkernen. Das Fruchtfleisch in dünne Streifen schneiden. Die Chorizo in Scheiben schneiden. Das Fleisch parieren und in mundgerechte, nicht zu kleine Stücke schneiden. Die Bohnen waschen und putzen, bei Bedarf halbieren. Die Knoblauchzehen abziehen und in feine Scheiben schneiden.

Den Fischfond in einem Topf erhitzen und nach Geschmack mit Kurkuma, Pimentón de la Vera, gemahlenem Fenchelsamen, Zitronenabrieb und Nelkenpulver würzen. Den Safran in dem gewürzten Fischfond auflösen. Das Olivenöl in einer Paellapfanne erhitzen. Die Paprikastreifen scharf anbraten, herausnehmen und beiseitestellen. Die Riesengarnelen kurz anbraten, herausnehmen und beiseitestellen. Die Fleischstücke anbraten, dann die Chorizo, Tintenfische, die Tomatenwürfel, die Bohnen und den Knoblauch zugeben und kurz mitbraten lassen. Den Reis zufügen, kurz mitbraten lassen und mit dem heißen Fischfond aufgießen. Mit Salz und Pfeffer würzen. 10 Minuten bei großer Hitze kochen, dann für weitere 10 Minuten die Temperatur reduzieren, bis die Flüssigkeit verdampft ist. Die Muscheln, die beiseitegestellten Garnelen und Paprikastreifen zugeben und noch einige Minuten bei mäßiger Hitze weitergaren, bis sich am Pfannenboden eine Kruste bildet. Vor dem Servieren abgedeckt 3–5 Minuten ruhen lassen.

Für die Aioli

3–4 große Knoblauchzehen
Salz
0,1 g Safranfäden
100 ml Milch
125 ml Olivenöl
Zitronensaft nach Belieben
Cayenne-Pfeffer

Aioli

Den Knoblauch abziehen, in Stücke schneiden, zusammen mit ¼ TL Salz, dem Safran und der Milch in einen hohen Mixbecher geben und mit einem Stabmixer pürieren. Anschließend unter stetigem Mixen nach und nach das Olivenöl einlaufen lassen, dabei den Mixbecher leicht schräg halten und den Stabmixer immer wieder an der Becherwand entlang langsam hochziehen. Sobald die gewünschte Konsistenz entstanden ist, mit Zitronensaft, Salz und Cayenne-Pfeffer abschmecken, anschließend in eine kleine Schale umfüllen.

Anrichten

Die Paella wird üblicherweise direkt aus der Pfanne gegessen. Man kann sie natürlich auch auf Tellern anrichten. Die Aioli in einer kleinen Schale dazu reichen.

» **Ich bin ein ausgewiesener Spanien-Fan, viele meiner Kabarettprogramme und manche meiner Romane habe ich auf allerlei Zeltplätzen zwischen Barcelona und Valencia geschrieben.** Schließlich habe ich auch die Kunst, Paella zu kochen, leidlich beherrscht. Es ist eigentlich auch ganz einfach. Man bereitet alles vor und schichtet es nach und nach ein. Ich habe das über dreißig Jahre verfeinert, sogar die Spanier haben beifällig genickt. Nach dem Probieren war ihr Standardspruch jedoch immer: »Sehr gut, aber wollen Sie wissen, wie eine Paella wirklich zubereitet wird?«

Jörg Maurer «

Marokkanisches Huhn mit Salzzitrone

Für 4 Personen | Zubereitungszeit: ca. 1 Stunde

Für das marokkanische Huhn

1 küchenfertiges Huhn (ca. 1,8 kg)
1 Zwiebel
1 eingelegte Salzzitrone (siehe Rezept Seite 180)
2 EL Olivenöl
2 TL gemahlener Kreuzkümmelsamen
2 TL gemahlene Koriandersaat
Meersalz
frisch gemahlener schwarzer Pfeffer
100 g grüne Oliven, entsteint

Zum Anrichten

gegrillte Zucchini
Ciabatta

Marokkanisches Huhn

Das Huhn in 4 Stücke zerteilen. Die Zwiebel abziehen und längs in etwas dickere Spalten schneiden. Die Zitronenschale vom Fruchtfleisch lösen. Die Schale gut abwaschen und fein hacken. Die Hühnchenteile zusammen mit den Zwiebelspalten und der gehackten Zitronenschale in eine große Schüssel geben. Das Olivenöl mit dem Kreuzkümmel, dem Koriander, Salz und Pfeffer verrühren, über die Hühnchenteile gießen und alles gut vermischen. Anschließend alles auf einem Backblech ausbreiten. Das Hühnchen im auf 190 °C vorgeheizten Backofen (Ober-/Unterhitze) auf der mittleren Schiene 45 Minuten braten. Die Oliven fein hacken. Vor dem Servieren die Oliven über das Hühnchen streuen.

Anrichten

Die Hühnchenteile auf die vorgewärmten Teller verteilen und mit den Olivenstücken und Zwiebelspalten garnieren. Die Zucchini und das Brot dazu reichen.

Tipp

Von Salzzitronen wird nur die Schale verwendet. Die eingelegten Zitronenschalen schmecken sehr intensiv, es genügt meist eine kleine Menge. Klein gehackt bereichern sie Eintöpfe, Saucen, Salate und Fischgerichte.

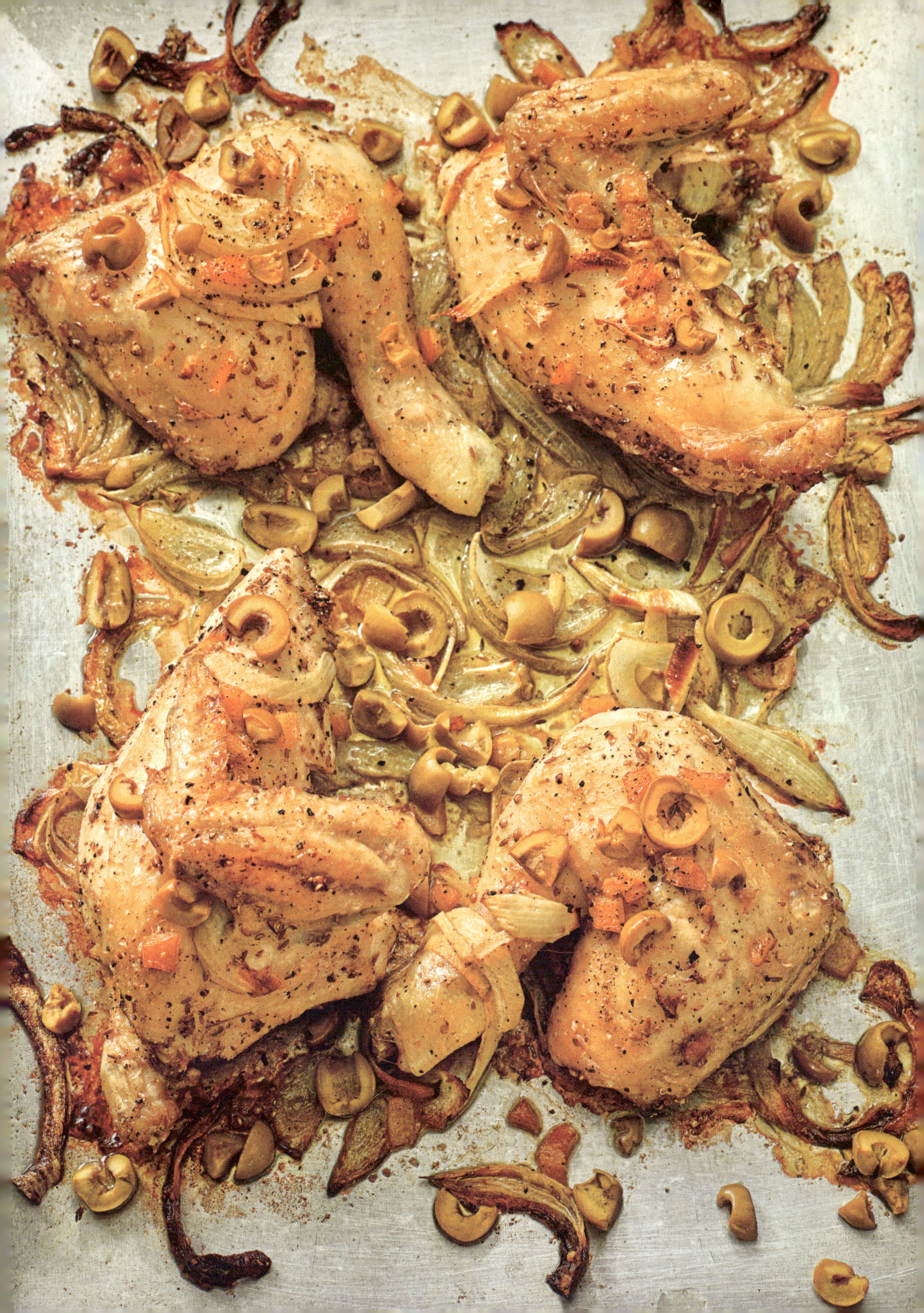

Hoba

Für 2 Personen | Zubereitungszeit: ca. 50 Minuten plus 3 Tage Ruhezeit

Für den Hoba

1 kg mehligkochende Kartoffeln
2 gut gehäufte TL Weizenmehl Type 405
1 gut gehäufter TL Salz
4 Butterflocken

Zum Anrichten

Sauerkraut
Dunkelbier

Hoba

Die ungeschälten Kartoffeln in reichlich Salzwasser gar kochen. Das Wasser abgießen und die Kartoffeln drei Tage kühl stellen. Anschließend die Kartoffeln schälen und zerstampfen oder durch eine Kartoffelpresse drücken. Das Mehl und das Salz zur Kartoffelmasse geben und alles gut vermischen. Eine große, beschichtete Pfanne ohne Fettzugabe stark erhitzen und die Kartoffelmasse hineingeben. Die Kartoffelmasse bei hoher Temperatur mit einem Holzspatel immer wieder zerteilen und wenden. Die Temperatur nach 10 Minuten etwas reduzieren. Die Masse weiterhin zerteilen und wenden, bis viele kleine, goldfarbene Kügelchen entstehen. Dazu bedarf es etwas Geduld, da dieser Vorgang etwa 50 Minuten dauern kann. Die Kügelchen entstehen erst in den letzten zehn Minuten. Der Hoba ist fertig, wenn die Kügelchen eine feste und elastische Form haben und rundum knusprig braun gebraten sind. Kurz vor dem Servieren die Butterflocken dazugeben.

Anrichten

Den Hoba mit dem Sauerkraut auf den vorgewärmten Tellern anrichten und das Bier dazu servieren.

» **»Das ist Hoba«**, sagte Ignaz Grasegger. »Eine Spezialität, die es so nur hier im Werdenfelser Land gibt.« – »Schmeckt bombastisch«, sagte der Österreicher Karl Swoboda. »Hoba – ist das eine Kartoffelspeise?« – »Ja, aber du sprichst es falsch aus, Swoboda. Das o in Hoba ist kein a. Es ist eine Mischung zwischen o und a. So ähnlich wie im Englischen *war*. Es ist das Loisachtaler o, verstehst du.« Swoboda versuchte es ein paar Mal, ohne Erfolg. Ursel schüttelte den Kopf. «

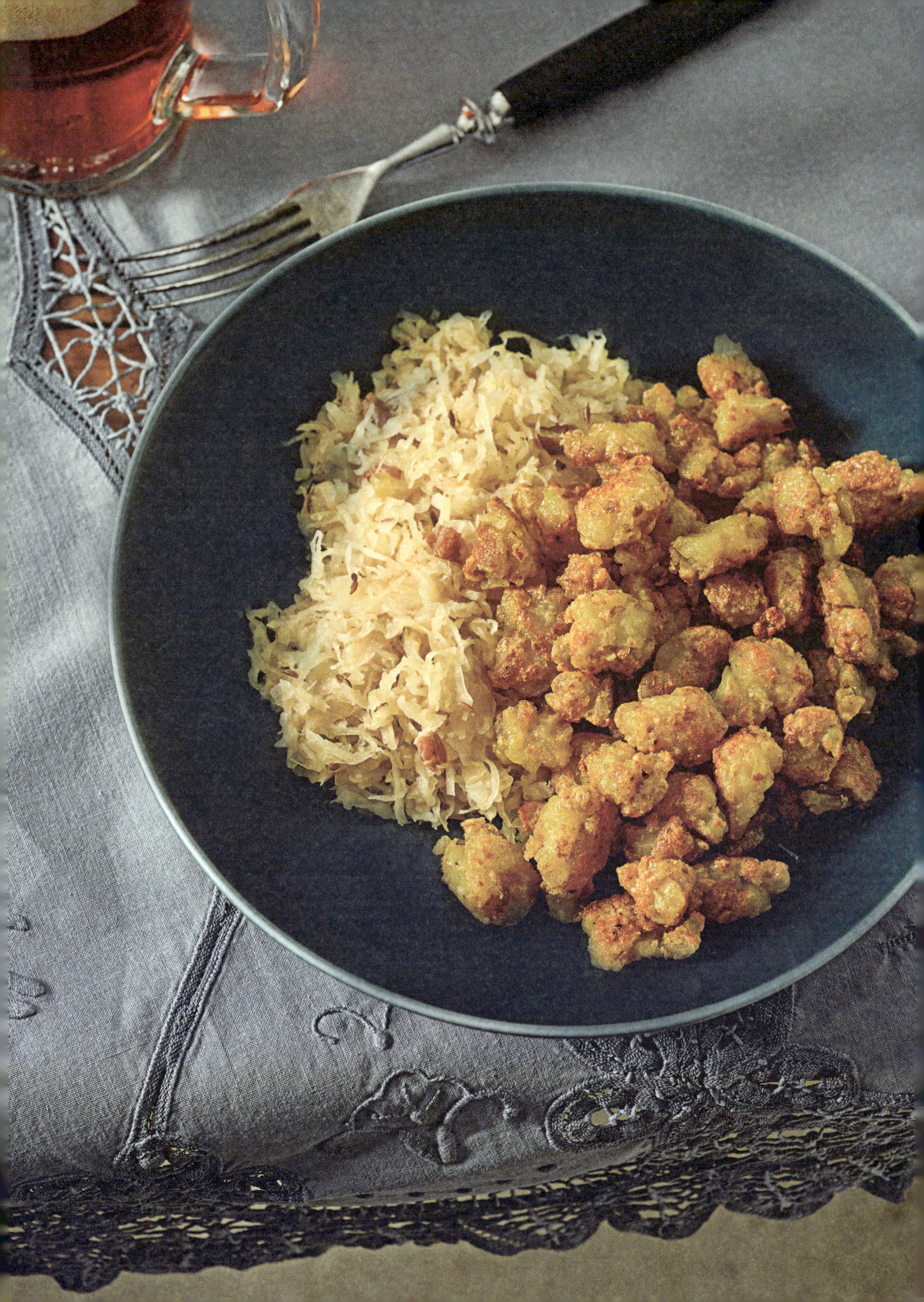

Gebratene Kochbananen mit Tomaten-Salsa

Für 2 Personen | Zubereitungszeit: ca. 30 Minuten

Für die Tomaten-Salsa

1 rote Zwiebel
200 g Cocktailtomaten
1 rote Chilischote
1 Bund Koriander
3 EL Limettensaft
2 EL Olivenöl
Salz
frisch gemahlener schwarzer Pfeffer

Für die Kochbananen

4–5 reife Kochbananen
80 g Butter
Salz
ca. 30 g frischer Ingwer
5 EL Ahornsirup
3 EL Limettensaft

Zum Anrichten

Weißbrot

Tomaten-Salsa

Die Zwiebel abziehen und zusammen mit den geputzten Tomaten in kleine Würfel schneiden. Die Chilischote waschen, nach Belieben entkernen und fein hacken. Den Koriander waschen, trockenschütteln, die Blätter abzupfen und fein hacken. Alle gewürfelten bzw. gehackten Zutaten in eine Schüssel geben. Aus dem Limettensaft, dem Olivenöl, Salz und Pfeffer eine Marinade rühren und unter die Tomaten mischen.

Kochbananen

Die Bananen schälen und in 1 cm dicke Scheiben schneiden. Die Butter mit etwas Salz in einer Pfanne erhitzen, die Bananenscheiben einlegen und schwimmend goldbraun braten. Den Ingwer schälen, sehr fein schneiden und zu den Bananen geben. Den Ahornsirup und den Limettensaft mischen, über die Bananen geben und etwa 3 Minuten karamellisieren.

Anrichten

Die Bananenscheiben auf die Teller verteilen und die Tomaten-Salsa als Topping anrichten. Das Brot dazu reichen.

Tipp

Dieses Gericht eignet sich auch hervorragend als Beilage zu Fisch oder Geflügel. Dann reicht es auch für 4 Personen.

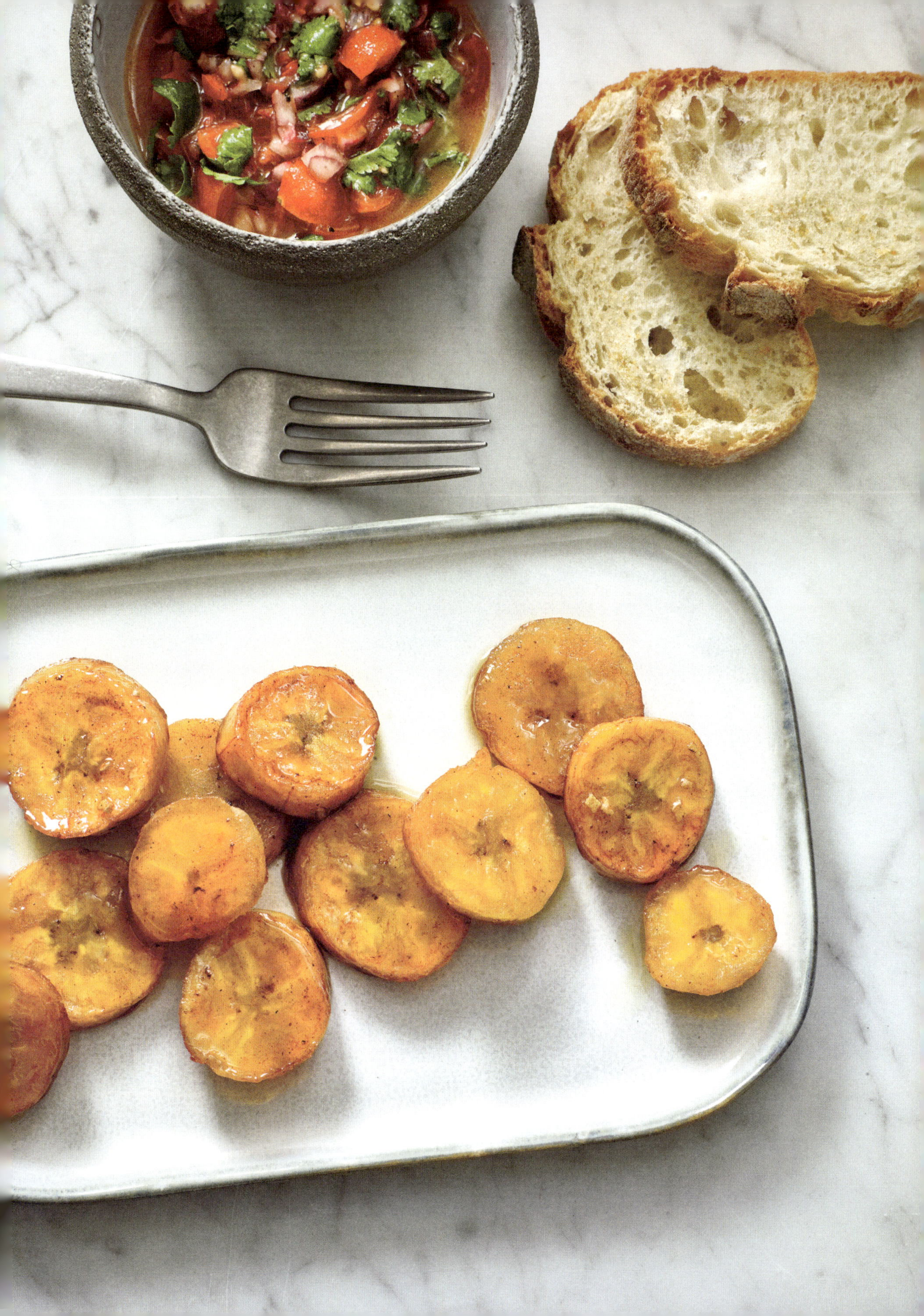

Ludwig Stengeles Kimchi-Spätzle

Für 4 Personen | Zubereitungszeit: ca. 90 Minuten

Für die Kimchi-Spätzle

5 Eier

400 g Spätzlemehl (alternativ Weizenmehl Type 405 oder gemischt)

Salz

1 EL Olivenöl

500 g Zwiebeln

2 EL neutrales Pflanzenöl

ca. 150 g Kimchi (nach Belieben auch mehr, siehe Rezept Seite 182)

125 g Bergkäse

125 g Emmentaler

60 g Weißlacker (halbfester Schnittkäse aus dem Allgäu)

1 Bund Frühlingszwiebeln

Kimchi-Spätzle

Die Eier in eine Rührschüssel aufschlagen und mit 150 ml Wasser, dem Mehl, 1½ TL Salz und dem Öl mischen. Die Zutaten für einige Minuten zu einem geschmeidigen Teig verrühren. Dann 10 Minuten ruhen lassen. Den Teig nochmals verrühren und nach Bedarf Mehl bzw. Wasser hinzufügen, damit der Teig etwas dicker als ein Pfannkuchenteig ist und Fäden zieht.

Reichlich Wasser in einem großen Kochtopf zum Kochen bringen und großzügig salzen. Den Teig portionsweise nach Belieben mit einem Spätzlehobel oder Spätzlesieb bearbeiten oder per Hand schaben. Sobald die Spätzle im Wasser nach oben gestiegen sind, können sie mit einer Schaumkelle abgeschöpft werden. Die Spätzle in einem Sieb mit kaltem Wasser abschrecken und gut abtropfen lassen.

Die Zwiebeln abziehen und in feine Scheiben scheiden. Das Pflanzenöl in einer großen Pfanne erhitzen und die Zwiebeln zusammen mit einen ½ TL Salz darin karamellisieren. Die Zwiebeln dann aus der Pfanne nehmen und beiseitestellen. Das Kimchi in der Pfanne ebenfalls karamellisieren. Die verschiedenen Käsesorten reiben und mischen. Eine Auflaufform schichtweise mit den Spätzle, den Zwiebeln, dem Kimchi und der Käsemischung befüllen. Die Frühlingszwiebeln putzen, in feine Ringe schneiden und als Abschluss über die Spätzle streuen. Die Kimchi-Spätzle auf der mittleren Schiene im auf 175 °C vorgeheizten Backofen (Ober-/Unterhitze) 20–30 Minuten backen. Die Kimchi-Spätzle auf die vorgewärmten Teller verteilen.

» **Als Allgäuer kann ich natürlich Kässpätzle kochen, wie kein anderer im Team Jennerwein, das versteht sich von selbst.** Bei einem Sicherheitsdienst-Einsatz in Korea habe ich jedoch einen gastronomischen Kulturclash kennengelernt: Kässpätzle mit Kimchi. Die Entfernung zwischen Gyeongsangbuk-do und Mindelheim beträgt zwanzig Flugstunden, deshalb schmeckt diese Speise auch herrlich weltumspannend!

Ludwig Stengele, genialer Fährtenleser und Spurendeuter «

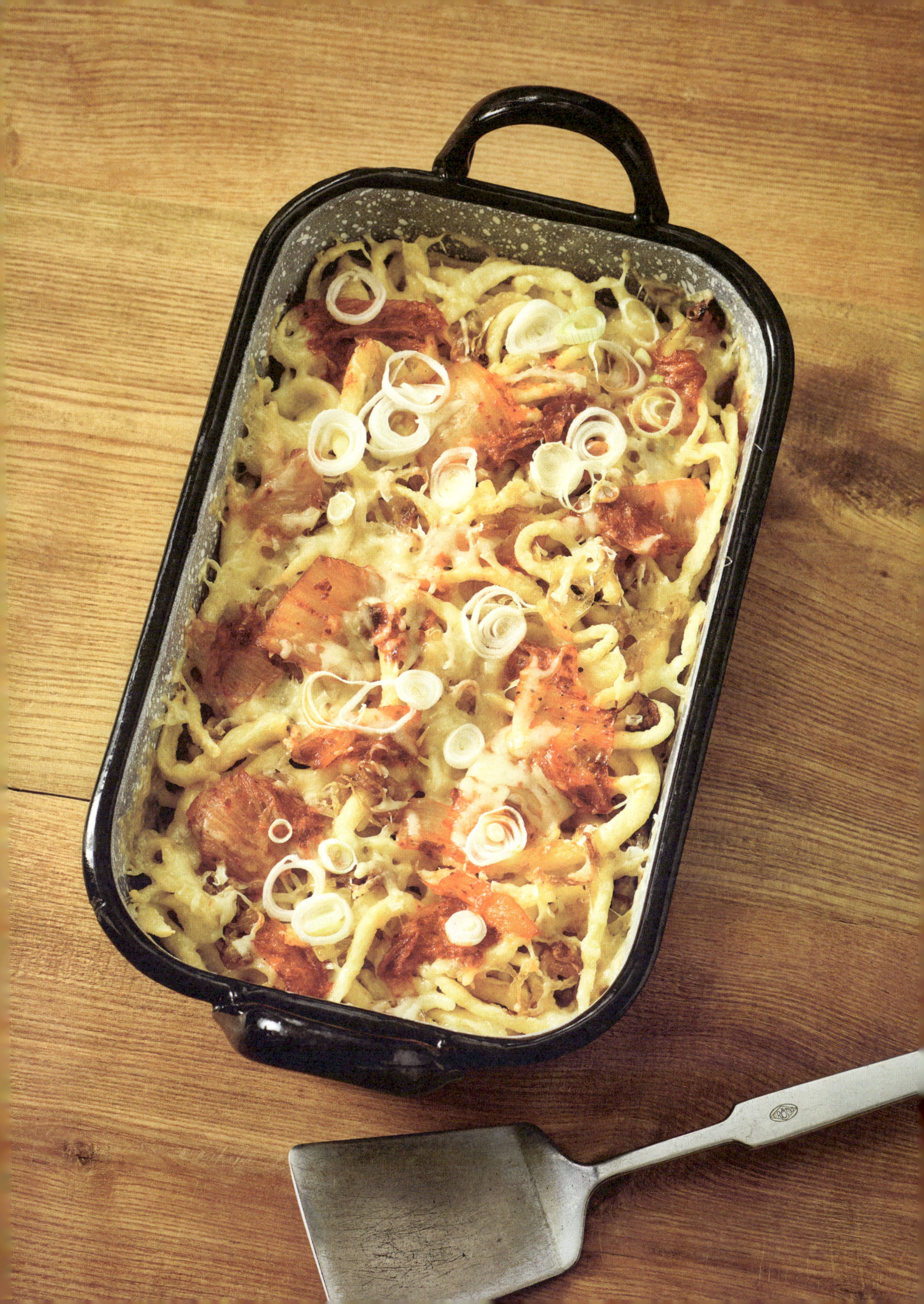

Sesam-Gemüse

Für 2 Personen | Zubereitungszeit: ca. 30 Minuten

Für das Sesam-Gemüse

½ Wirsing
2 Karotten
1 Stange Lauch
1 Zucchino
2 EL Sesamöl
6 EL Mungobohnenkeimlinge
etwas Gemüsebrühe
1 Blatt geröstete Nori-Algen
2 EL Tahin (Sesampaste)
4 EL weiße Sesamsaat
etwas frischer Koriander

Sesam-Gemüse

Die Blätter vom Wirsing abtrennen und den dicken mittleren Strunk herausschneiden. Sehr grobe, harte Blätter entfernen. Die Wirsingblätter in feine Streifen schneiden, waschen und in einem Sieb gut abtropfen lassen. Die Karotten schälen, den Lauch und den Zucchino putzen und alles in sehr dünne Streifen schneiden. Das Sesamöl in einem Wok oder einer tiefen Pfanne erhitzen und das Gemüse unter ständigem Rühren anbraten. Die Mungobohnenkeimlinge in einem Sieb waschen und trocknen. Mit einem Schuss Gemüsebrühe zum Gemüse geben. Die Nori-Algen ebenfalls in schmale Streifen schneiden und mit dem Tahin und der Sesamsaat unter das Gemüse mischen. Den Koriander waschen, trockenschütteln, die Blätter abzupfen und fein hacken. Den Koriander unterheben und abschmecken.

Anrichten

Das Sesam-Gemüse auf die vorgewärmten Teller verteilen.

» Dieses leckere und einfache, basische Pfannengericht gibt es im Hause Maurer in allen Variationen, je nachdem, welches Gemüse gerade Saison hat. Es wird immer dann zubereitet, wenn der Hosenbund mal wieder recht kneift. Oder wenn ein Fototermin bevorsteht – zum Beispiel für ein Kochbuch.

Jörg Maurer «

Pfannkuchen mit Kerbelfüllung

Für 4 Personen | Zubereitungszeit: ca. 90 Minuten

Für die Gemüsevinaigrette

1 gelbe Paprikaschote
1 rote Paprikaschote
1 Karotte
1 Frühlingszwiebel
Saft und Abrieb von 1 unbehandelten Zitrone
1 TL flüssiger Honig
1 TL mittelscharfer Senf
frische Kräuter nach Wunsch (Schnittlauch, Kerbel, Petersilie, Basilikum)
Balsamico bianco
2 El Olivenöl

Für die Füllung

80 g frischer Kerbel
200 g frische Pfifferlinge
90 g Butter
Salz
frisch gemahlener schwarzer Pfeffer
3 Eigelb
50 g Semmelbrösel
Cayennepfeffer
Saft von ½ Zitrone

Gemüsevinaigrette
Die Paprikaschoten waschen, putzen und entkernen. Die Karotte schälen. Beides in sehr feine Würfel (Brunoise) schneiden. Die Frühlingszwiebel putzen und in sehr feine Ringe schneiden. Aus dem Abrieb und dem Saft der Zitrone, dem Honig, dem Senf, den Kräutern, dem Balsamico bianco und dem Öl eine Marinade mischen und die Gemüsewürfel und Frühlingszwiebelringe damit marinieren.

Füllung
Den Kerbel waschen, trockenschütteln, die Blätter abzupfen und fein hacken. Die Pilze sorgfältig säubern und grob hacken. 10 g Butter in einer Pfanne erhitzen und die Pfifferlinge darin farblos anbraten. Mit Salz und Pfeffer würzen und beiseitestellen. Die restliche Butter (80 g) und die Eigelbe in einer Rührschüssel mit dem Handrührgerät schaumig schlagen. Die Pilze, den Kerbel und die Semmelbrösel unter die Eimasse heben und mit Salz, Pfeffer und Zitronensaft abschmecken.

Für die Pfannkuchen

125 g Weizenmehl Type 405
¼ l Milch
2 Eier
½ TL Salz
80 g zerlassene Butter plus etwas mehr für die Form und zum Bestreichen
Olivenöl zum Ausbacken der Pfannkuchen

Pfannkuchen

Aus dem Mehl, der Milch, den Eiern und dem Salz einen glatten Teig rühren. Sollten sich Klümpchen gebildet haben, kann der Teig durch ein Haarsieb gestrichen werden. Dann die lauwarme Butter unterrühren.

Etwas Olivenöl in einer Pfanne erhitzen und den Teig portionsweise zu dünnen Pfannkuchen ausbacken. Die Pfannkuchen auf einem Kuchengitter auskühlen lassen. Die Kerbelfüllung (s.o.) auf die Pfannkuchen streichen und die Pfannkuchen aufrollen. Die Rollen mit der Naht nach unten in eine gefettete, ofenfeste Form legen. Mit etwas Butter bestreichen und im auf 180 °C vorgeheizten Backofen (Ober-/Unterhitze) auf der mittleren Schiene ca. 15 Minuten backen.

Anrichten

Die Rollen auf vorgewärmte Teller verteilen und mit der Gemüsevinaigrette beträufeln.

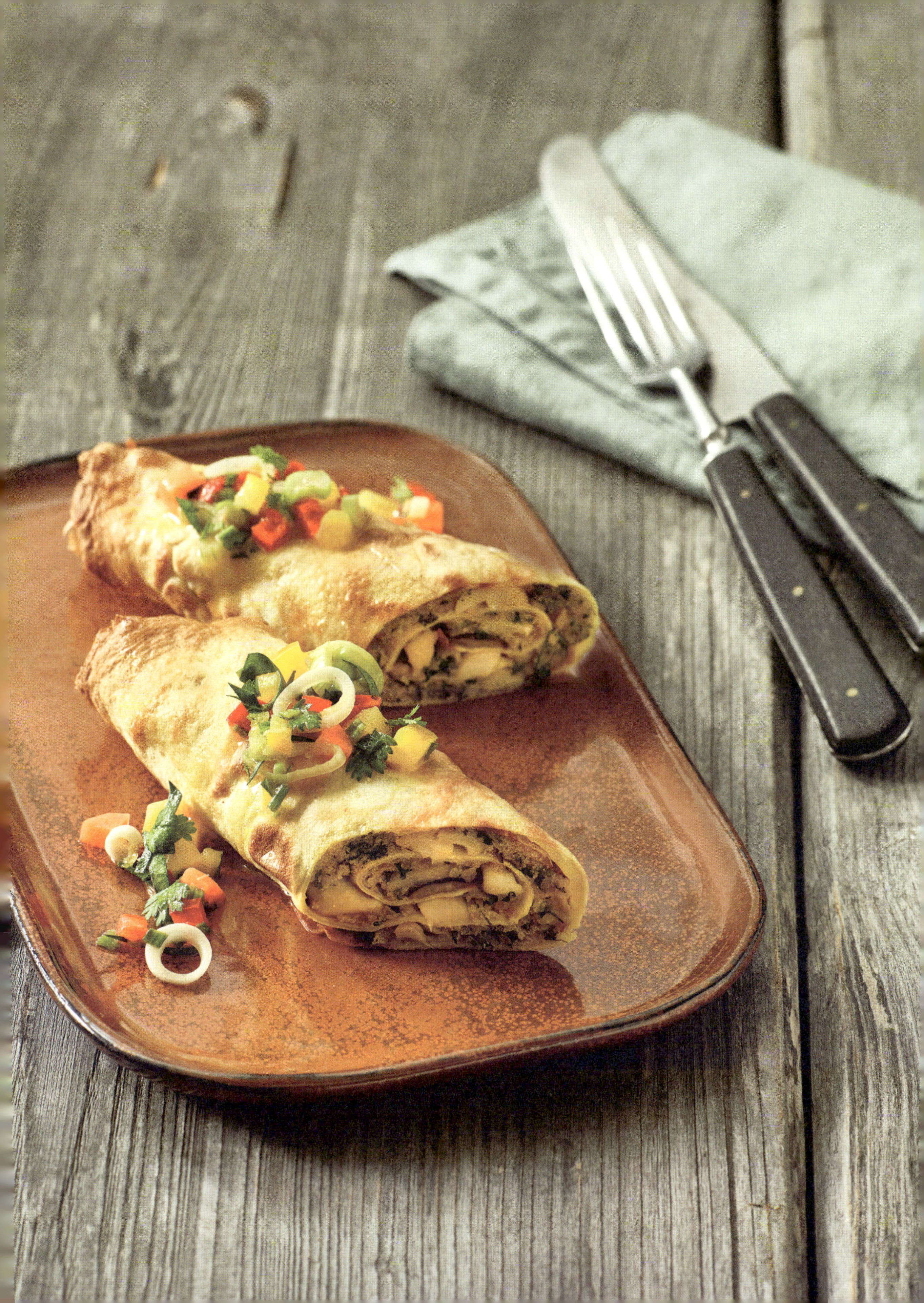

Gebackener Schafskäse

Für 4 Personen | Zubereitungszeit: ca. 40 Minuten

Für den gebackenen Schafskäse

4 Scheiben Schafskäse (Feta, à 100 g)
8 EL Olivenöl oder Zitronenöl
Salz
frisch gemahlener schwarzer Pfeffer
8 EL getrocknete gemischte Kräuter (zum Beispiel Kräuter der Provence, Basilikum, Thymian, Rosmarin)
8 Tomaten
2 gelbe Paprikaschoten
1 Peperoni (alternativ Chiliflocken)
1 Zwiebel
4 Knoblauchzehen
12 entsteinte, schwarze Oliven
Alufolie oder Grillfolie

Zum Anrichten

Fladenbrot

Gebackener Schafskäse

Vier ausreichend große Stücke Alufolie oder Grillfolie auf der Arbeitsfläche ausbreiten und je eine Scheibe Schafskäse darauflegen. Auf jeden Käse 2 EL Öl träufeln und etwas Salz, Pfeffer und Kräuter darüberstreuen. Die Tomaten und die Paprika waschen und würfeln. Die Zwiebel und den Knoblauch abziehen und fein würfeln. Die Peperoni waschen, nach Belieben entkernen und fein hacken. Die Oliven in Scheiben schneiden. Alle so vorbereiteten Zutaten gleichmäßig über die Schafskäsescheiben verteilen. Die Päckchen gut verschließen und auf einem Backblech im auf 200 °C vorgeheizten Backofen auf der unteren Schiene ca. 20 Minuten backen.

Anrichten

Die Päckchen auf die Teller verteilen und leicht öffnen. Das Fladenbrot dazu servieren.

Tipp

Im Sommer kann man natürlich auch frische Kräuter verwenden und die Päckchen auf den Grill legen.

Nicole Schwattkes Pfundsknödel auf Vorrat

Für 6 Personen | Zubereitungszeit: ca. 60 Minuten

Für die Semmelknödelrollen
600 g (10 Stück) Brötchen vom Vortag
550 g (8 Stück) Brezen vom Vortag
800 ml Milch
12 Eier
Salz
frisch gemahlener schwarzer Pfeffer
frisch geriebene Muskatnuss
2 kleine Zwiebeln
2 EL neutrales Pflanzenöl
1 kleines Bund glatte Petersilie
200 g (8 Scheiben) Toastbrot
80 g Butter

Semmelknödelrollen
Die Brötchen und die Brezen in dünne Scheiben schneiden und in eine verschließbare Schüssel geben. Die Milch aufkochen und vom Herd nehmen. Die Eier verquirlen, die abgekühlte Milch durch ein Sieb zugießen und alles vermischen. Mit Salz, Pfeffer und Muskatnuss würzen. Die Milch-Eier-Mischung über die Brotscheiben gießen, abdecken und ca. 30 Minuten ziehen lassen. Die Zwiebel abziehen und fein hacken. Die Petersilie waschen, trockenschütteln, die Blätter abzupfen und fein hacken. Das Öl in einer Pfanne erhitzen und die Zwiebel glasig schwitzen. Anschließend die Pfanne vom Herd ziehen, die Petersilie untermischen und über die eingeweichten Brotwürfel geben.

Die Toastscheiben würfeln, in der Butter goldgelb anbraten und abgekühlt ebenfalls zu den Brotwürfeln geben.

Das Ganze zu einem homogenen Teig verkneten. Mit feuchten Händen Rollen mit ca. 6 cm Durchmesser daraus formen, wobei die Länge der Rollen an den Topf angepasst sein sollte, der anschließend zum Garen verwendet wird. (Es entstehen Rollen von gut 500 g, daher der Name Pfundsknödel). Die Rollen fest in Frischhaltefolie wickeln und die Folienüberstände gut verdrillen. Die Rollen dann noch fest mit Aluminiumfolie umwickeln und diese ebenfalls an den Enden gut verdrillen. Den Topf mit reichlich Wasser zum Sieden bringen, die Knödelrollen vorsichtig einlegen und bei halb geöffnetem Deckel 30 Minuten darin ziehen lassen.

Zum Anrichten

großer gemischter Salat

Die Rollen mit einem Schaumlöffel aus dem Wasser heben und so viele Rollen auspacken, wie benötigt werden. Die restlichen Rollen in der Folie auskühlen lassen. (Sie lassen sich problemlos auf Vorrat einfrieren, dazu die Rollen in der Folie lassen.) Die Semmelknödelrollen in etwa fingerdicke Scheiben schneiden. Nach Belieben die Pfundsknödelscheiben in Butter bei mittlerer Temperatur in einer Pfanne knusprig ausbraten. Die gebratenen Scheiben auf einem Teller warm halten. Mit den restlichen Scheiben ebenso verfahren.

Anrichten

Die gebratenen Semmelknödelscheiben auf die Teller verteilen und mit reichlich Salat servieren.

Kinderlied

Zeichne mir ein Schiff
auf ein Stück Papier,
damit ich damit wegfahren kann.
Ich zeichne dir dafür
mit ein paar bunten Farben
ein schönes Haus.
In das sollst du dann einziehen!
Und dann radier' ichs aus.

Koch mir einen Knödel
und füll ihn mit Zement.
Binde eine Kette dran
ich fessle dich am End.
Und dann gehen wir zum Baden
und schwimmen weit hinaus.
Du kannst noch 'n bisschen plantschen
ich geh derweil nach Haus.

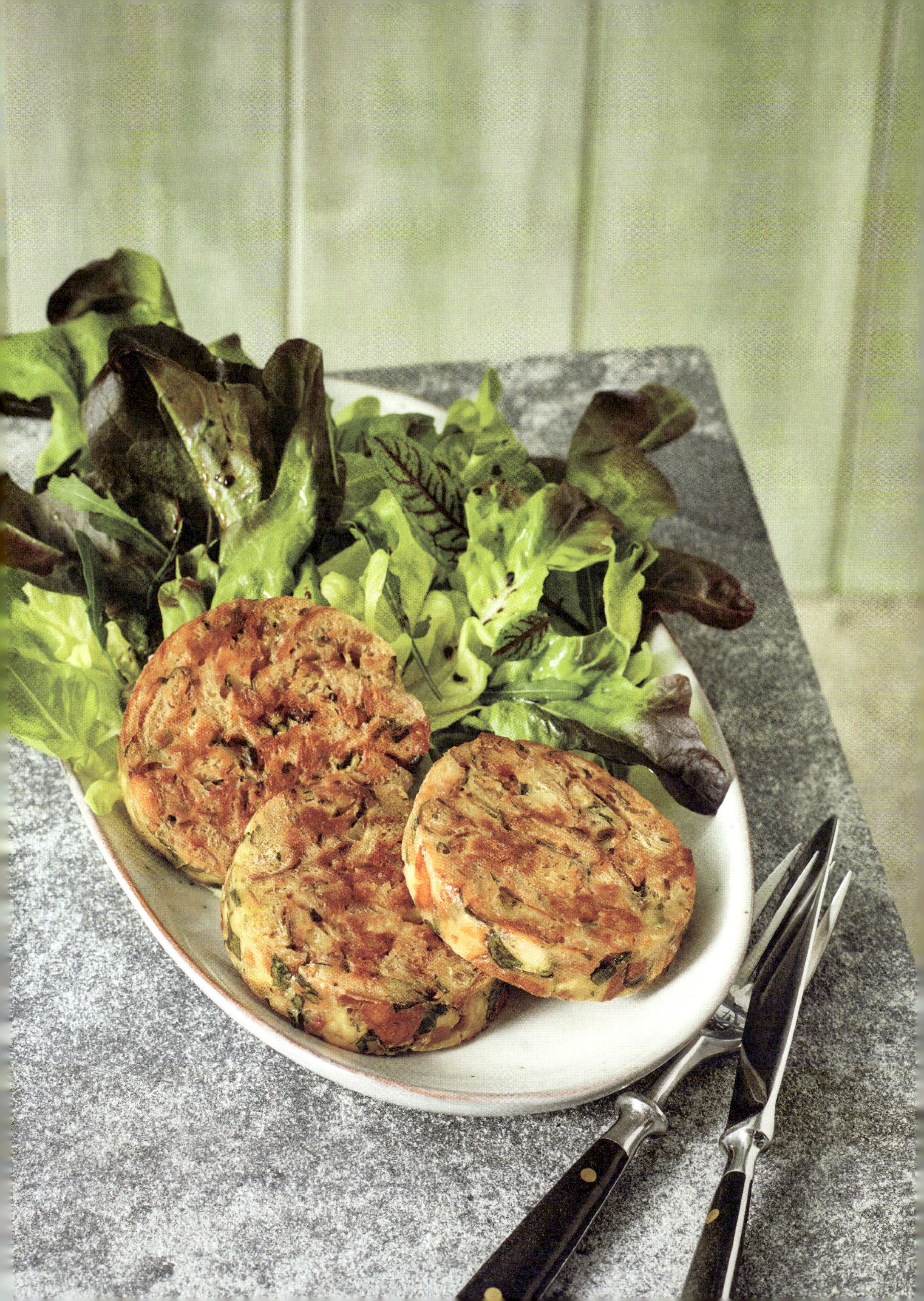

Eier Pizzaiola

Für 4 Personen | Zubereitungszeit: ca. 30 Minuten

Für die Eier Pizzaiola

800 g frische Tomaten (alternativ eingemachte Tomaten aus dem Glas oder der Dose)
Salz
frisch gemahlener schwarzer Pfeffer
Pimentón de la Vera picante (geräuchertes, scharfes Paprikapulver)
1 Prise brauner Zucker
1 Bund glatte Petersilie
1 Glas eingelegte Kapern
3 EL Olivenöl
gerebelter Oregano
Cayennepfeffer
8 Eier

Zum Anrichten

1 Tonkabohne
Schwarzbrot
Butter

Eier Pizzaiola

Die Tomaten auf der Blütenansatzseite mit einem spitzen Messer einritzen. Zum Häuten der Tomaten einen großen Topf mit Wasser zum Kochen bringen. Die eingeritzten Tomaten kurz eintauchen und mit einem Schaumlöffel wieder herausholen. Jetzt sollte sich die Haut der Tomaten leicht abziehen lassen. Die Tomaten mit der Flüssigkeit in eine große Pfanne geben und unter gelegentlichem Umrühren so lange kochen lassen, bis die Flüssigkeit fast verdampft ist. Mit Salz, Pfeffer, Pimentón und Zucker kräftig abschmecken. Die Petersilie waschen, trockenschütteln, die Blätter abzupfen und fein hacken. Die Petersilie zusammen mit den abgetropften Kapern und dem Olivenöl unter die Sauce rühren. Mit Oregano und Cayennepfeffer abschmecken. Die Eier wachsweich kochen und schälen.

Anrichten

Die Tomaten auf die vorgewärmten, tiefen Teller verteilen und etwas Tonkabohne darüberraspeln. Die halbierten Eier mit der Schnittfläche nach oben darauf anrichten. Das Brot und die Butter dazu reichen.

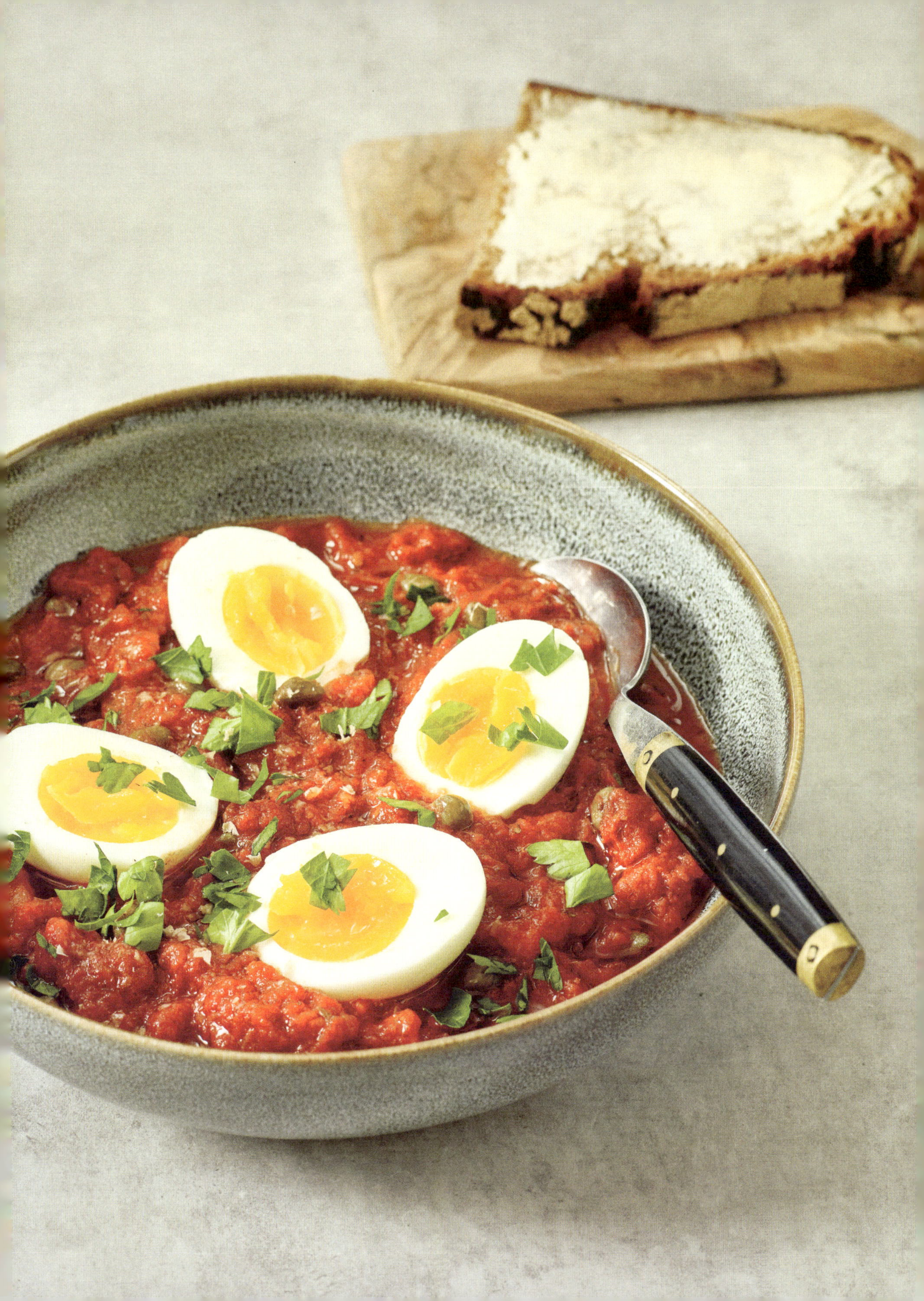

Mediterranes Ofengemüse mit Schafskäse

Für 4 Personen | Zubereitungszeit: ca. 40 Minuten

Für das mediterrane Ofengemüse mit Schafskäse

6 festkochende Kartoffeln
4 Tomaten
2 Zucchini
1 Aubergine
2 Zwiebeln
2 Knoblauchzehen
2 rote Paprikaschoten
Saft von 1 Zitrone
Salz
frisch gemahlener schwarzer Pfeffer
getrocknete und frische Kräuter (zum Beispiel Kräuter der Provence, Petersilie, Rosmarin, Thymian, Schnittlauch)
6 EL Olivenöl
1 Schuss trockener Weißwein
200 g Schafskäse (Feta)

Zum Anrichten

Fladenbrot

Mediterranes Ofengemüse mit Schafskäse

Das Gemüse waschen, gegebenenfalls schälen und putzen. Die Kartoffeln und die Tomaten würfeln. Die Zucchini und die Auberginen gegebenenfalls längs halbieren und in nicht zu dünne Scheiben schneiden. Die Paprika halbieren, entkernen und in Streifen schneiden. Die Zwiebeln abziehen und längs in Spalten schneiden. Alles Gemüse zusammen mit den Kräutern, Gewürzen, dem Öl und dem Wein in eine große Schüssel geben und alles gut vermischen. Das Gemüse gleichmäßig auf einem Backblech verteilen und den Schafskäse darüberbröseln. Das Gemüse im auf 210 °C vorgeheizten Backofen (Ober-/Unterhitze) auf der unteren Schiene ca. 20–25 Minuten bis zur gewünschten Konsistenz und zum gewünschten Bräunungsgrad garen.

Anrichten

Das Gemüse auf die vorgewärmten Teller verteilen und mit etwas Fladenbrot servieren.

» **Dieses Gericht wird im Hause Maurer als »Narrenpfanne« bezeichnet.** Dabei verwenden wir immer das Gemüse, das gerade herumliegt. Aber hätte man daraus ein Rezept machen können? Zutaten: 850 g von dem, was gerade herumliegt, in den Ofen damit und fertig. Oder, vielleicht dann doch etwas präziser: Zutaten: 850 g Karotten (oder Radieschen, Auberginen, Zucchini, Blumenkohl, Tomaten …) Und wenn man noch so viele Zutaten aufführt, es wird immer einen Leserbrief geben, der lautet: »Und brasilianischer Topinambur geht wohl nicht?« «

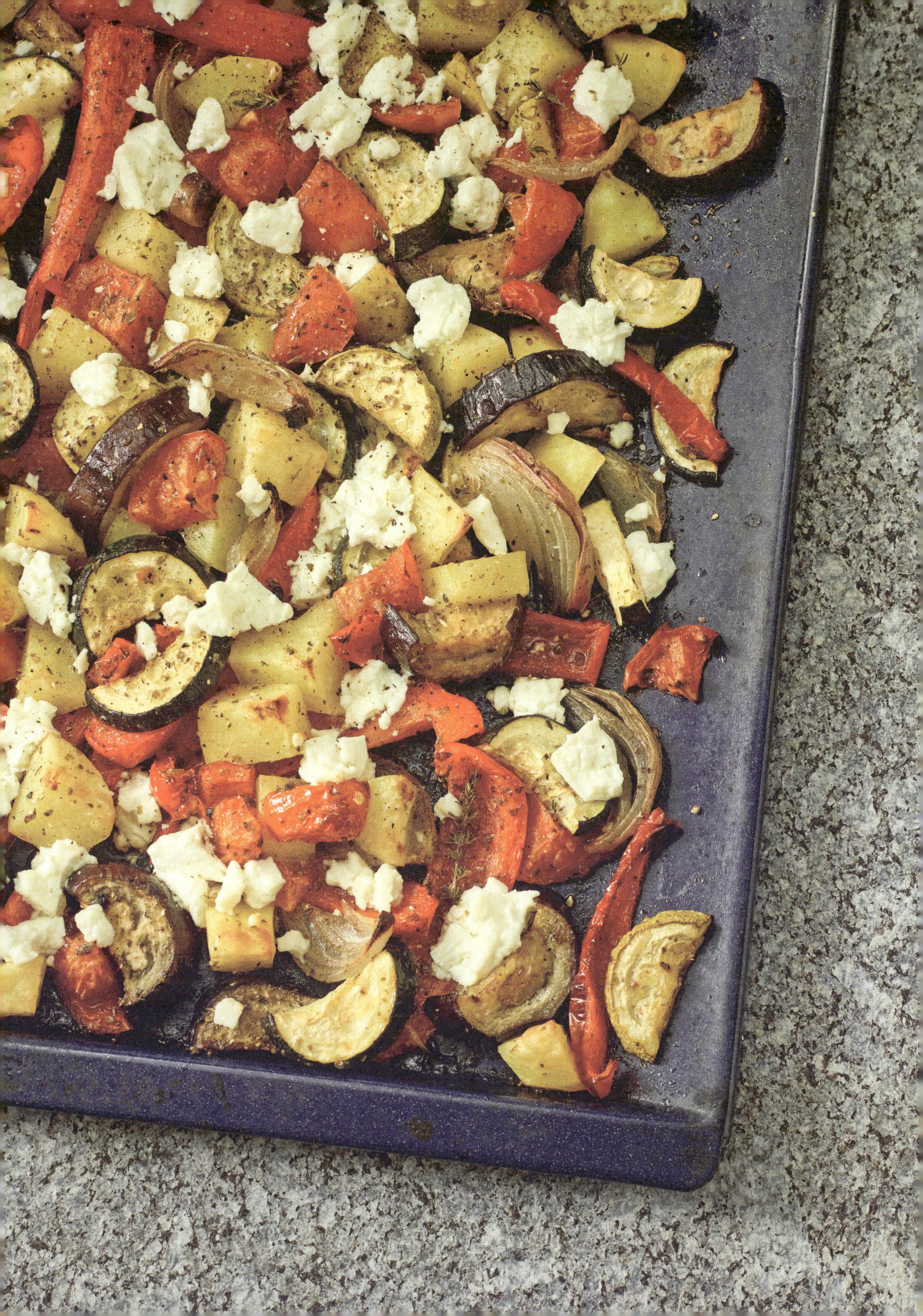

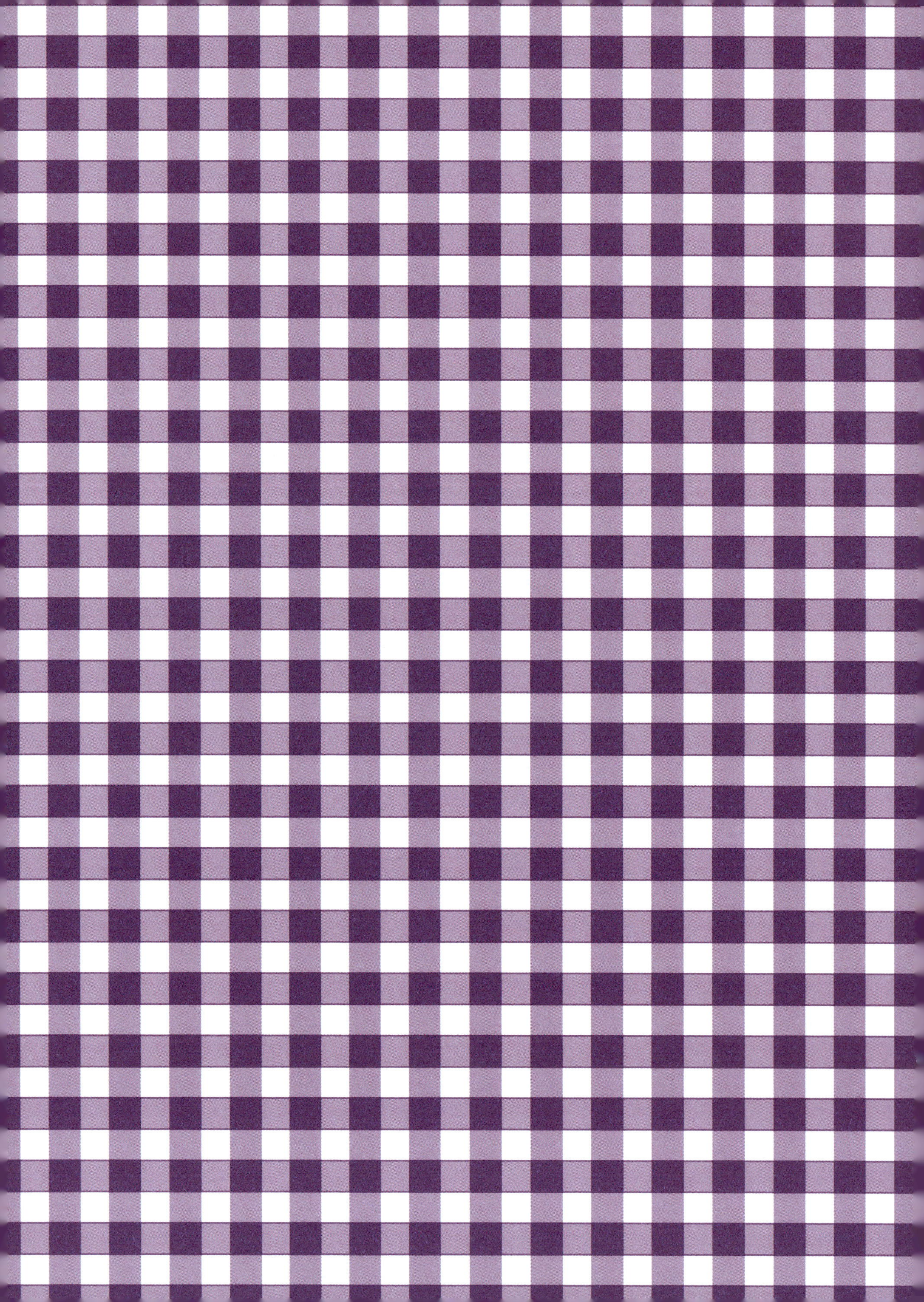

Desserts

Teestunde

Ich sitze gerne im Café und beobachte das Treiben um mich herum. Das inspiriert mich. Als ich letztes Mal Wien war, besuchte ich ein Kaffeehaus im II. Bezirk. Am Tisch neben mir saß eng beieinander ein Ehepaar, im Hintergrund ertönte Schrammelmusik, vor dem Fenster floss die schöne blaue Donau. Ich konnte direkt die Gedanken der beiden lesen.

Sie
Ich will meinen Gatten ermorden,
das hab' ich beschlossen heut' früh.
Er ist mir zu hässlich geworden,
und ich denk', ich weiß auch schon, wie!
In sein' Tee gibt er immer ein Zuckerl,
das würz' ich ihm mit Arsen.
Und trinkt er das erste Schluckerl,
schon ist's um ihn gescheh'n!

Er
Meine Gattin, die will mir ans Leben,
sie weiß nicht, dass ich das schon weiß.
Ein Giftzuckerl will sie mir geben!
Na, ich bitt' Sie: Ist das was Neu's?
Doch ich werd' ihr das G'spasserl verderben,
den vergifteten Tee lass' ich steh'n.
Sie wird morg'n im Badwanderl sterben,
durch an zufällig neig'fallnen Föhn!

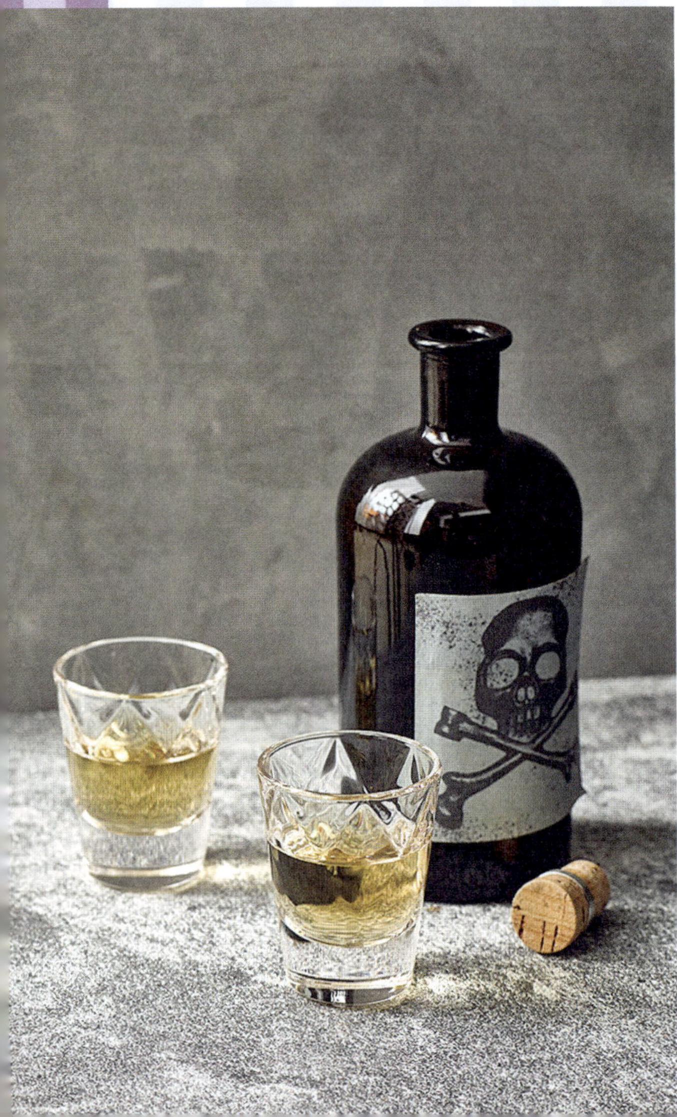

Sie
Mein Gatte, der will mich morg'n grillen,
er weiß nicht, dass ich das schon ahn.
Doch ich werd' ihm nicht tun diesen Willen,
denn ich hab einen besseren Plan:
Ich werd' mich ins Abendkleid zwängen
und führ in die Oper ihn aus,
und dreh ihm bei Mozarts Gesängen
sein' Herzschrittmacher aus!

Er
Meine Gattin, die will mich entleiben
während des Opernprogramms.
Doch ich schneide sie vorher in Scheiben,
und in d' Oper geh ich allaans.
Ich werf' mich ins fescheste Leiberl
und lausche der schönen Musik.
Im Kühlschrank daheim liegt mein Weiberl,
aufg'schnitten in Aspik.

Sie
Mein Gatte, der will mich zerschneiden,
um allein sich zu amüsiern!
Ich werd' ihm den Plan verleiden,
denn ich hab was Pervers'res im Sinn:
Ich schütt' ihm kein Gift in die Tassen
und das Messer nehm' ich fürs Brot,
ich werd' ihn am Leben lassen,
denn das ist der grausamste Tod!

Er
Meine Gattin, die will mich nicht morden,
das finde ich so ordinär!
Ich wäre so gerne gestorben,
hätt' ganz gern g'wusst, wann ungefähr!
Doch ich räch' mich und lass sie auch am Leben,
das wird mir ein Hochgenuss.
Denn das sind die schmerzlichsten Tode,
auf die man ein Leben lang warten muss!

Beide
Noch a Zuckerl, mei' Muckerl? Noch a klein's Schluckerl Tee?
Noch a Scherzerl, mei' Herzerl, noch a Apfelsouffleé?
Noch a Platzerl, mei' Schatzerl, noch a Heidelbeermus?
Noch a Nusserl? Noch a Busserl? Noch a Nachspeis' zum Schluss?

Pfefferminzeis

Ergibt ca. 900 ml | Zubereitungszeit: ca. 20 Minuten plus mindestens 8 Stunden Kühlzeit

Für das Pfefferminzeis

250 ml Milch
250 ml flüssige Schlagsahne
4 Eigelb
50 g Zucker
100 ml Pfefferminzsirup
grüne Lebensmittelfarbe (optional)
100 g dunkle Schokolade (mindestens 60 Prozent Kakaogehalt)

Zum Anrichten

geraspelte Zartbitterschokolade
frische Minzeblätter

Tipp

Sollte das Eis stark durchgefroren sein, den Behälter vor dem Servieren für 30–60 Minuten in den Kühlschrank stellen, um das Eis zu temperieren.

Pfefferminzeis

Die Milch und 150 ml Sahne in einen Topf geben, aufkochen und etwas abkühlen lassen. Die Eigelbe mit dem Zucker schaumig schlagen. Die Sahne-Milch-Mischung durch ein feines Sieb gießen und unter Rühren langsam zur Eiermasse gießen.

Die Masse über einem Wasserbad so lange kräftig rühren, bis sie andickt (»zur Rose abziehen«). Dieser Vorgang benötigt etwas Zeit. Die Temperatur darf dabei nicht zu hoch werden, damit das Eigelb nicht gerinnt. Die Eiercreme in ein eiskaltes Wasserbad stellen und abkühlen lassen. Den Pfefferminzsirup und nach Belieben noch die Lebensmittelfarbe unterrühren. Die Creme für 5 Stunden oder über Nacht in den Kühlschrank stellen. Die restliche Sahne (100 ml) steif schlagen und unter die kalte Masse heben.

Die Eisgrundmasse in eine Eismaschine geben und entsprechend der Gebrauchsanweisung des Geräts ein cremiges Eis herstellen. Die dunkle Schokolade in kleine Stückchen schneiden oder grob raspeln, kurz vor dem Ende der Eiszubereitung in die Eismaschine geben und unterrühren lassen. (Alternativ kann Eis auch ohne Eismaschine zubereitet werden. Die Eisgrundmasse dann in einen Gefrierbehälter mit Deckel füllen und ein paar Stunden gefrieren lassen. Dabei in den ersten 5 Stunden die Masse alle 30 Minuten aus dem Gefrierfach nehmen und gut verrühren oder durchmixen, um bereits entstandene Eiskristalle wieder zu zerstören). Das fertige Eis in einen Gefrierbehälter mit Deckel füllen und vor der Verwendung ca. 3 Stunden gefrieren lassen.

Anrichten

Mit einem Eisportionierer dekorative Kugeln formen und in kleinen Schalen anrichten. Mit der geraspelten Zartbitterschokolade und den Minzblättern garniert servieren.

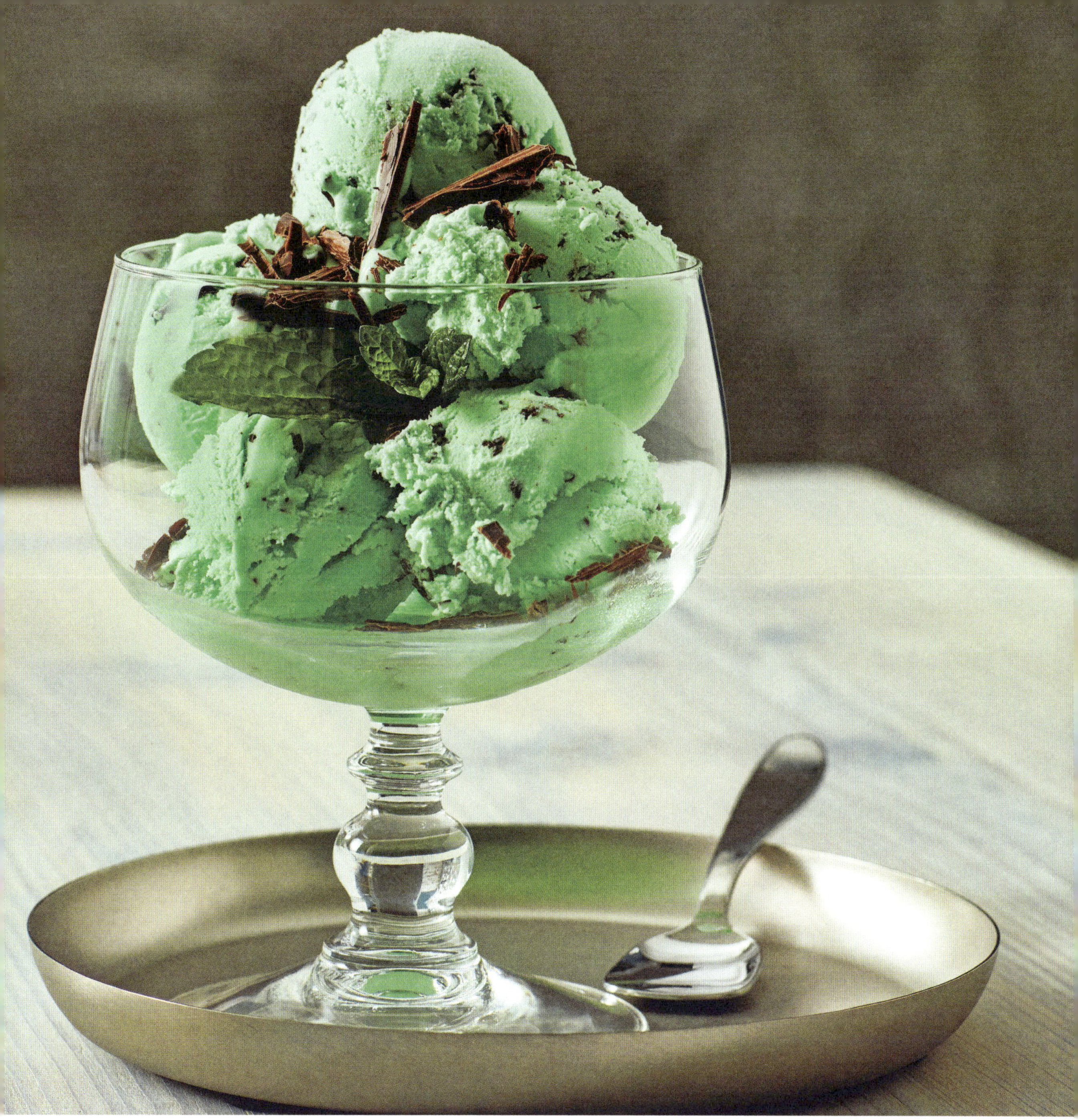

» **In Paolos Strandcafé gab es das beste Pfefferminzeis von ganz Mittelitalien, angeblich fuhren Eisliebhaber Hunderte von Kilometern, nur um sich dort zwei Kugeln Eis zu besorgen.** Der Andrang war entsprechend groß, die Nachfrage enorm, Sitzplätze gab es keine, alle löffelten und leckten stehend, aus Bechern und Schalen, von Waffeln und Hölzchen, fortgeschrittene Gelatophile bekamen ihre Kugeln sogar in die hohle Hand gedrückt – und diese unmittelbare Art, sich innerlich abzukühlen, war die archaischste, italienischste, etruskischste: Bacchus selbst musste sein Eis so genossen haben. «

Crema Catalana

Für 4 Personen | Zubereitungszeit: ca. 30 Minuten plus mindestens 4 Stunden Kühlzeit

Für die Crema Catalana

Schale von
1 unbehandelten Zitrone
500 ml Milch
½ Zimtstange
6 Eigelb
150 g Zucker
30 g Speisestärke
brauner Zucker

Zum Anrichten

einige saisonale Früchte
(zum Beispiel Blaubeeren, Himbeeren, Erdbeeren)

Crema Catalana

Die Zitronenschale mit einem Messer fein abschälen. Die Milch mit der Zitronenschale und der Zimtstange langsam zum Kochen bringen, dann die Milch abkühlen lassen. Die Eigelbe mit dem Zucker in einem Topf aufschlagen. Die Speisestärke mit wenig Milch anrühren. Die Zitronenschale und die Zimtstange aus der Milch entfernen und die Speisestärke unterrühren. Die Milch nun unter ständigem Rühren zur Ei-Zucker-Masse geben und alles bei niedriger Temperatur langsam erhitzen, bis die Stärke bindet und eine dickliche Creme entstanden ist. Die Temperatur darf dabei nicht zu hoch werden, damit das Eigelb nicht gerinnt. Sobald die richtige Konsistenz erreicht ist, die Creme auf 4 feuerfeste Formen (zum Beispiel spanische Tonschalen) verteilen und abgedeckt mindestens
4 Stunden, am besten über Nacht, im Kühlschrank kalt stellen.
Vor dem Servieren die Creme mit braunem Zucker bestreuen und diesen mit einem Küchenbunsenbrenner karamellisieren. In Spanien wird dafür ein katalanisches Brenneisen verwendet.

Anrichten

Die Crema Catalana auf einen Teller stellen und mit den Früchten garnieren.

Tipp

In Katalonien wird der Boden der Tonschalen mit Karamellsauce bedeckt, bevor die Creme eingefüllt wird. Das macht das Dessert zwar noch köstlicher, allerdings auch deutlich süßer. Für einen intensiveren Zitronengeschmack kann die Zitronenschale auch abgerieben in die Milch gegeben werden.

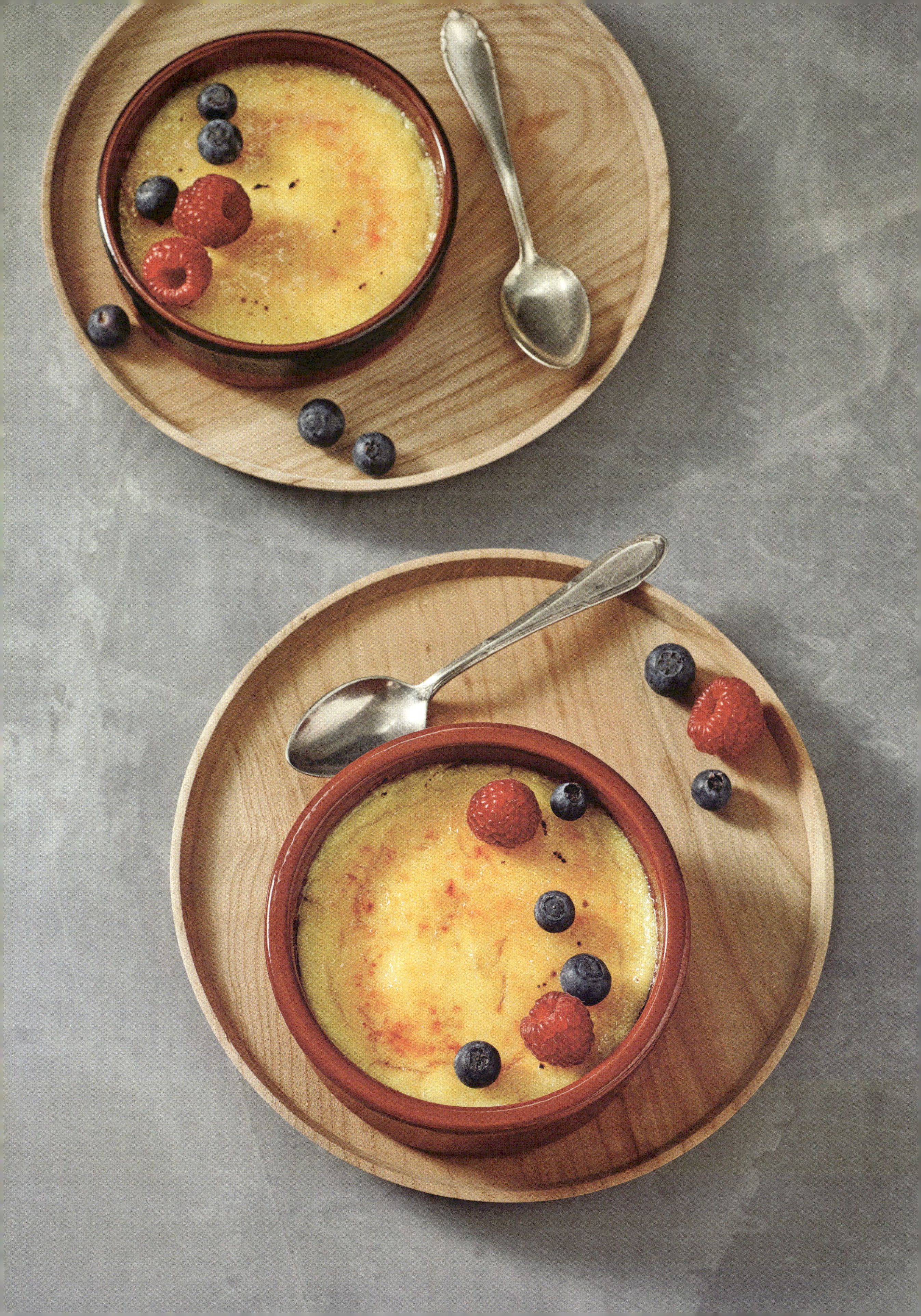

Toulouser Schokoladenkuchen

Für 12 Stück | Zubereitungszeit: ca. 60 Minuten plus mindestens 4 Stunden Auskühlzeit

Für den Schokoladenkuchen

320 g dunkle Schokolade (mindestens 70 Prozent Kakaoanteil)
170 g Butter
160 g Zucker
5 Eier
40 g Weizenmehl Type 405

Zum Anrichten

etwas steif geschlagene Sahne
einige saisonale Beeren (zum Beispiel Blaubeeren, Himbeeren, Erdbeeren)

Schokoladenkuchen

Die Schokolade in Stücke brechen. Die Schokoladenstücke mit der Butter in eine Rührschüssel geben. Das Gemisch über einem heißen Wasserbad vorsichtig schmelzen. Den Zucker hinzufügen, alles zu einer homogenen Masse verrühren und etwas abkühlen lassen. Die Eier trennen. Das Eiweiß zu steifem Eischnee schlagen. Das Eigelb unter Rühren nach und nach zur Schokoladenmasse geben. Anschließend das gesiebte Mehl einrühren und zum Schluss den Eischnee unterheben.
Den Boden einer Springform (Durchmesser 28 cm) mit Backpapier auslegen und den Teig in die Form füllen. Den Kuchen im auf 150 °C vorgeheizten Backofen (Ober-/Unterhitze) auf der mittleren Schiene 40 Minuten backen. Vor dem Servieren den Kuchen komplett auskühlen lassen und in Stücke schneiden.

Anrichten

Je ein Stück Toulouser Schokoladenkuchen auf die Teller legen und mit einem Klecks Sahne und den Beeren garnieren.

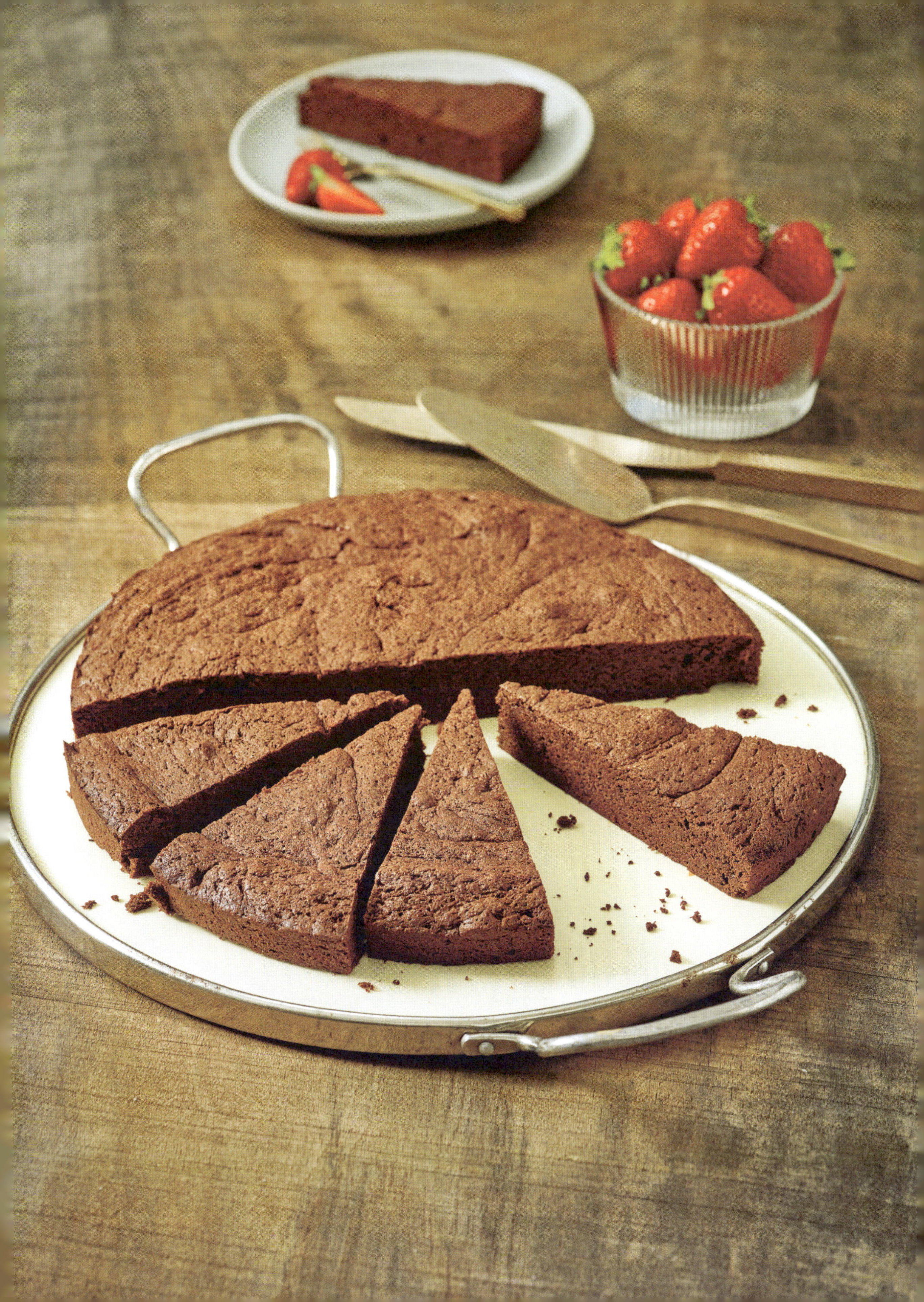

Käsekuchen

Für 12 Stück | Zubereitungszeit: ca. 75 Minuten plus mindestens 4 Stunden Auskühlzeit

Für den Käsekuchen

200 g Weizenmehl Type 405
½ Päckchen Backpulver
65 g Butter plus etwas mehr für die Form
250 g Zucker
Abrieb von ½ unbehandelten Zitrone
500 g Magerquark
4 Eier
400 g Schmand
150 ml neutrales Pflanzenöl
125 ml Milch
1 Päckchen Vanillepuddingpulver
1 Prise Salz

Zum Anrichten

saisonale Früchte (zum Beispiel Erdbeeren, Himbeeren, Blaubeeren)

Käsekuchen

Das Mehl mit dem Backpulver auf die Arbeitsplatte sieben. Die Butter in Flocken und 75 g Zucker darauf verteilen. In der Mitte eine kleine Vertiefung formen und 1 Ei hineingeben. Alles zusammen zu einem homogenen Mürbteig verkneten. Den Teig zu einer Kugel formen und in Frischhaltefolie gewickelt für ca. 30 Minuten in den Kühlschrank legen.

Die restlichen Eier (3 Stück) trennen. Den Quark, 125 g Zucker, den Zitronenabrieb, die Eigelbe, den Schmand, das Öl, die Milch und das Vanillepuddingpulver gut verrühren. Etwa 60 ml der Masse abnehmen und beiseitestellen. Eine Springform (Ø 28 cm) einfetten. Den Mürbteig zwischen 2 Lagen Frischhaltefolie so groß ausrollen, dass damit der Boden und der Rand der Backform gleichmäßig ausgekleidet werden können. Mit der Gabel den Teigboden rundherum einstechen. Die Quarkmasse auf den Teig geben und 45 Minuten auf der mittleren Schiene im auf 175 °C vorgeheizten Backofen (Ober-/Unterhitze) backen. Kurz vor Ende der Backzeit das Eiweiß mit 1 Prise Salz und dem restlichen Zucker (ca. 50 g) steif schlagen. Die beiseitegestellte Quarkmasse unterheben. Den Kuchen kurz aus dem Backofen nehmen und die Baisermasse gleichmäßig auf dem Kuchen verstreichen. Den Kuchen wieder in den Backofen schieben und weitere 15 Minuten backen. Den Kuchen bei leicht geöffneter Backofentür auskühlen lassen, damit er nicht zusammenfällt. Vor dem Servieren komplett auskühlen lassen und in Stücke schneiden.

Anrichten

Die Käsekuchenstücke auf die Teller legen und mit den Beeren garniert servieren.

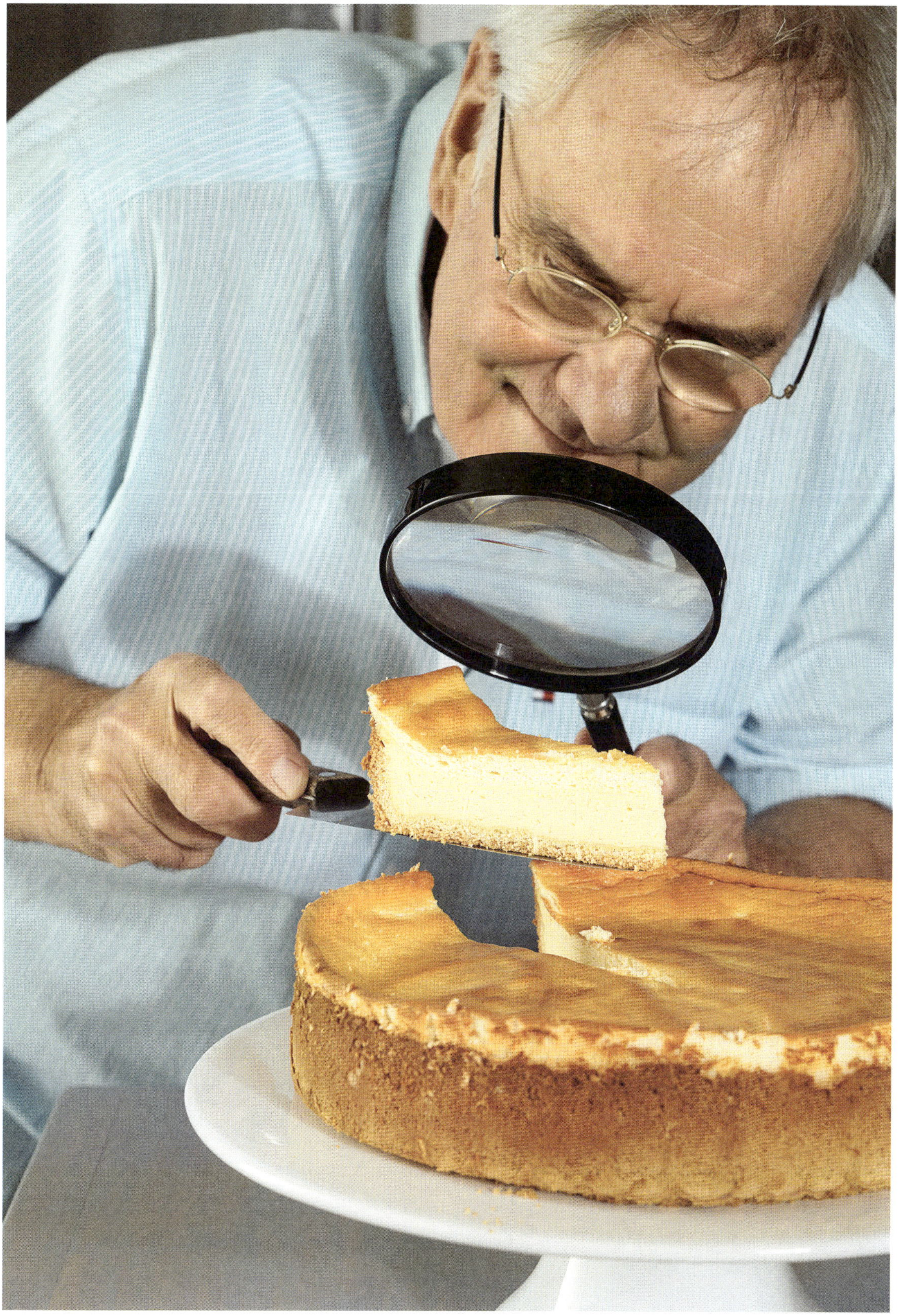

Mascarponecreme mit Erdbeeren

Für 4 Personen | Zubereitungszeit: ca. 15 Minuten plus mindestens 30 Minuten Kühlzeit

Für die Mascarponecreme mit Erdbeeren

500 g frische Erdbeeren
2 EL Puderzucker (optional)
250 g Mascarpone
150 g Joghurt
3 EL Zucker
1 Schuss Orangenlikör
100 g flüssige Schlagsahne

Zum Anrichten

Minzeblätter
4 Erdbeeren mit Grün
Zartbitterschokoladenraspel

Mascarponecreme mit Erdbeeren

Die Erdbeeren waschen, putzen und vierteln. Nach Belieben die Erdbeeren mit dem Puderzucker vermischen. Etwa die Hälfte der Erdbeeren in einem hohen Mixbecher mit einem Stabmixer fein pürieren. Den Mascarpone, den Joghurt, den Zucker und den Orangenlikör in einer Rührschüssel mit einem Handrührgerät zu einer luftigen Creme rühren. Die Schlagsahne steif schlagen und unterheben.

Die Creme im Wechsel mit den Erdbeerstücken und dem Erdbeerpüree in hohe Dessertgläser schichten und mindestens 30 Minuten kühl stellen.

Anrichten

Die Mascarponecreme mit den Minzeblättern, jeweils einer Erdbeere und einigen Schokoladenraspeln garniert servieren.

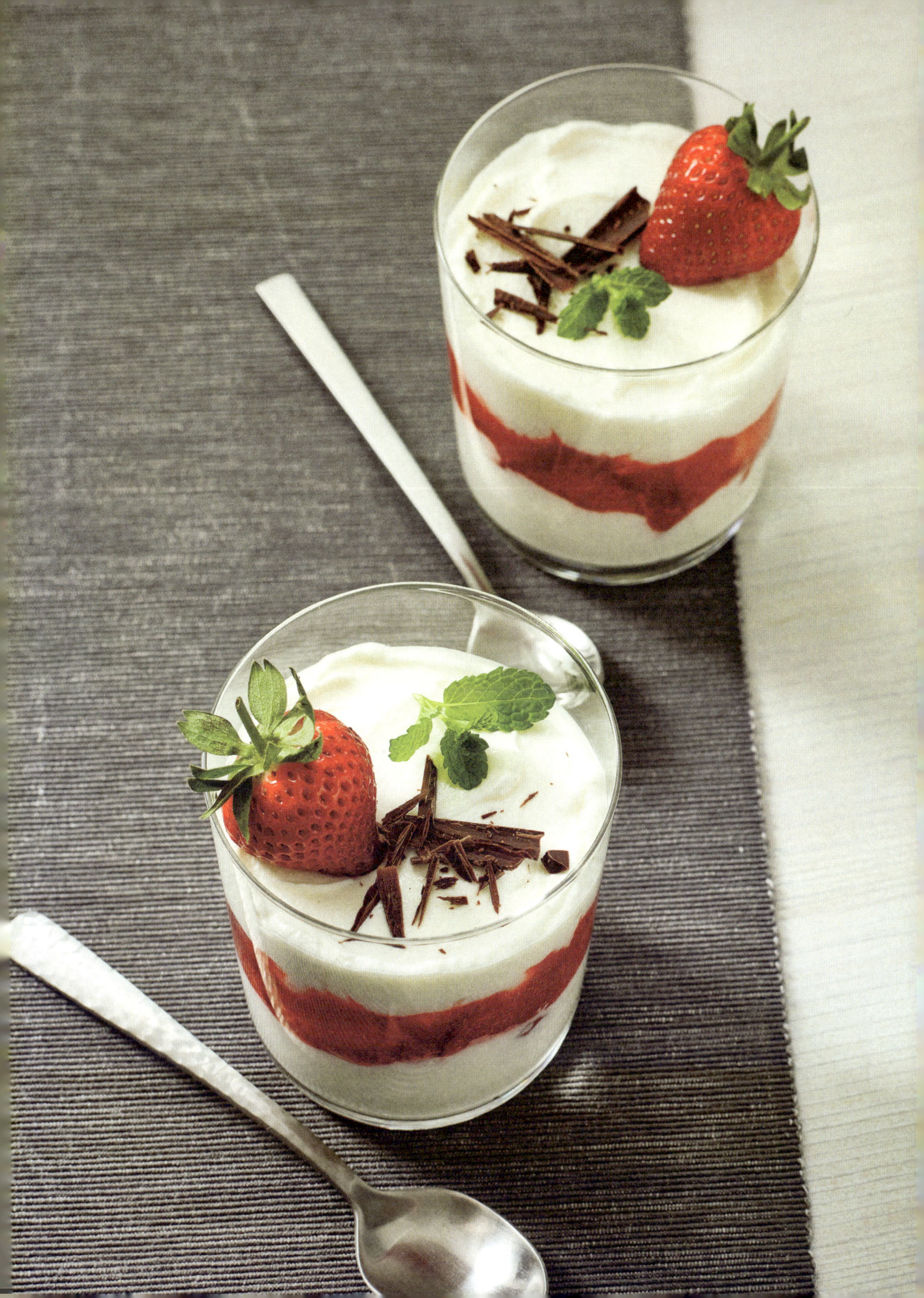

Marillenknödel nach Art der Herzöge von Niederbayern

Für 4 Personen | Zubereitungszeit: ca. 60 Minuten plus mindestens 60 Minuten Auskühlzeit

Für die Marillenknödel

500 g mehligkochende Kartoffeln
150 g Weizenmehl Type 405
40 g Hartweizengrieß
1 Eigelb
130 g weiche Butter
Salz
12 Aprikosen
12 Stück Würfelzucker
100 g Semmelbrösel

Marillenknödel

Die Kartoffeln waschen und ca. 20 Minuten in Salzwasser weich garen. Anschließend die Kartoffeln schälen, durch eine Kartoffelpresse drücken und mindestens 1 Stunde abkühlen lassen. Das Mehl, den Grieß, das Eigelb, 30 g Butter und etwas Salz dazugeben und alles zusammen zügig zu einem homogenen Kartoffelteig verkneten. Den Kartoffelteig zu einer Rolle mit etwa 7 cm Durchmesser formen.

Die Aprikosen waschen und trocknen. Die Früchte auf einer Seite aufschneiden, vorsichtig den Stein herauslösen und durch ein Stück Würfelzucker ersetzen. Die Früchte dann wieder leicht zusammendrücken und auf der Arbeitsplatte bereitlegen. Von der Teigrolle etwa fingerdicke Scheiben abschneiden und diese etwas platt drücken. Die Teigscheiben auf die flache Hand legen, jeweils eine der vorbereiteten Aprikosen darauflegen und diese vorsichtig komplett und gleichmäßig mit Kartoffelteig umhüllen. Besonders die Nahtstellen sollten gut zugedrückt werden, damit sich der Knödel im Wasserbad nicht öffnet. In einem großen Topf reichlich gesalzenes Wasser zum Kochen bringen. Dann die Marillenknödel vorsichtig ins Wasser gleiten lassen und die Temperatur reduzieren. Die Marillenknödel sollten an der Oberfläche schwimmend ca. 15 Minuten gar ziehen. Dann die Knödel mit einem Schaumlöffel aus dem Wasser nehmen und gut abtropfen lassen.
Die restliche Butter (100 g) in einer Pfanne erhitzen und die Semmelbrösel darin anbräunen. Die abgetropften Marillenknödel in den Semmelbröseln wenden.

Zum Anrichten

Zucker
Zimt (optional)

Anrichten

Die Marillenknödel auf die Teller verteilen und mit Zucker oder einer Mischung aus Zimt und Zucker bestreuen.

Tipp

Alternativ kann statt des Kartoffelteigs auch ein Topfenteig verwendet werden. Dazu werden 100 g weiche Butter, 1 Ei, 100 g Wiener Griessler (doppelgriffiges Weizenmehl), 250 g Topfen oder Magerquark, 50 g Hartweizengrieß und etwas Salz benötigt. Die Butter und das Ei gut schaumig schlagen. Dann das Mehl, den gut abgetropften Topfen, den Grieß und das Salz unterkneten.
Den Teig zu einer Rolle formen und in Frischhaltefolie gewickelt etwa 1 ½ Stunden im Kühlschrank ruhen lassen. Die weitere Vorgehensweise entspricht dem Rezept mit Kartoffelteig.

Die Aprikosen, im bairisch-österreichischen Sprachraum auch Marillen genannt, können auch durch Zwetschgen ersetzten werden. Es werden dann etwas mehr Früchte benötigt, aber nur ½ Zuckerwürfel pro Frucht. Außerdem werden die Knödel natürlich etwas kleiner, deshalb auch etwas dünnere Scheiben von der Kartoffelteigrolle abschneiden.

Mango-Tarte

Für 4 Personen Zubereitungszeit: ca. 60 Minuten plus mindestens 30 Minuten Ruhezeit

Für die Mango-Tarte

4 EL geschälte Pinienkerne
150 g weiche Butter
50 g Puderzucker
150 g Weizenmehl Type 405
2 reife Mangos
100 ml frisch gepresster Orangensaft
2 EL feiner Zucker

Zum Anrichten

Schokoladeneis

Mango-Tarte

Die Pinienkerne grob hacken. 100 g Butter, den Puderzucker, das Mehl und die Pinienkerne zu einem Mürbteig verkneten. Den Teig zu einer Kugel formen und in Frischhaltefolie gewickelt ca. 30 Minuten im Kühlschrank ruhen lassen. Die Mango schälen, den Stein entfernen und das Fruchtfleisch in Spalten schneiden.

Die weniger formschönen Mangoscheiben (etwa ¼ der Gesamtmenge) mit dem Orangensaft, der restlichen Butter (50 g) und dem Zucker in einem kleinen Topf einkochen und dann pürieren.

Den Teig rechteckig (ca. 10 x 20 cm) ausrollen und auf ein mit Backpapier bedecktes Backblech legen.

Die Mangospalten fächerartig auf den Teig legen und mit der Orangen-Mango-Sauce bestreichen. Die Tarte auf der unteren Schiene im auf

Tipp

Für vier Tartelettes die Teigmenge halbieren und vier gebutterte Tartelette-Förmchen damit auskleiden. Diese 10 Minuten blind vorbacken. Anschließend mit den Spalten von einer Mango belegen und weitere 20 Minuten backen.

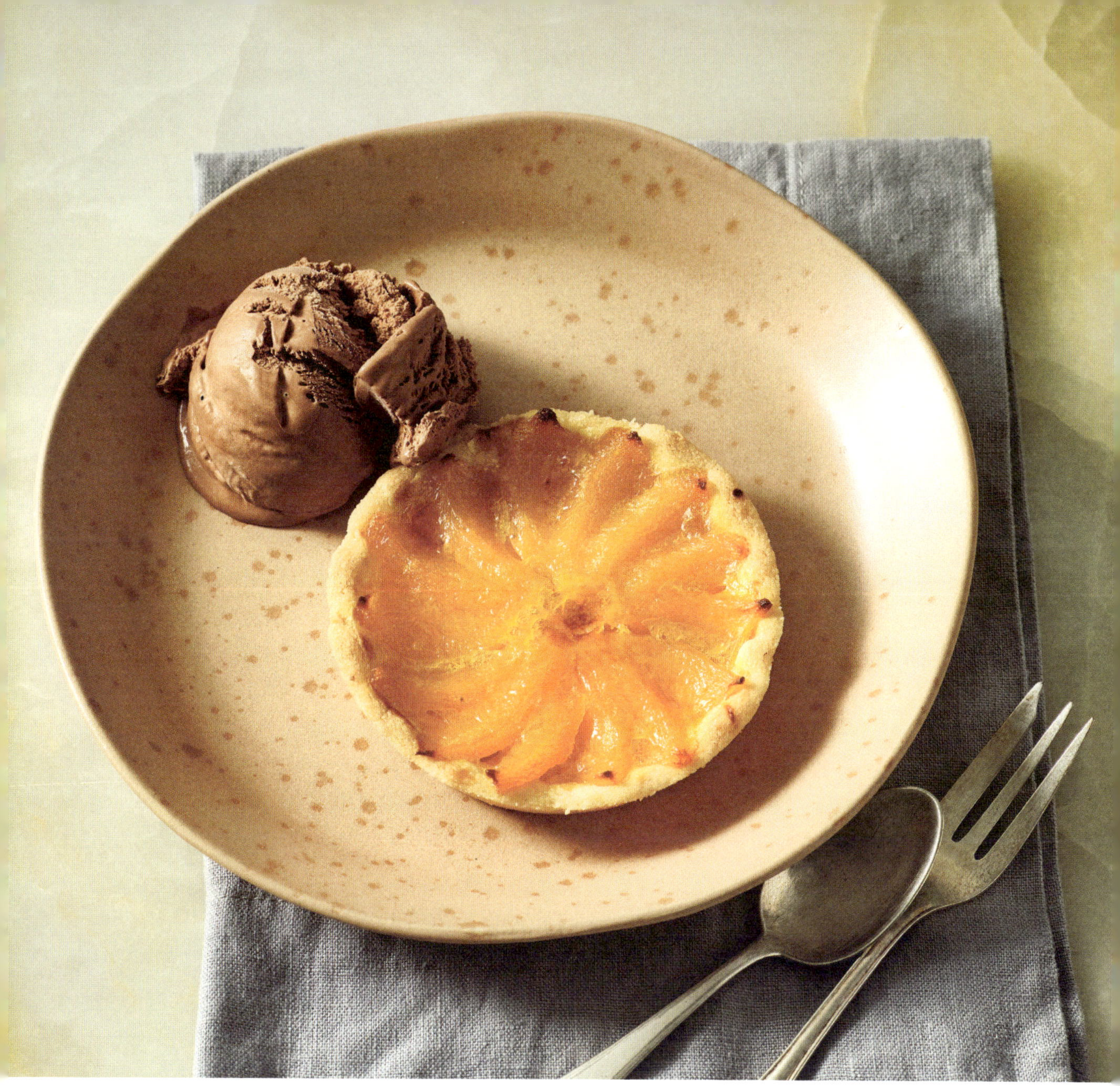

» **Niemand hatte bemerkt, dass sich Hölleisen in den großen Speisesaal zurückgezogen hatte, um sich dort mit seinem Smartphone zu beschäftigen.** Er stand vor der Kühlvitrine und wollte gerade seine Nachrichten abfragen, als sein Blick auf ein farbenfrohes Sortiment von appetitlichen Kuchen und leckeren Desserts fiel. Trotz allem ermittlerischen Eifers lief ihm das Wasser im Mund zusammen. Wenn er jetzt hineingreifen und nur ein klitzekleines Stückchen von der Mango-Tarte abbrechen würde, das fiele doch keinem auf. Verstohlen sah er sich um. Vorsichtig öffnete Hölleisen die Glastür und zog die Kuchenplatte zu sich her. Erst jetzt bemerkte er, dass bereits ein Riesenstück fehlte. Hatte er nicht Becker vorhin in der Nähe der Vitrine kauen sehen? Oder war es Nicole gewesen? «

Rinftln

In diesem Kochbuch sollte auch ein absolut authentisches Rezept aus der ländlichen Küche meiner Heimat nicht fehlen. Deshalb habe ich zu Recherchezwecken alle Fußgängerzonen und Marktplätze von bayrischen Städten unter 50 000 Einwohner abgeklappert und bin dort ins Spatzl, in die Post, ins Lamm oder in den Hirsch gegangen, überall hat es gekrautelt und geschmalzelt, dass es eine wahre Freude war. Aber damit nicht genug. Der Heimatpfleger meines Vertrauens hat mir noch eine besondere Empfehlung ausgesprochen. Ich solle unbedingt beim Landgasthof Glöcklberger in Murmannskreuth einkehren. Das wäre der Geheimtipp schlechthin, von außen absolut unscheinbar, innen aber immer rap-pel-voll. Total authentisch. Eine echte bayrische Bauernwirtschaft. Essen wie vor hundert Jahren. An einer Wand schwere rote Samtvorhänge. Ein Zithertischchen. Eine Bühne, auf der Bauerntheater gespielt wird. Murmannskreuth findet man auch nicht auf Anhieb, es ist auf vielen Landkarten gar nicht eingezeichnet, aber das gehört zum Konzept. Das Suchen und das Sich-Verfahren sind sozusagen schon ein erster kleiner Gruß aus der authentischen Küche.

Endlich habe ich es gefunden. Der Parkplatz vor dem Glöcklberger ist voll wie eine Blunzenwurst beim Landmetzger. Lauter Münchner Kennzeichen. Berliner Kennzeichen. Sogar russische Kennzeichen. Ein Reisebus, aus dem gerade unzählige Holländer aussteigen, alle orange gekleidet. Auch das gehört dazu. Und innen: der Wahnsinn. Rap-pel-voll. Sardinenbüchse. Bienenstock. Die Geräusche, die mir aus allen Richtungen entgegenschlagen: ein Soundtrack der Gefräßigkeit. Das Besteckklappern bildet den Grundrhythmus des Wohlbehagens. Ich schließe unwillkürlich die Augen und sauge sie ein, die nahrhaften, schweren Gerüche aus der Küche, die an die eigenen Kindertage erinnern.
»Ham Sie vorbestellt?«
Die Kellnerin reißt mich aus den Träumen.
»Äh, nein, ich wollte ganz spontan – «
»Sind Sie allein da?«
»Ja.«
»Einen Platz hätt ich noch. Da drüben, bei der Dame, wenns Ihnen nichts ausmacht.«
Es ist eine typisch bayrische Bedienung. Außen rau, innen – genauso rau. Für solche Kellnerinnen gilt: Wenn sie dich nicht niederschlagen, gelten sie schon als freundlich.
»Also?«
»Ja, klar, freilich.«

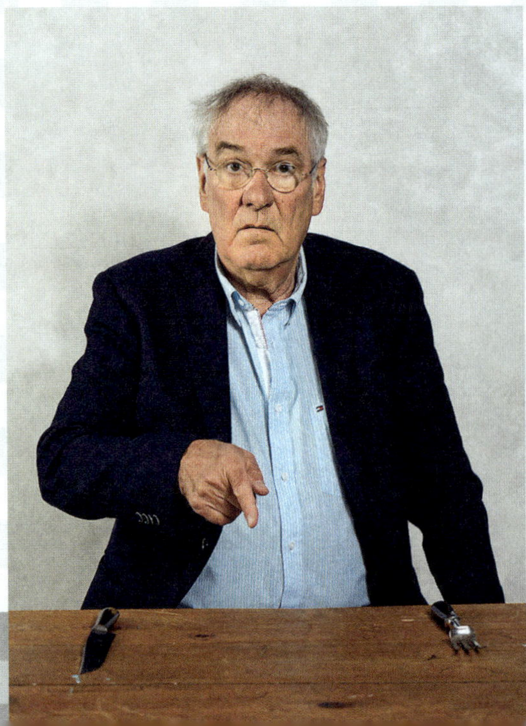

Endlich sitze ich. Im berühmten Glöcklberger in Murmannskreuth! Beengt zwar, aber glücklich, überhaupt noch einen Platz bekommen zu haben. Ich suche eine Speisekarte, sehe mich nach einer handbeschriebenen Schiefertafel an der Wand um. Aber all das gibt es hier nicht. Offensichtlich wird alles so frisch zubereitet, dass sich eine Speisekarte gar nicht lohnen würde. Plötzlich ist die Bedienung wieder da, wie aus dem Boden gewachsen. Geblümtes Mieder mit selbstgenähten Froschgoscherlrüschen, die Schürze aus knallhart gestärktem Leinen, irgendwie panzerartig, ritterartig mittelalterlich, wirklich sehr urig. Sie holt tief Luft und legt los.
»Lüngerl, Saure Knödel, Kalbshaxen, Schuxen, Aufg'schmalzene Semmelschöberl, Grießnockerlsuppe, saure Hirgstmillisuppn, Bröselschmarrn, Moosbeernudeln, Jaganockerl, Schweinsnierl, Steckerlfisch – «
»Hm, das klingt gut – «
»Gibts nimmer.«
Ich bin entsetzt und zutiefst enttäuscht. Schon bei der Aufzählung ist mir das Wasser im Mund zusammengelaufen.
»Alles aus?«
»Hörns schlecht? Gibts nimmer!«
»Was gibts denn dann – äh – «
»Rinftln gäbs noch.«
»Rinftln?«
»Ja, Rinftln. Also?«
Keine Ahnung, was Rinftln sind. Noch nie gehört. Doch ich will nicht hinausgeworfen werden. »Ja, dann einmal Rinftln, bitte.«
»Gstöckelte oder waxe Rinftln?«
Wo ist denn da der Unterschied, hätte ich fast gefragt, aber ich will wie gesagt nicht hinausgeworfen werden. »Geht denn beides? So halb, halb?«

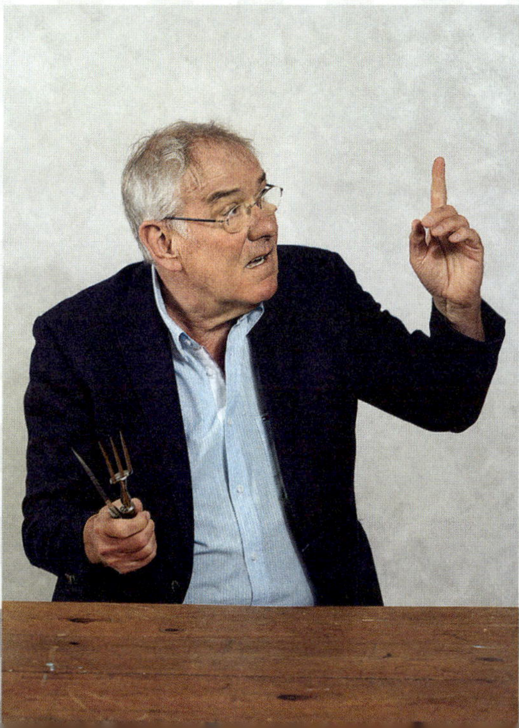

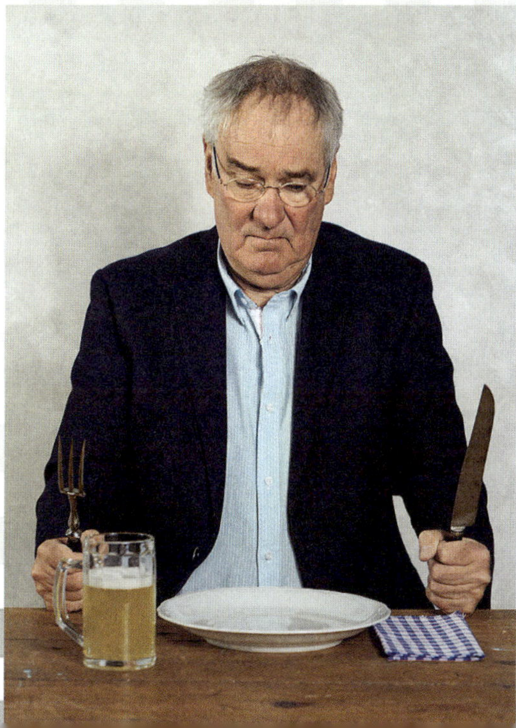

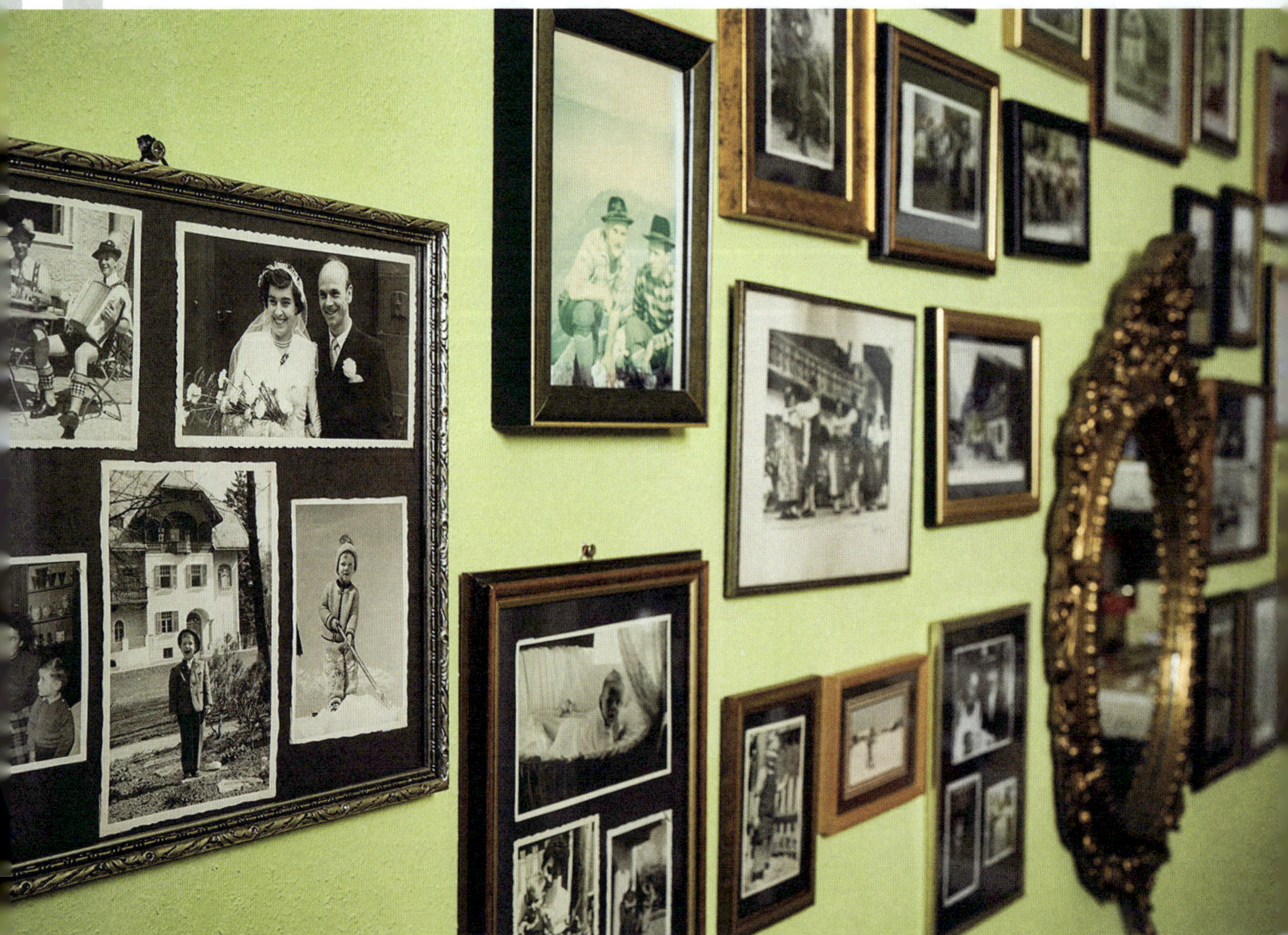

»Gmischte Rinftln. Puh! Wers mag.«
Und weg ist sie.

Trotzdem. Sensationelle Atmosphäre. Essen wie vor hundert Jahren. Wacklige Tische mit Bierfilzln unter den Beinen. Das Bier aus der hauseigenen Brauerei: Glöcklberger Maibock. Slogan: »Des glöckelt!« Alles total authentisch, kein Fuzzelchen Resopal, oben, unten, seitlich, überall nur schwere, historische Zirbelholzhölzer. Die dunkelroten Samtvorhänge zittern leicht. Wo sind eigentlich die Holländer mit den orangen T-Shirts? Nirgends zu sehen. Die Dame am Tisch hat ihren Teller schon leergegessen, sie tupft sich den Mund ab, es ist Sandra Bullock. Drüben sitzt Franz Beckenbauer. Und da Elton John. Ein Geheimtipp eben. An einem anderen Tisch wird gekartelt. Einer mischt. Frrrrrrrr. Jeder der Mitspieler gibt seinen Senf dazu:
»Ja bist denn du aus Gebertshausen?«
Frrrrrrrr.
»In Chicago ist der Mischerfriedhof!«
Frrrrrrrr.
»Im Nachbardorf hams einem die Karten aus die Händ operiert.«
Frrrrrrrr.
»Neulich hams einen ausgegraben, der hat immer noch gmischt.«
Weiter hinten ein Tisch voller Russen. Ja klar, auch das gehört zu einer authentischen Atmosphäre. Russen. Holländer. Fremde, die voll integriert werden, wie seit Jahrhunderten.
»Waren Sie das mit den Rinftln?«
Die Bedienung, wer sonst.
»Ja, genau.«
»Was wollns dazu trinken?«
»Ein Radler.«
Jetzt ist sie ein bisschen pikiert. Ein spöttischer Zug erscheint auf ihrem Gesicht. Fast ein verächtlicher. Ein angeekelter.
»Rinftln und Radler! Wie Sie wollen. Ich muss es ja nicht essen.«
Ein anderer Gast schreit zwei Tische weiter:
»Fräulein! «
»Sie werdens wohl derwarten! Sehns nicht, was hier los is?«
»Ich wollte doch bloß – «
»Ich komm gleich. Wenn ich vier Händ hätt, tät ich beim Zirkus arbeiten.«
Und schon ist sie wieder weg, die Kellnerin. Was aber sind Rinftln? Ein schneller Blick ins Internet. Keine Ergebnisse für Rinftln. Wenn etwas im Internet keine Ergebnisse liefert, dann muss es sehr, sehr alt sein. Absolut echt, historisch, unverfälscht. Ein schwerer Geruch von frischem Krustenbraten mit Kümmel zieht durch den Raum, das rhythmische Besteckgeklapper überwiegt jetzt über die lustvollen Seufzer. Plötzlich flackert das Licht, die Beleuchtung verändert sich, und dort heben sich die Vorhänge aus dem schweren, roten Stoff. Die Vorstellung des Bauerntheaters beginnt! Ich rücke meinen Stuhl zurecht und lehne mich zurück. Leise Zithermusik, die Bühne zeigt – einen großen Saal mit Stuhlreihen, alle Plätze sind besetzt. Die Leute starren – zu mir her. Darunter viele Zuschauer in orangem T-Shirt. Ach, da sind die Holländer abgeblieben. Die Bedienung steht wieder vor meinem Tisch, mit einem Glas Radler.
»Sie waren das mit den Rinftln, gell! Rinftln sind auch aus. Wollns vielleicht einen Teller Pommes frites? Oder eine Portion Sushi?«
In der ersten Reihe raunt ein Holländer dem anderen zu:
»Boh! Total authentisch! Bis ins kleinste Detail!«

Und ich weiß leider bis heute nicht, was Rinftln sind. Deshalb gibt es an dieser Stelle auch kein Rezept.

Grundrezepte

Eingelegte Salzzitronen

Zubereitungszeit: 30 Minuten plus 8 Wochen Ruhezeit

Für die eingelegten Salzzitronen

10 unbehandelte Zitronen
1 kg grobes Meersalz
3 Zimtstangen
1 EL Koriandersamen
1 EL Kreuzkümmelsamen
1 TL schwarze Pfefferkörner
1 TL Gewürznelken
5 kleine getrocknete Chilischoten
5 frische Lorbeerblätter
Saft von weiteren 8 Zitronen

Salzzitronen

Die 10 Zitronen von oben kreuzweise zu zwei Drittel einschneiden, leicht aufdrücken, etwas Salz hineingeben und die Früchte wieder in Form bringen. Ein großes, sterilisiertes Einmachglas (je nach Größe der Zitronen 1,5–2 l Fassungsvermögen) bereitstellen.

Die Zimtstangen in grobe Stücke brechen.

Das Glas abwechselnd mit Salz, den Gewürzen und den Zitronen befüllen und dabei immer fest andrücken, sodass die Zitronen etwas Saft abgeben und alles dicht gepackt ist. Abschließend den Zitronensaft über den Inhalt gießen. Das Glas gut verschließen und für 8 Wochen bei Zimmertemperatur ruhen lassen, bis die Zitronenschalen weich geworden sind.

Die Salzzitronen sind im Kühlschrank ca. 1 Jahr haltbar. Es kann sein, dass sie währenddessen etwas dunkler werden. Bei Bedarf einfach die benötigte Menge an Zitronen herausnehmen, unter kaltem Wasser gut abwaschen und das Fruchtfleisch entfernen. Es wird nur die fein gehackte Schale verwendet. Sie bereichert Eintöpfe, Saucen, Salate und Fischgerichte.

Gemüsebrühe-Paste

Zubereitungszeit: 30 Minuten

Für die Gemüsebrühe-Paste

400 g Karotten
150 g Knollensellerie
350 g Tomaten
250 g Paprika
50 g Champignons
100 g Frühlingszwiebeln
50 g Zwiebel
1 TL Fenchelsamen
2 Knoblauchzehen
2–3 EL frische oder getrocknete Kräuter (zum Beispiel glatte Petersilie, Liebstöckel, Majoran, Bohnenkraut und Schnittlauch)
1 EL natives Olivenöl extra
200 g Meersalz

Gemüsebrühe-Paste

Die Karotten und den Sellerie schälen. Die Tomaten auf der Blütenansatzseite kreuzweise einritzen. Zum Häuten der Tomaten einen großen Topf mit Wasser zum Kochen bringen. Die eingeritzten Tomaten kurz eintauchen und mit einem Schaumlöffel wieder herausholen. Jetzt sollte sich die Haut der Tomaten leicht abziehen lassen. Die Paprika waschen und entkernen. Die Pilze und die Frühlingszwiebeln putzen. Die Zwiebeln abziehen. Alle Zutaten grob zerkleinern, mit dem Olivenöl in einen Standmixer füllen und sehr fein pürieren. Zum Schluss das Salz zugeben und gut unterrühren.

Die Paste in ein sterilisiertes Einweckglas füllen, dabei nur mit sehr sorgfältig gereinigten Hilfsmitteln (zum Beispiel Teigschaber) arbeiten. Das Glas gut verschließen und im Kühlschrank aufbewahren. Durch das Konservieren mit Salz hält die Gemüsewürzpaste mehrere Monate. Die Gemüsewürzpaste eignet sich als Geschmacksgrundlage für alle Suppen und Saucen. Sie verleiht ihnen geschmackliche Tiefe und rundet sie ab. Bei der Verwendung muss dann allerdings berücksichtigt werden, dass dem Gericht durch die Gemüsewürzpaste bereits einiges an Salz zugefügt wird. Daher vor dem Zufügen von weiterem Salz immer erst eine Geschmacksprobe durchführen.

Kimchi

Ergibt ca. 1.3 kg | Zubereitungszeit: 1 Stunde plus 8 Stunden Marinierzeit plus ca. 10 Tage Fermentierzeit

Für das Kimchi

1 großer, fester Chinakohl
80 g grobes Meersalz
5 g Reismehl (alternativ Weizenmehl Type 405)
3 EL Zucker
250 g Daikon-Rettich (alternativ Rettich)
2 Frühlingszwiebeln
¼ Stange Lauch (nur der hellgrüne, mittlere Teil)
½ Nashi-Birne (alternativ Birne)
4 Knoblauchzehen
10 g frischer Ingwer
40–80 g Gochugaru (Chilipulver, im Asia-Laden erhältlich)
2 EL Sojasauce
1 EL Apfelessig

Kimchi

Die äußeren Blätter des Chinakohlkopfes entfernen. Den Chinakohl halbieren und den Strunk entfernen. Die Blätter fein schneiden, waschen und in einem Sieb gut trocknen. Die Chinakohlstreifen in eine Schüssel geben und das Salz gut untermischen. So viel kaltes Wasser darübergießen, dass die Chinakohlstreifen bedeckt sind. Die Schüssel abgedeckt 8 Stunden beiseitestellen. Dann das Reismehl mit 20 ml Wasser glatt rühren, in einem sehr kleinen Topf unter Rühren aufkochen lassen, vom Herd nehmen und mit 2 EL Zucker verrühren.

Den Daikon-Rettich putzen, schälen und in feine Streifen (Julienne) schneiden. Die Frühlingszwiebeln putzen, waschen und schräg in feine Ringe schneiden. Den Lauch putzen, waschen und ebenfalls schräg in feine Ringe schneiden. Die Birne schälen, das Kerngehäuse entfernen und das Fruchtfleisch in Stücke schneiden. Die Knoblauchzehen abziehen und grob hacken. Den Ingwer schälen, grob hacken und zusammen mit dem Knoblauch, der Birne, dem Gochugaru, der Sojasauce, dem restlichen Zucker (1 EL), dem Essig und etwas Salz in einem hohen Rührbecher mit einem Pürierstab zu einer glatten Masse mixen. Rettich, Frühlingszwiebeln, Lauch und Reismehlpaste untermischen. Den beiseitegestellten Chinakohl in ein Sieb geben, sorgfältig mit kaltem Wasser abspülen und anschließend gut ausdrücken. Den Chinakohl in die Schüssel mit der Kimchipaste geben und durchkneten.

Das Kimchi-Gemüse in einen Gärtopf oder ein anderes gut verschließbares Gefäß geben und an einem dunklen Ort bei Zimmertemperatur 1–2 Tage stehen lassen. Anschließend das Gefäß für 10 Tage in den Kühlschrank stellen. Das Kimchi kann jetzt verwendet werden. Es ist dann noch mindestens 4 Monate im Kühlschrank haltbar.

Ras al-Hanout

Zubereitungszeit: 10 Minuten

Für das Ras al-Hanout

1 ganze Muskatnuss
15 g getrocknete Lorbeerblätter
15 g Piment
45 g getrockneter Ingwer
30 g Tellycherrypfeffer
15 g Zimtblüten
15 g getrockneter Galgant
8 g getrocknete Kurkuma
3 getrocknete Rosenknospen
15 g getrocknete Macisblüte
2 Gewürznelken
14 Kardamomsamen
einige getrocknete Lavendelblüten
1 Sternanis

Ras al-Hanout

Alle Zutaten in einer elektrischen Gewürzmühle (für Nüsse, Getreide, Gewürze) fein zu Pulver mahlen. Das Pulver wird mitgekocht. Das Gewürzpulver kann in einem Schraubglas im Dunklen einige Monate aufbewahrt werden. Es passt zu Couscous, Lamm und allen orientalischen Gerichten.

Fleischfond

Für 4 Personen | Zubereitungszeit: ca. 7 Stunden

Für den Fleischfond

2 kg Schweine-, Kalbs- oder Rinderknochen (in 3–4 cm große Stücke gehackt)
100 g Zwiebeln
1 Bund Suppengrün
1 Petersilienwurzel
2 Lorbeerblätter
angedrückte Pfefferkörner
1 TL Senfsaat
6 Pimentkörner
½ TL Fenchelsaat
½ Sternanis
4 angedrückte Wacholderbeeren
½ TL Selleriesaat
Salz
2 Knoblauchzehen
1 EL gerebelter Majoran
1 TL Kümmelsamen

Fleischfond

Die Knochen auf einem tiefen Backblech verteilen und auf der 2. Schiene von unten im auf 180 °C vorgeheizten Backofen 1 Stunde goldbraun rösten.

Die Zwiebel mit Schale quer halbieren und die Schnittflächen in einer beschichteten Pfanne ohne Fett braun rösten. Das Suppengrün und die geschälte Petersilienwurzel in grobe Stücke schneiden und in einer Pfanne scharf anrösten. Die gebräunten Knochen in einen großen Topf umfüllen. Das ausgebratene Fett vom Blech abgießen und verwerfen. Die Röststoffe mit etwas Wasser ablösen und zu den Knochen gießen. Die Knochen mit kaltem Wasser bedecken, aufkochen lassen und wenig salzen. Bei mittlerer Hitze 1,5 Stunden köcheln lassen, dabei entstehenden Schaum immer wieder abschöpfen.

Dann den Knoblauch abziehen. Die Zwiebelhälften, das Suppengrün, die Petersilienwurzel, den Knoblauch und die Gewürze mit in den Topf geben. Alles zusammen noch ca. 1–2 Stunden köcheln lassen. Den Fond anschließend durch ein Spitzsieb in eine Kasserolle gießen und stark einkochen, bis ein hochkonzentrierter, intensiv schmeckender Fond in der gewünschten Konsistenz entsteht. Abgekühlt wird diese Reduktion dann zu einem festen Gelee, das man in ein gut verschließbares Gefäß abgefüllt einige Wochen im Kühlschrank oder eingefroren auf Vorrat lagern kann. Schon eine kleine Menge davon bereichert alle Fleisch- und Geflügelsaucen.

» **Der großgewachsene Mann in den braunen Kniebundhosen war diesem Zauber des ursprünglichen Genusses im Moment ganz und gar verfallen.** Seine Nüstern blähten sich, seine Lider flatterten, genießerisch schloss er die Augen und beugte sich noch ein Stück weiter über den mächtigen Topf, der fast bis zum Rand gefüllt war mit der blubbernden Verheißung. Über der ländlichen, bequemen Kleidung trug er eine blütenweiße Kochschürze. Als er sich noch ein Stück reckte, hätte man ihn leicht für eine Figur von Carl Spitzweg halten können: DER SAUCENSCHLECKER, Öl auf Leinwand, 1856, Neue Pinakothek. «

Wildgewürz

Zubereitungszeit: 10 Minuten

Für das Wildgewürz

5 Wacholderbeeren
1 TL schwarze Pfefferkörner
½ TL Kakaopulver
1 TL Pimentkörner
½ TL Koriandersamen
1 Knoblauchzehe
2 Zimtblüten
frisch geriebene Schale von 1 unbehandelten Orange
3 Gewürznelken
1 EL Thymian
2 Kardamomkapseln

Wildgewürz
Die Zutaten in einen Mörser geben und alles fein zerdrücken. Das Wildgewürz ist zur sofortigen Verwendung bestimmt.

Fischgewürz

Zubereitungszeit: 10 Minuten

Für das Fischgewürz

2 EL grobes Meersalz
2 EL getrocknete Tomatenflocken
1 EL gemahlener Rosenpaprika
1 EL gemahlener getrockneter Knoblauch
2 EL gerebelte, getrocknete Petersilie
1 gemahlener Sternanis
1 EL gemahlene Fenchelsaat
2 EL gerebelter getrockneter Thymian
Safran (nach Belieben)

Fischgewürz
Die Zutaten in einen Mörser geben und alles fein zerdrücken. Das Fischgewürz sofort verwenden oder in einem Schraubglas abgefüllt dunkel aufbewahren.

Register

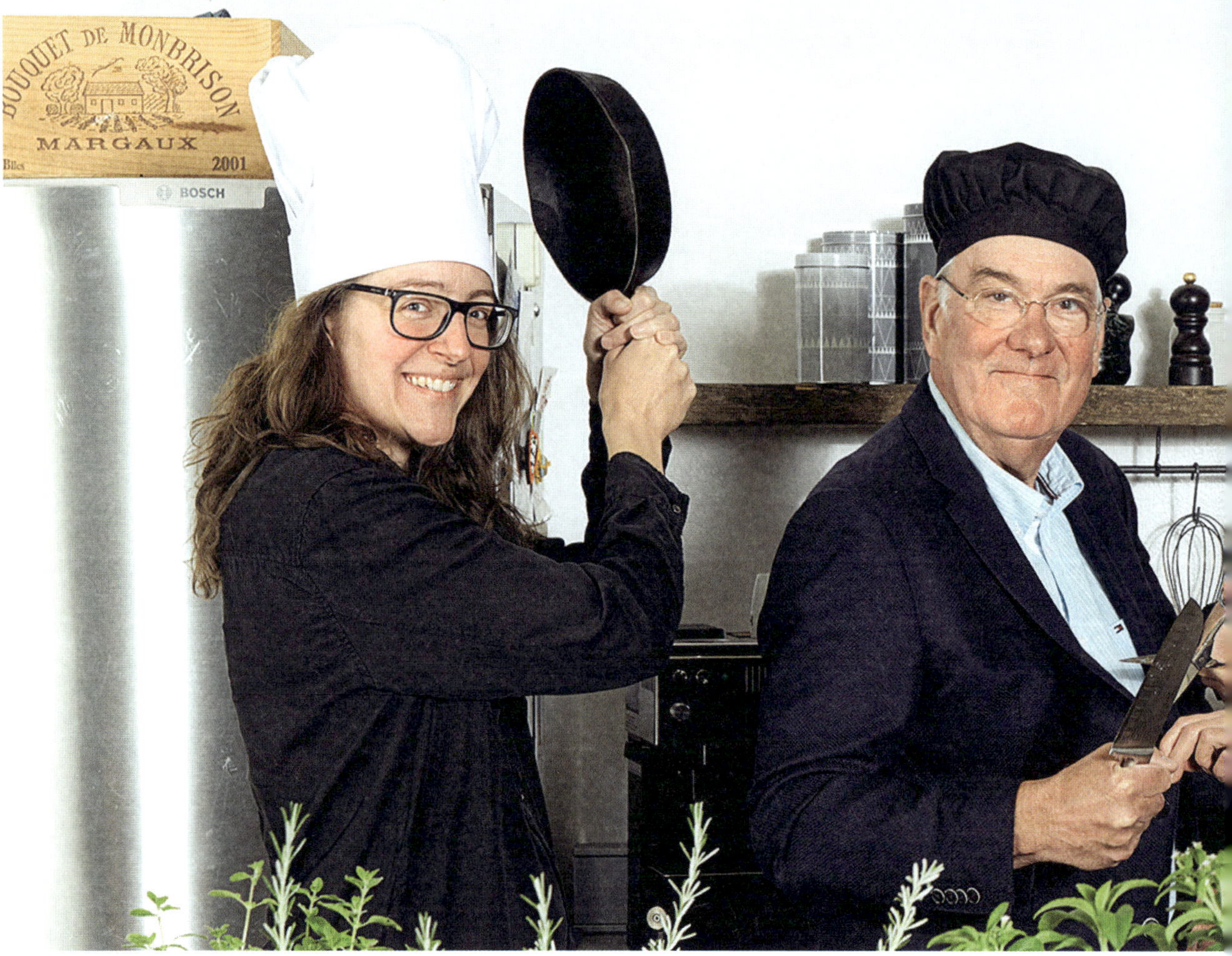

Über den Autor

Jörg Maurer (www.joergmaurer.de), geboren 1953, studierte in München u.a. Germanistik und arbeitete einige Jahre als Lehrer für Deutsch und Englisch. Zeitgleich entwickelte er das kultur-satirische Musikkabarett. Nach reger Tourneetätigkeit leitete Jörg Maurer 15 Jahre lang das einzige Theater in München mit dem Schwerpunkt »Musikkabarett«. Jörg Maurers erster Roman »Föhnlage«, ein Krimi, in dem Kommissar Jennerwein in Oberbayern ermittelt, erschien im März 2009. Seitdem erscheint jährlich ein Krimi des Bestsellerautors. Seine Bücher sind unverwechselbar: origineller Sprachwitz, spannende Fälle, skurrile Typen, eigenwillige Charaktere. Für seine Arbeit als Kabarettist und als Autor wurde er mehrfach ausgezeichnet. Jörg Maurer lebt heute in Garmisch-Partenkirchen. Neben Musik, Theater und Literatur liebt er die Kochkunst, wobei er gerne mit ausgefallenen, aufwändigen Rezepten und exotischen Gewürzen experimentiert.

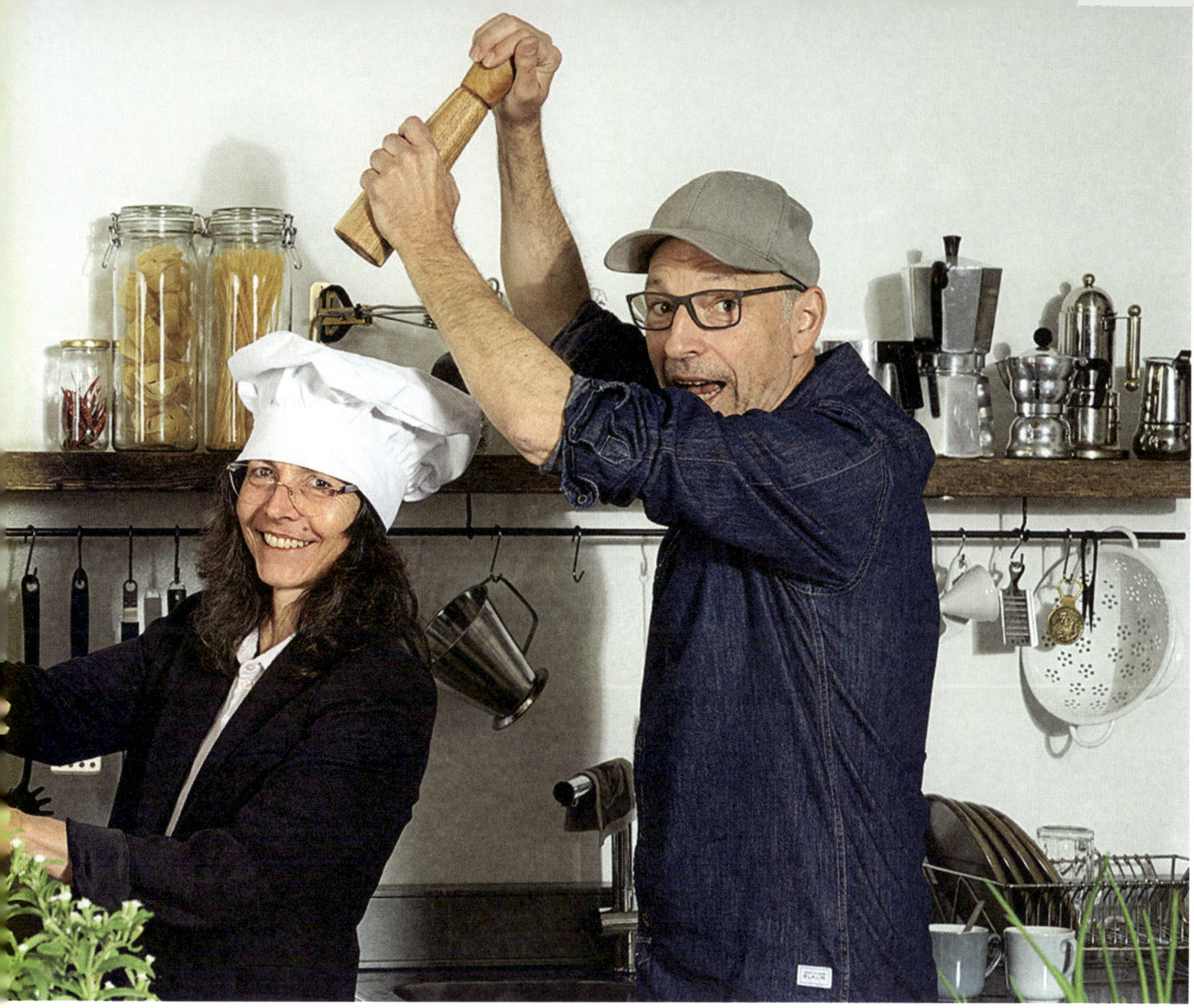

Über die Fotografen

Julia Hildebrand (ganz links) und Ingolf Hatz (ganz rechts, www.august-undjuli.de) lieben die Fotografie, konzeptionelles Arbeiten und sind ausgezeichnet mit dem Gourmand Cookbook Award. Ihr Spektrum umfasst die Food-, People-, Still-Life- und Reportage-Fotografie. Inspiration holen sie sich auf Reisen und im Kunstumfeld. In ihrem Studio in München setzen sie mit viel Liebe zum Detail und einem meisterhaften Gespür für Licht die unterschiedlichsten fotografischen Projekte um.

Danksagung

Mein großer Dank gilt –

- dem schwäbischen Teil meiner Verwandtschaft für ihre (sich zum Teil krass widersprechenden) Tipps zur Herstellung der amtlichen originalen, endgültigen und unumkehrbaren Allgäuer Kässpätzle.

- meinem Nachbarn, Herrn Cheong aus Korea, für seine kontemplativen Tischreden, bei denen er sich immer bescheiden von seinem Stuhl erhob, um dann sieben Minuten konsequent zu schweigen. (Richtig stimmungsvoll. Ich habe nie treffendere Toasts gehört.)

- allen italienischen Oberkellnern, die stets geduldig gewartet haben, bis ich meinen Witz endlich zu Ende gebracht hatte, ehe sie die Pizzas auf den Tisch stellten.

- meinen schätzungsweise 10 000 Geschmacksknospen, die mich jetzt schon weit über sechzig Jahre begleiten und die mir vom ersten Griesbrei an bis einschließlich zum Abendessen gestern viel Freude bereitet haben.

- der Muse der Kochkunst, Gastera, für viele schmackhafte Eingebungen.

- Sonya Mayer vom Christian Verlag für ihre mutige Anregung, dieses Buch zu schreiben (was wird es wohl für einen Aufschrei wegen der Zander-Weißwürste geben!), danke für die sachkundigen Kommentare und geduldigen Korrekturen.

- Regina Roßkopf, die meine Rezeptnotizen in eine kochbare und küchentaugliche Form gebracht hat.

- dem Fototeam Julia Hildebrand und Ingolf Hatz, das die Farbtemperatur beim Shooting so gewählt hat, dass man die geblitzten Speisen heiß essen konnte.

- und schließlich Marion Schreiber, die diesmal das Food Tasting Management übernommen hat, dazu das Re-seasoning, das Meal Finishing und vieles anderes mehr, für was es gar keine Ausdrücke gibt.

Und da in jedem meiner Bücher mindestens ein japanisches Haiku abgedruckt ist, soll auch hier keine Ausnahme gemacht werden:

Heute zum Nachtisch:
Früchte des Zorns.
Überreif.

Aber soll ich dieses Buch wirklich damit beenden? Im kürzlich erschienenen Titel »Kochbücher schreiben – keine Kunst« wird auf Seite 568ff jedenfalls zu einem versöhnlichen Schluss geraten. Also:

Morgen vielleicht:
Kirschen.
Wie süß.

Impressum

Verantwortlich: Sonya Mayer
Texte und Rezepte: Jörg Maurer
Food-Fotografie und Food-Styling: Julia Ruby Hildebrand
People- und Reportagefotografie: Ingolf Hatz
Redaktion der Rezepte: Dr. Regina Roßkopf
Umschlaggestaltung und Umschlagillustrationen: bürosüd°
Layoutgestaltung und Satz: Helen Garner, München
Repro: LUDWIG:media
Korrektorat: Martin Thorn
Herstellung: Barbara Uhlig

Printed in Slovakia by Neografia.

★★★★★

Sind Sie mit diesem Titel zufrieden? Dann würden wir uns über Ihre Weiterempfehlung freuen.
Erzählen Sie es im Freundeskreis, berichten Sie Ihrem Buchhändler oder bewerten Sie bei Onlinekauf. Und wenn Sie Kritik, Korrekturen, Aktualisierungen haben, freuen wir uns über Ihre Nachricht an: Christian Verlag, Postfach 40 02 09, D-80702 München, oder per E-Mail an lektorat@verlagshaus.de

Unser komplettes Programm finden Sie unter: www.christian-verlag.de

Alle Angaben dieses Werkes wurden vom Autor sorgfältig recherchiert und auf den neuesten Stand gebracht sowie vom Verlag geprüft. Für die Richtigkeit der Angaben kann jedoch keine Haftung übernommen werden, weshalb die Nutzung auf eigene Gefahr erfolgt. Sollte diese Werk Links auf Webseiten Dritter enthalten, so machen wir uns die Inhalte nicht zu eigen und übernehmen für die Inhalte keine Haftung.

Die Deutsche Nationalbibliothek verzeichnet diese Publikation in der Deutschen Nationalbibliografie; detaillierte bibliografische Daten sind im Internet über http://dnb.d-nb.de abrufbar.

Bildnachweis
Alle Fotografien in diesem Buch und auf der Buchrückseite stammen von Julia Ruby Hildebrand & Ingolf Hatz (www.augustundjuli.de).
Alle Umschlagillustrationen stammen von bürosüd° (www.buerosued.de).

ISBN 978-3-95961-412-2

Jörg Maurer
Am Tatort bleibt man ungern liegen
Alpenkrimi

Schön sah das alte Feuerrad am Holzhaus der Rusches im idyllisch gelegenen Kurort aus. Aber jetzt liegt Alina Rusche tot in ihrem Garten, erschlagen vom herabgestürzten Rad. Kommissar Jennerwein ist überzeugt, dass es sich um Mord handelt. Doch warum musste die Putzfrau sterben? Hatte sie bei ihrer Arbeit Dinge erfahren, die gefährlich waren? Als Jennerwein entdeckt, dass Alina in der KurBank geputzt hat, führt die Spur zum legendär sicheren Schließfachraum. Hier ruhen versteckt und verriegelt genügend Geheimnisse, für die sich ein Mord lohnt. Jennerwein ermittelt in alle Richtungen. Das einzige, was er dabei nicht erahnt, ist der nächste Tatort …

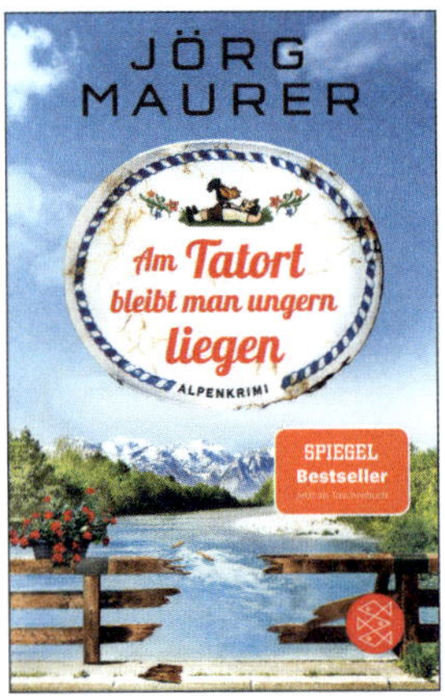

384 Seiten, broschiert

Weitere Informationen finden Sie auf
www.fischerverlage.de